suhrkamp taschenbuch 3697

Was hat ein Börsencrash mit unserem Gehirn zu tun? Wie lernt ein Kind im Mutterleib? Was geht im Gehirn vor sich, wenn wir Schokolade essen, und was bei moralischen Urteilen? Wer seinem Gehirn einmal gründlich auf den Nerv fühlen will und dabei exzellent unterhalten werden möchte, der ist hier richtig: Manfred Spitzer, gefragter Hirn- und Lernforscher, nimmt kuriose wie faszinierende Phänomene und Fakten aus der Welt der Hirnforschung aufs Korn und gibt damit informative und spannende Einblicke in die Funktion unseres wichtigsten Organs.

»Dieses Buch ist ein Ereignis, eine geradezu fabelhafte Sammlung von neuen Erkenntnissen unseres Faches Nervenheilkunde in Gestalt von ›Geschichten‹, die sehr einprägsam und hervorragend geschrieben sind.« *psychoneuro*

Manfred Spitzer, geboren 1958, ist seit 1997 Professor für Psychiatrie an der Universität Ulm und Leiter der dortigen Universitätsklinik für Psychiatrie, Psychotherapie und Psychosomatik. Sein umfangreiches wissenschaftliches Werk – darunter der Bestseller *Lernen* (2002) sowie *Musik im Kopf* (2002) und *Selbst bestimmen* (2004) – wurde 1992 mit dem Forschungspreis der Deutschen Gesellschaft für Psychiatrie und Nervenheilkunde und 2002 mit dem Preis der Cogito-Foundation zur Förderung der Zusammenarbeit von Geistes- und Naturwissenschaften ausgezeichnet.

Manfred Spitzer
Nervensachen

Geschichten
vom Gehirn

Suhrkamp

suhrkamp taschenbuch 3697
Erste Auflage 2005
© 2003 by Schattauer GmbH, Hölderlinstraße 3,
D-70174 Stuttgart, Germany
Lizenzausgabe mit freundlicher Genehmigung
des Schattauer Verlags
Suhrkamp Taschenbuch Verlag
Alle Rechte vorbehalten, insbesondere das
der Übersetzung, des öffentlichen Vortrags sowie der Übertragung
durch Rundfunk und Fernsehen, auch einzelner Teile.
Kein Teil des Werkes darf in irgendeiner Form
(durch Fotografie, Mikrofilm oder andere Verfahren)
ohne schriftliche Genehmigung des Verlages reproduziert
oder unter Verwendung elektronischer Systeme
verarbeitet, vervielfältigt oder verbreitet werden.
Satz: Hümmer GmbH, Waldbüttelbrunn
Druck: Ebner & Spiegel, Ulm
Printed in Germany
Umschlag: Göllner, Michels, Zegarzewski.
ISBN 3-518-45697-0

2 3 4 5 6 – 10 09 08 07 06 05

Inhalt

IX. Neurobiologie und Gesellschaft

X. Nervenheilkunde

XI. Evolution

Anhang

Vorwort

Die Geschichte dieses Buchs reicht zurück bis ins Jahr 1998. Im Juni hatte ich die Wanderversammlung Südwestdeutscher Neurologen und Psychiater in Baden-Baden geleitet und bei diesem Anlass sprach mich Dr. Bertram vom Schattauer Verlag an, ob ich die Schriftleitung des Psychiatrischen Teils der *Nervenheilkunde* übernehmen wolle. Ich zögerte zunächst etwas (noch mehr Arbeit!), willigte dann aber ein, als ich hörte, dass die *Nervenheilkunde* die mit Abstand auflagenstärkste Zeitschrift aus dem Bereich der Neurologie und Psychiatrie sei (mit einer Auflage von etwa 32.000 Exemplaren). Auf meine Frage, ob ich denn auch gelegentlich etwas schreiben dürfte, lächelte Herr Bertram nur und meinte: »So viel Sie wollen!« – Ob er geahnt hat, dass ich ihn beim Wort nehmen würde?

So begann ich meine Arbeit mit Editorials am Anfang und einer kleinen Rubrik »Geist & Gehirn« am Ende eines jeden Hefts und zu meiner Freude gefielen diese »assoziationsreichen Blicke über den Tellerrand« (wie sie einmal von einem Leser genannt wurden) ganz offensichtlich. Ich erhalte nun seit fast vier Jahren Briefe, Karten, Faxe, E-Mails oder auch einfach aufmunternde Worte am Telefon oder bei Zusammentreffen mit Kollegen. Die Arbeit war nicht immer leicht, zumal diese »Geschichten« in aller Regel dann geschrieben werden müssen, wenn man gerade einen Antrag schreiben, eine Deadline einhalten oder einen Vortrag halten muss. Sie wurden dann zumeist zur hierfür üblichen Zeit verfasst: nachts, an Wochenenden und im Urlaub, ergaben sich oft aus meiner unmittelbaren Anschauung im Alltag oder fielen mir beim Lesen der Fachzeitschriften ein. Oft bildeten Gespräche mit Freunden und im Familienkreise den Anstoß für eine Geschichte und nicht selten erzähle ich diese erst einmal in der Klinik, wenn nach der Morgenkonferenz noch fünf Minuten Zeit sind. Ich warte dann einfach die Reaktion der Kollegen ab. Sehe ich interessierte, lachende oder aufgeweckte Gesichter, kommt die Geschichte für die *Nervenheilkunde* in Frage.

In drei kleinen Büchlein wurden jeweils die Beiträge eines Jahres zusammenfassend aufgelegt [1, 2, 3] und fanden unerwarteten Anklang (die ersten beiden wurden bereits nachgedruckt). Dennoch reifte in mir der Gedanke, eine Auswahl der Arbeiten einmal neu zusammenzustellen, zu kommentieren und dadurch einer breiteren Öffentlichkeit zugänglich zu machen. Der Verlag griff diese Idee sofort auf und das Resultat des Ganzen liegt nun vor Ihnen.

Trotz seines Umfangs sollte das Buch so lesbar bleiben wie die einzelnen Geschichten. Ich habe diese daher gruppiert und teilweise mit einer Einführung (Prolog) versehen. Hierdurch soll die Bedeutung einzelner Sachverhalte im Rahmen eines größeren Ganzen klar werden. Auch habe ich in Form von Epilogen Ergänzungen oder weiterführende, erst kürzlich erschienene Literaturhinweise eingefügt, um dem interessierten Leser die Gelegenheit zu geben, den Dingen bei Bedarf noch weiter auf den Grund zu gehen. Das Buch kann und soll ja letztlich nur Appetit anregen. Es handelt sich also nicht wirklich um geistige Nahrung, sondern, wenn man in diesem von mir oft strapazierten Bild bleiben will, um eine Art Ansammlung von Appetizern.

In den Jahren meiner Tätigkeit als Herausgeber der *Nervenheilkunde* war es eine Freude, mit meinem Kollegen aus der Neurologie und mit den Mitarbeitern des Verlages auf allen Ebenen zusammenzuarbeiten. Hierfür möchte ich mich bei Herrn Prof. Dr. Dieter Soyka, Herrn Dr. Wulf Bertram, Frau Fiebiger, Frau Friedel, Herrn Burkart und Frau Dr. Schürg ganz herzlich bedanken. Frau Dr. Erk hat mich hier vor Ort sehr effizient unterstützt. Wieder gilt wie in den vergangenen Jahren: Was dem Kapitän die Crew, sind dem Klinik-Chef die Assistenten und Oberärzte, und nur wenn die Crew ihre Arbeit gut macht, kann der Kapitän neben dem Kurs und der Bedeutung des Schiffs auch Kurs und Bedeutung der Seefahrt überhaupt in den Blick nehmen. Dass beides sehr eng zusammenhängt bzw. – um es mit Humboldt zu formulieren – das eine ohne das andere letztlich nicht geht, ist meine feste Überzeugung.

Ulm, im Herbst 2002
Manfred Spitzer

I. Geschichten

Prolog: Perspektiven in Geschichten

In einem australischen Krankenhaus wurde vor einigen Jahren eine seltsame Serie von Todesfällen registriert: Immer freitags war jeweils derjenige Patient, der auf der Intensivstation im linken vorderen Bett lag, verstorben. Man untersuchte zunächst das Bett (Infektionen?), die Station (neue Ärzte?) und ging die Fälle einzeln durch, um die Ursachen des jeweils mehr oder weniger unerwarteten Todes aufzuspüren. – Vergeblich. Einem Zufall ist es zu verdanken, dass man schließlich doch dahinter kam: Die neue Putzfrau, die jeden Freitag sehr früh kam, um das Krankenzimmer zu bohnern, brauchte für ihr Putzgerät Strom und bediente sich immer aus einer bestimmten Steckdose. Hierzu musste sie jedoch den Stecker des Geräts, das gerade angeschlossen war, aus der Dose ziehen. Sie wusste nicht, dass es sich dabei um die Beatmungsmaschine für das Bett vorne links handelte ...

Geschichten wie diese lassen uns aufhorchen. Sie betreffen uns (»es könnte ja mich treffen!«) und gehen uns nicht aus dem Sinn. Wir vergessen gerne, dass wir viel mehr von Geschichten bestimmt sind, als wir wahrhaben wollen. Aber machen wir uns nichts vor: Bei Diskussionen um beispielsweise die Atomkraft, das Internet, die Gentechnik oder die Stammzellenforschung geht es nicht selten gar nicht um Fakten, sondern um »Frankenstein« oder »George Orwells 1984«, also um Utopie und Fiktionen von fehlgehender Wissenschaft. Ganz gleich, ob wir es wollen oder nicht, ob wir es merken oder nicht und ob wir es so für richtig halten oder nicht: Es ist ein Faktum, dass wir Menschen so funktionieren. Geschichten, nicht Fakten machen und gehen uns an. Warum gäbe es sonst Märchen? Warum handeln Buch, Funk und Fernsehen überwiegend von Fiktion? Und warum würden Politiker sonst Reden halten?

Wissenschaftliches Denken scheint dem zunächst diametral entgegengesetzt zu sein: Der Wissenschaftler kümmert sich um – vermeintlich »blutleere« – Fakten, seine Welt sind – vermeintlich »abstrakte« – Formeln, und die Früchte seiner Arbeit sind – vermeintlich »wertfreie« – Zahlen und Modelle. Wer jemals selbst wissenschaftlich tätig war, der weiß, dass dies nicht so ist: Den Wissenschaftler treibt etwas um, er ist einer Sache hinterher, er verfolgt eine Idee, die ihm vielleicht unter der Dusche, in der Sauna oder beim Plaudern mit Kollegen bei einem Kaffee oder einem Bier einfiel. Er ist neugierig, will es genau wissen, geht den Dingen auf den Grund und verfolgt den Menschen bis zurück zu Adam und Eva (für Beispiele solcher Wissenschaftler vgl. [2, 4]). Wissenschaftler sind wie Kinder (und Kinder wie Wissenschaftler, vgl. [1]), sie stellen Fragen und geben sich mit einfachen, billigen Antworten nicht zufrieden.

Wissenschaftlich denken heißt immer auch perspektivisch denken. Man nimmt einen Sachverhalt unter einer bestimmten Hinsicht in den Blick. Dies bedeutet auch, dass man vieles weglässt, ausblendet und gerade nicht auch noch zusätzlich berücksichtigt. Man schränkt sich ein, um genau durch diese Einschränkung das jeweils Wesentliche besonders genau und besonders klar zu sehen. Um mein Lieblingsbeispiel [3] zu erwähnen: Wer sich für die Effekte der Schwerkraft interessiert, der muss zunächst einmal von der Farbe und Form fallender Körper absehen, ebenso von der Luft um uns herum. Nur dann ist es möglich, durch Beobachten, Messen und Verallgemeinerung zum allgemeinen Fallgesetz (Weg = halbe Erdbeschleunigung mal dem Quadrat der Zeit) vorzudringen.

Nicht anders liegen die Dinge in der Hirnforschung. Auch hier muss man von vielen Aspekten eines Prozesses, einer Funktion oder eines Phänomens absehen, um zu allgemeinen Prinzipien zu gelangen. Insofern ist Hirnforschung reduktionistisch, aber eben auch nur insofern (d.h. weil sie Wissenschaft ist). Daher haben weder diejenigen Recht, die behaupten, die Hirnforschung hätte endlich gezeigt, dass alles Denken, Fühlen und Wollen nur Materie seien, noch diejenigen, die meinen, Hirnforschung hätte dies zum Programm und sei daher grundsätzlich gegen das Menschliche am Menschen gerichtet. Die Wahrheit liegt hier nicht in der Mitte, sondern weit außerhalb. Wo genau, ist schwer auszumachen. Statt über »Bewusstsein« oder den »freien Willen an sich« zu spekulieren, erscheint es mir sinnvoll, überschaubare Horizonte abzustecken, handhabbare Probleme anzupacken und gelegentlich kleine Geschichten zu schreiben. Zusammen genommen erlauben diese Perspektiven dann vielleicht eine bessere Sicht auf das Ganze als systematische Darstellungen. Auch können sie systematische Darstellungen ergänzen und einzelne Gedanken daraus vertiefen. In jedem Falle aber machen Geschichten Appetit. Und so soll es auch sein!

Geistige Nahrung

Wir leben in einer Zeit, in der zum ersten Mal kein Mangel mehr an Information herrscht, und wir müssen uns daran gewöhnen. Manche mögen meinen, dass in Anbetracht der Tatsache, dass alles Wissen nun überall verfügbar ist, man eigentlich keine Kurzgeschichten und schon gar keine Bücher mehr schreiben bräuchte. Dies ist ein Irrtum, der auf einer Verwechslung beruht, die etwa der Verwechslung von einem Supermarkt mit einem Abendessen in einem Fünf-Sterne-Restaurant entspricht: Wir haben uns daran gewöhnt, dass es im Supermarkt ein Angebot von allen nur erdenklichen Nahrungsmitteln in – verglichen mit unserer Kapazität zur Nahrungsaufnahme – praktisch unbegrenzter Menge gibt. Ähnlich verhält es sich mit dem Angebot von Information und unserer Kapazität zu deren Aufnahme im Internet. Da das Internet schneller über uns hereingebrochen ist als Supermärkte, haben wir es schwerer, uns daran zu gewöhnen. Man stelle sich jedoch nur einmal vor, dass Supermärkte beispielsweise vor einhundert oder zweihundert Jahren eingeführt worden wären, flächendeckend und innerhalb von wenigen Jahren. Wahrscheinlich hätten viele Leute in den Supermärkten – wie gegenwärtig im Internet – täglich einige Stunden zugebracht, wahrscheinlich eher staunend als speisend und wahrscheinlich nicht selten mit gestörter Verdauung …

Die Zubereitung eines guten Essens bestand früher vor allem in der Kunst, dessen Zutaten irgendwie aufzutreiben, und viele so genannte regionale Spezialitäten sind im Grunde nichts anderes als die Verwandlung einer Not in eine Tugend (wenige Zutaten, und es schmeckt trotzdem, zumindest halbwegs …), wie gerade viele Gerichte bezeugen, die in der Nähe des gegenwärtigen Wohnortes des Autors heimisch sind und die im Wesentlichen aus der Mischung fett- und kohlenhydratreicher Grundstoffe bestehen (Motto: Pfannkuchen mit Kartoffeln, Reis, Brot und Spätzle …).

Ähnlich war das Schreiben einer guten Story früher vor allem eine Frage von Detektivarbeit, d.h. hing davon ab, an bestimmte Informationen, die sonst keiner hatte, heranzukommen. Das gibt es zwar heute auch noch, wie es ja auch manche frischen Nahrungsmittel nur zu bestimmten Zeiten in bestimmten Gegenden gibt. Im Prinzip sehen die Limitierungen des Kochens dank der Supermärkte heute jedoch ganz anders aus als vor 100 Jahren. Heute ist es die Zubereitung, die Aufarbeitung der Grundstoffe (weniger die Grundstoffe selber), durch die sich gute und schlechte Küche voneinander unterscheiden.

Nicht anders steht es um das Aufbereiten der uns immer und überall zur Verfügung stehenden Quellen geistiger Nahrung. Wir können unserem Gehirn langweilige Allerweltskost oder sogar immer die gleiche fließbandproduzierte Nahrung anbieten oder es zumindest gelegentlich mit etwas Besserem verwöhnen. Dazu braucht es allerdings, wie auch bei einem guten Essen, etwas Konzentration und Anstrengung.

Viele Zeitschriften und Videos sind den oft zugleich mit der Lektüre konsumierten Chips, Crunchs und Flips in der Tat nicht unähnlich: Den leeren Kalorien entsprechen die leeren Bilder und Sätze auf dem Papier oder dem Bildschirm. Sie sind Massenware, setzen beim Konsumenten nichts voraus und stellen den kleinsten gemeinsamen Nenner dar, auf den man sich gewissermaßen einigen kann, wenn es darum geht, dem Magen oder dem Geist etwas anzubieten. Ein gutes Essen ist, wie auch eine gute Story, ganz anders. Es richtet sich nach den Vorlieben, Neigungen und Vorerfahrungen, dennoch wird man überrascht. Es sind die Reihenfolge, die ungewohnte Zusammensetzung und die interessante Ausgestaltung, die ein gutes Essen ausmachen. Natürlich soll auch der Hunger gestillt werden, wie auch eine gute Story unsere Neugier befriedigt.

Es sollte nun klar sein, was unser Geist braucht: Nahrung, aber nicht nur Kalorien (Fakten), sondern ausgewogene Mahlzeiten (Geschichten). Eine gute Geschichte fesselt uns, macht uns etwas klar, regt uns zum Nachdenken an, liefert uns nicht nur Daten und Fakten, sondern einen Erklärungshorizont. Sie ordnet Fakten in einen sinnvollen Kontext ein und macht einen Sachverhalt plausibel, durchschaubar. Aus Daten lassen sich Geschichten machen, aber Daten sind ebenso wenig Geschichten wie Nahrungsmittel ein fertiges Gericht sind.

»Der Mensch ist, was er isst«, sagen manche Ernährungsfanatiker und übertreiben damit vielleicht etwas die Bedeutung der Nahrung für unser Wohlbefinden. Schließlich setzt unser Verdauungsapparat die aufgenommenen Stoffe um, spaltet sie auf, verändert sie und baut neue körpereigene Stoffe auf. Im Hinblick auf unsere geistige Nahrung, also das, was wir unserem Gehirn an mehr oder weniger verdaulicher Kost (sprich: Lebenserfahrung) zumuten, ist dies anders!

Alle unsere Erlebnisse schlagen sich irgendwie, meist nur in Abschattungen, in uns nieder, als veränderte synaptische Verbindungen zwischen den Nervenzellen unseres Gehirns und als Erinnerungsspuren in unserem Geist. Wir speichern keineswegs jeden Kleinkram, und das ist gut so! Ein Beispiel: Sie haben in ihrem Leben wahrscheinlich schon Tausende von Tomaten gesehen. Hätten Sie jede einzelne von ihnen als (jeweils diese oder jene ganz bestimmte) Tomate abgespeichert, dann hätten Sie nicht nur den Kopf voller (einzelner) Tomaten, Sie wüssten vor allem nichts von der Tomate im Allgemeinen. Nur dadurch, dass wir von Einzelnem abstrahieren, dass wir verallgemeinern, den *Begriff der Tomate* aus vielen Einzelbegegnungen mit Tomaten formen, sind wir in der Lage, z.B. die nächste als solche zu erkennen und dann sofort zu wissen, welche allgemeinen Eigenschaften (Aussehen, Geruch, Geschmack, man kann sie essen, kochen, trocknen, werfen, zu Ketchup verarbeiten etc.) sie hat.

Gewiss, auch unser Gehirn setzt die eingehende Information um, zerlegt sie teilweise in kleinere Einheiten und extrahiert allgemeine Regeln aus den gemachten Erfahrungen. Dennoch geht das Gehirn längst nicht so weit wie die Verdauung: Es hängt ganz davon ab, welchen Sprachinput ein Säugling erhält, ob er später akzentfrei Deutsch, Englisch oder Chinesisch spricht. Was auch immer ein Mensch an geistiger Nahrung zu sich nimmt, wirkt sich auf ihn, auf sein Gehirn aus. Es ist daher ratsam, vielleicht mehr als bisher (und in jedem Fall vergleichsweise mehr als im Hinblick auf unseren Magen) auf unsere geistige Nahrung zu achten.

Macht und Ohnmacht von Geschichten

Wir erzählen uns Geschichten; Geschichten treiben uns um; sie sind ebenso das Gewebe, das unsere Handlungen zusammenhält, wie die Farbe, die wir diesen Handlungen geben. Wir produzieren Geschichten – dauernd.

Gehirne sind eigentlich nicht zum Geschichtenproduzieren gebaut. Sie bestehen aus sehr langsamen und »dummen« Einzelteilen, den Neuronen, die Informationsverarbeitung nicht durch explizite, serielle Manipulation von Symbolen, sondern durch paralleles Prozessieren von Impulsen über unterschiedliche Verbindungsstärken vollziehen. Die Erfahrung lebendiger Organismen ist daher zunächst nicht sprachlich und auch nicht historisch in dem Sinne, dass die Erfahrungsgeschichte nur in Form von Synapsenstärken vorliegt, nicht jedoch als explizite, abgespeicherte Repräsentation. Aus neurobiologischer Sicht ist die Versprachlichung unseres geistigen Lebens damit etwas, das post facta geschieht. Wir erleben dies immer dann, wenn wir Denken versprachlichen: Denken (d.h. biologische bzw. mentale Informationsverarbeitung) ist nicht primär sprachlich, wir können es jedoch versprachlichen (was durchaus Mühe machen kann, wovon jeder Autor, der mit der Sprache ringt, ein Lied singen kann).

Wir wissen zudem, dass die Sprache eine entwicklungsgeschichtlich relativ junge Funktion darstellt, die nur bei der Spezies Mensch in wirklich ausgeprägter Form vorliegt. Die sprachbedingten kommunikativen Evolutionsvorteile (Verständigung beim Jagen von Großwild etc.) können aus dieser Sicht nicht darüber hinwegtäuschen, dass die Sprache mit den meisten Funktionen des Organismus nichts verbindet, da diese entwicklungsgeschichtlich viel älter sind. Für die Medizin bedeutet dies kurz und knapp formuliert: Sprache ist eine phylogenetisch junge organismische Funktion und kann daher gar nicht in die Pathomechanismen praktisch aller (phylogenetisch älterer) Erkrankungen involviert sein. Sprache ist ein Epiphänomen; mit ihr beschreiben wir unsere Leiden, aber sie hat mit ihnen sonst nichts zu tun.

Nach einer sehr bekannten Schilderung des Neurowissenschaftlers Michael Gazzaniga [5] trug sich im Labor bei der Untersuchung einer Split-brain-Patientin Folgendes zu: Man zeigte ihr

tachistoskopisch Bilder im linken oder rechten Gesichtsfeld, so
dass diese Bilder nur jeweils die linke oder rechte Gehirnhälfte erreichten und dort verarbeitet wurden. Ließ man die Patientin
dann beispielsweise die entsprechenden Gegenstände unter dem
Tisch (d.h. nur mit dem Tastsinn) mit jeweils der rechten oder linken Hand aus einer Anzahl von Gegenständen heraussuchen, so
zeigte sich, dass die ihrer rechten Hemisphäre kurz dargebotenen
Bilder ihr erlaubten, den entsprechenden Gegenstand herauszu-
suchen. Sie konnte ihn jedoch nicht benennen, da die Information
über Art oder Identität des Gegenstands in ihrer linken, sprachproduzierenden Hemisphäre nicht vorlag. Man zeigte ihr dann
einmal die Pin-up-Fotografie einer leicht bekleideten Dame, woraufhin sie zu lachen begann. Danach gefragt, warum sie lache,
konnte sie den Grund offensichtlich nicht angeben, denn das Bild
befand sich nur in ihrer rechten Gehirnhälfte. Sie war jedoch um
eine Erklärung nicht verlegen und meinte, der Apparat, an dem
sie getestet werde, sei so lustig. In einem anderen Fall wurde die
Aufforderung aufzustehen (»walk«) in die rechte Hemisphäre
projiziert, woraufhin der Proband aufstand und den Raum ver-
ließ. Darauf angesprochen gab er an, dass er sich eine Cola holen
wollte. Immer wieder zeigte sich das gleiche Muster: »Erklärungen« des von der rechten Gehirnhälfte produzierten Verhaltens
wurden von der bewussten, sprachproduzierenden linken Gehirnhälfte frei erfunden. Die Beispiele zeigen, wie stark unser Be-
dürfnis danach ist, unsere Handlungen mit Gründen zu versehen,
und dass wir dies auch – ohne Rücksicht auf den faktischen Gehalt der begründenden Geschichten – tun.

Zu dieser Ohnmacht der Geschichten passt die klinische All-
tagserfahrung, dass viele Patienten (und leider auch viele Ärzte)
sich durch Geschichten vom Sehen und Feststellen der Symptomatik abhalten lassen. Ein Beispiel von vielen: Jeder depressive
Patient hat – bei der ersten Episode immer und bei späteren Episoden meistens – einen Grund für die Erkrankung parat. Dies
und das ist geschehen, und darum liegen Stimmung und Antrieb
im Keller, wird gegrübelt, nicht geschlafen und nicht gegessen.
Wie die Split-brain-Patientin denken wir uns also ständig post-
hoc Erklärungen für unser Verhalten aus, wir spinnen uns einen
roten Faden, obgleich unser Verhalten auch ohne diesen Faden
ablaufen würde – Geschichten als »Bedeutungs-Soße«, die un-

sere linke Hemisphäre über unsere Handlungen im Nachhinein
gießt; bedeutungslos, abgekoppelt von jeglichem Wahrheitsgehalt und bestenfalls harmlos. In ungünstigeren Fällen ist dies
schädlich, kann doch das Suchen von Gründen gerade bei intel-
ligenteren sprachbegabten depressiven Menschen dazu führen,
dass jahre- oder jahrzehntelang »Gründen« vermeintlich nachgegangen wird, wo doch nur Geschichten (unter Umständen zusammen mit einem Therapeuten) zu erfinden sind. Geschichten
machen somit weder krank noch gesund. Sie sind im Grunde
irrelevant.

Soweit die extrem skeptische Auffassung. Ihr steht die – u.a.
von z.B. psychodynamisch arbeitenden Psychotherapeuten vertretene – Auffassung gegenüber, dass es die Geschichten sind,
die krank machen und deren Erzählen und Bearbeiten gesund
machen kann. Diese Auffassung sei am Beispiel einer neueren
Studie zu Arthritis und Asthma [6] erläutert, die schon aus me-
thodischem Aspekt Erwähnung verdient. Die Autoren gingen
von der bekannten Beobachtung aus, dass in schriftlicher Form
niedergelegte Berichte über seelisch traumatisierende Erlebnisse
eine positive Wirkung auf die Symptomatik und das subjektive
Wohlbefinden haben.

61 Patienten mit Asthma und 51 Patienten mit rheumatoider
Arthritis wurden aufgefordert, entweder über ihr traumatisch-
stes Erlebnis (Interventionsgruppe; n = 71; 39 Asthma, 32 rheumatoide Arthritis) oder über emotional neutrale Themen zu
schreiben (Kontrollgruppe; n = 41; 22 Asthma, 19 rheumatoide
Arthritis). Die Schwere der Symptomatik wurde mittels Spirome-
trie bei den Asthmatikern bzw. durch klinische Untersuchung
seitens eines Rheumatologen vor der Intervention (Baseline) sowie nach 2 Wochen, nach 2 Monaten und nach 4 Monaten objektiv und gegenüber der Intervention blind bestimmt. 107 der
112 Patienten beendeten die Studie erfolgreich. Da man sowohl
günstige Wirkungen der Beschäftigung mit emotionalen Lebensereignissen als auch ungünstige erwarten kann (z.B. im Sinne einer Verstärkung der Symptomatik durch »Aufwühlen« von
Emotionen), war für die beteiligten Patienten nicht ersichtlich,
ob sie Placebo (Kontrollgruppe) oder Verum (Interventionsgruppe) erhielten. Die Zuweisung zu den Gruppen erfolgte zudem randomisiert, und die Bewertung der Symptomatik wurde

durch einen unbeteiligten und gegenüber der Gruppenzuweisung blinden Arzt vorgenommen. Die Ergebnisse dieser wahrscheinlich weltweit ersten randomisierten placebokontrollierten Psychotherapie-Doppelblindstudie sind beeindruckend: Die Asthmapatienten der Interventionsgruppe zeigten eine spirometrisch gemessene Steigerung der Sekundenausatmungskapazität von 63,9 % (Ausgangsbefund) auf 76,3 % zum Zeitpunkt von 4 Monaten nach der Intervention ($p < 0{,}001$), wohingegen es bei der Kontrollgruppe zu keinen Veränderungen kam. Bei den Patienten mit rheumatoider Arthritis zeigte sich in der Interventionsgruppe eine Reduktion der Schwere der Erkrankung (auf einer Skala von 1 bis 4) von 1,65 (Ausgangsbefund) auf 1,19 zum Zeitpunkt von 4 Monaten nach der Intervention ($p < 0{,}001$). Fasst man die Patienten der Interventionsgruppe zusammen, so zeigten 33 (47,1 %) der 70 Patienten der Interventionsgruppe eine klinisch relevante Besserung. Dies war nur bei 9 von 37 Patienten der Kontrollgruppe (24,3 %) der Fall ($p = 0{,}001$). Damit ist zweifelsfrei nachgewiesen, dass das Aufschreiben traumatischer Erlebnisse bei Patienten mit Asthma oder rheumatoider Arthritis zu einer klinisch relevanten Symptomreduktion führt, die über die medizinische Standardbehandlung hinausgeht.

Man kann Ergebnisse wie diese nicht leugnen, sie sollten aber auch nicht zu »wilden Spekulationen« über »mystische Kräfte« Anlass geben, sondern vor allem zu vermehrter Forschung. Wir wissen, dass seelischer Stress sich auf die verschiedensten Organsysteme (einschließlich des ZNS) ungünstig auswirken kann, und wir wissen auch, dass das Ausmaß des erlebten Stresses nicht zuletzt von psychologischen Faktoren abhängt. Hierzu zählen die subjektiven Geschichten, die wir um die objektiven Ereignisse bauen.

Wie mächtig sind nun Geschichten? – Ich denke nicht, dass man diese Frage allgemein beantworten kann. Ihre Macht erscheint eher relativ zu den Situationen einerseits und den in ihnen handelnden Menschen andererseits zu sein. Dogmatische Antworten (»Geschichten sind immer wichtig« oder »Geschichten sind immer Epiphänomene«) helfen nicht weiter, sondern machen uns blind für die Komplexität der Sachverhalte. Das Nachdenken über die vorgestellten Extrempositionen kann jedoch unsere Sensibilität für Geschichten – für deren Macht und deren Ohnmacht – verbessern.

Systeme und Tote

Vor etwa einem Jahr machte der südafrikanische Präsident Mbeki in den großen wissenschaftlichen Journalen wie *Science* und *Nature* Schlagzeilen: Er behauptete öffentlich, dass es keinen nachgewiesenen Zusammenhang zwischen der Infektion mit dem HIV-Virus einerseits und dem AIDS-Syndrom andererseits gebe [7, 8]. Was veranlasste ihn zu dieser Behauptung in Anbetracht der erdrückenden Evidenz des Gegenteils? Da der Präsident kein Wissenschaftler ist, waren politische oder ökonomische Gründe zu vermuten. Diese lagen – so zeigte die politische Entwicklung der darauf folgenden Monate – in den hohen Kosten der Medikamente, die der Staat etwa einem Viertel seiner Bürger (dem Anteil an infizierten Menschen in Südafrika) zur Verfügung stellen müsste.

Wie ich von einem Kenner des südafrikanischen Gesundheitswesens auf einem internationalen Kongress in der Türkei erfuhr, war dies jedoch noch nicht die ganze Wahrheit. Die andere Hälfte war durchaus noch grausiger und menschenverachtender: Bekanntermaßen handelt es sich beim mit HIV infizierten Teil der Bevölkerung vor allem um die Jüngeren und Aktiveren, also um Arbeitskräfte, aber auch beispielsweise um werdende Mütter. Wissenschaftlichen Untersuchungen zufolge ist das Geld für neue immunsuppressive Medikamente am besten angelegt, wenn es schwangeren Frauen um den Geburtstermin verabreicht wird. Für relativ wenig Geld lässt sich dadurch das Infektionsrisiko des Neugeborenen deutlich vermindern [9]. Gerade in dieser Erkenntnis jedoch lag der soziale Sprengstoff: Berechnungen hatten ergeben, dass es im 40-Millionen-Einwohner-Land Südafrika bis zum Jahr 2005 etwa 110.000 Waisenkinder mehr geben würde, sollten die gewonnenen Erkenntnisse nun politisch umgesetzt werden.

Die neugeborenen Kinder waren also noch zu retten, die Krankheit der jungen Mütter ließ sich jedoch nur aufschieben, nicht heilen. Weitere Berechnungen zeigten, dass das Verhältnis von Waisenkindern zu Einwohnern die Kapazität des Staates übersteigen und ihn politisch an den Rand der Stabilität bzw. über diesen hinausbringen würde. Also durfte nicht sein, was machbar gewesen wäre. Die Staatsraison gebot, dass Mütter und Kinder sterben müssen. Und um dies nicht so brutal und direkt zu verkünden, zweifelten die Politiker lieber die Wissenschaft der wirksamen Prophylaxe öffentlich an ... Horror pur! Aber Gott sei Dank nur im weit entfernten Südafrika: Der zur Stabilisierung politischer Systeme bewusst in Kauf genommene Tod unschuldiger Menschen – bei uns undenkbar. Oder vielleicht doch?

Die Fortschritte in der Medizin schreiten derzeit so rasch voran, dass die sprichwörtlich langsam mahlenden Mühlen rechtsstaatlicher Bürokratie immer deutlicher hinterherhinken. Verordnen Kinderpsychiater moderne Medikamente, so tun sie dies weitgehend auf eigene Verantwortung im Rahmen so genannter Therapieversuche, da die Präparate für die Anwendung bei Menschen unter 18 Jahren zumeist nicht zugelassen sind. Der Großteil der vorhandenen, für diese Zielgruppe zugelassenen Präparate ist aber älter, sie wirken nicht so gut oder haben deutlich mehr Nebenwirkungen. Wer also gerade seinen kleinen Patienten das neueste und beste Medikament verordnet (weil beispielsweise ein atypisches Neuroleptikum gerade bei einem Jugendlichen mit Psychose-Erstmanifestation wahre Wunder wirken kann), handelt am Rande der Legalität und muss mit Regressforderungen der Kassen rechnen. Diese berufen sich auf den Standpunkt, dass nur die Anwendung zugelassener Präparate vergütet wird. Der Arzt befindet sich hier insofern in einem Dilemma, als es ebenso Urteile von Sozialgerichten gibt, die ihm das Handeln nach neuesten wissenschaftlichen Erkenntnissen vorschreiben: Ein Arzt muss sich weiterbilden und kann sich gerade deswegen nicht darauf berufen, dass er richtig liegt, wenn er sich heute genauso wie vor 20 Jahren entscheidet.

Auch im Bereich der Therapie maligner Erkrankungen bewegt sich die Wissenschaft dampfwalzengleich vorwärts. Große Studien zeigen immer wieder die Überlegenheit bestimmter Medikamente oder Medikamentenkombinationen gegenüber bereits etablierten Therapiestrategien. Die Zulassung der entsprechenden Medikamente hinkt jedoch der Wissenschaft hinterher, und wieder klaffen Wahrheit und Recht auseinander. Man sollte nun meinen, dass sich vernünftige Menschen bei hierauf bezogenen Rechtsstreitigkeiten auf die Seite der Wahrheit und deren Konsequenz, die besseren Heilungsaussichten der Menschen, schlagen anstatt auf die des veralteten Rechts. Dies wäre schön, die Fakten sprechen anders.

Der Arzt X in Y[1] behandelte Patienten mit Lungentumoren mit einem neuen Medikament. Dieses war zur lokalen Anwendung zugelassen. Dabei wird das aufgelöste Pulver in einem Vernebler inhaliert. Der Arzt fand jedoch heraus, dass die Wirkung des Medikaments noch deutlich besser war, wenn es der Patient (wie beispielsweise den Suchtstoff Kokain) direkt als Pulver schnüffelte. Offensichtlich gelangt auf diesem Weg mehr Substanz an die richtigen Orte, was eine deutlich bessere Wirkung gegen die Tumoren zur Folge hatte. Ein zugelassenes Medikament wurde also lediglich auf eine etwas andere Weise appliziert. Die Wirkung war – bei gleichen Kosten und Risiken etc. – besser und man hätte meinen sollen, dass dem Arzt in jedem Falle zu gratulieren sei.

Dies sahen die Krankenkassen anders. Mit dem Argument, der Arzt habe das Präparat auf nicht zugelassene Weise eingesetzt, verweigerte die Kasse die Kostenerstattung. Der Arzt klagte und verlor. Das Grundprinzip der Gerichte war hier ganz offensichtlich, dass ein Arzt doch nicht alles und jedes, was er tut, vergütet bekommen kann – unabhängig von den Erfolgen. Was kümmern schon ein paar Monate längeres Leben? Da könnte ja jeder Quacksalber kommen …

Unser Gesundheitssystem stand offenbar für die Richter auf dem Spiel. Und steht die Frage »System oder Leben?« an, dann siegt vor Gericht wie auch in der Politik (dort haben wir uns allerdings schon durch die lange Erfahrung kriegerischer Jahrtausende daran gewöhnt) das System.

Wollen wir das wirklich? Wenn ja, dann ist der chronische Konflikt zwischen Ärzteschaft und Establishment vorprogrammiert. Ein Arzt kann gar nicht anders, als sich um seinen Patienten, der jetzt und hier gerade vor ihm sitzt, steht oder liegt, nach bestem Wissen und Gewissen zu kümmern. Er darf und soll sich nicht auf Systeme berufen (das tun Politiker); er kann nicht sagen, »wir müssen mit dem Krieg aufhören«, sondern er verarztet den Verwundeten; er kann zwar auf korrupte Politiker schimp-

---

1 Aus Gründen der Wahrung der Anonymität werden Einzelheiten nicht mitgeteilt.

fen, muss jedoch zunächst dem auf die Landmine getretenen Kind das Bein amputieren ...

Es ist Ärzten unbenommen, sich wie jeder andere Bürger auch über Systeme Gedanken zu machen. Dass dies Ärzte sozusagen von Natur aus gar nicht können – wie viele Politiker selbst glauben oder zumindest glauben machen wollen –, halte ich für ein böses Gerücht. Gerade in der jüngeren Vergangenheit wurden immer wieder Überlegungen zu Menschenrechten, Gesundheitssystemen, Armut, Politik etc. in guten medizinisch-wissenschaftlichen Fachzeitschriften publiziert.

Für Gesetze zur Neuregelung der Bahn setzen Menschen, die von Zügen und Verkehr etwas verstehen, die Maßstäbe und wer die Landwirtschaft regeln will, redet mit den Bauern. Wer aber die Medizin umkrempeln will – was zweifelsohne nötig ist –, beschimpft die Ärzte erst einmal als »Pack«, redet, wenn möglich, nicht mit ihnen oder nur mit den Funktionären, von denen bekannt ist, dass sie von allen Ärzten am wenigsten von der Praxis verstehen, da sie längst nicht mehr praktizieren. So wundern die vielen recht abstrusen Vorschläge kaum.

Dass wir in unserer unmittelbaren Nachbarschaft Gesundheitssysteme haben, die unglaublich menschenverachtend und brutal sind, möge abschließend das Beispiel von Peter verdeutlichen. Peter, ein etwa 60-jähriger Gymnasiallehrer mit Frau und fünf Kindern, lebte in Großbritannien und war ein entfernter Bekannter von mir. Vor drei Jahren hatte er Schmerzen im linken Arm. Er ging zum Hausarzt, der ihm das Schmerzmittel Paracetamol verschrieb und einen Termin beim Orthopäden zur weiteren diagnostischen Abklärung in Aussicht stellte – in etwa 2–3 Jahren. Peter ging nach Hause und nahm das Schmerzmittel, das nur wenig half. Die Schwester seiner Frau, Ärztin in Deutschland, erfuhr hiervon und bat ihn dringend darum, sie in ihrer Praxis zu einer genaueren Untersuchung aufzusuchen. Als Peter das dann auch tat, bot sich seiner Schwägerin ein dramatisches Bild: Nicht nur war die Schwellung am Arm deutlich sichtbar, sondern auch bereits ein Umgehungskreislauf. Eilig veranlasste Röntgenaufnahmen sowie weitere Diagnostik erhärteten den Verdacht auf einen malignen Knochentumor. Die Armamputation kam zu spät und Peter verstarb im April 2001 an den Folgen des metastasierenden Osteosarkoms. Einige Wochen später fand seine Witwe im Briefkasten die Einbestellung zum Orthopäden.

Ein Horrorszenario? Eine Ausnahmeerscheinung? – Keineswegs, sondern »business as usual« im Gesundheitssystem von Großbritannien, immerhin einem der reichsten Länder der Erde ganz in unserer Nähe. Wer dort mit 60 Jahren eine künstliche Niere braucht, bekommt sie nicht mehr, es sei denn, er zahlt privat. Hat er kein Geld, verstirbt er am Nierenleiden. Rezidivierende Gallenkoliken müssen über Jahre ertragen werden, da die Wartezeit auf eine entsprechende Operation zwei bis drei Jahre beträgt. Gegenwärtig driften wir in Deutschland sehr stark in Richtung »englische Verhältnisse«. Wollen wir diese wirklich?

Wenn Systeme töten, dann ist das Schreckliche daran, dass vermeintlich niemand schuld ist. »Es tut mir Leid, da können wir nichts machen, die Bestimmungen sind nun einmal, wie sie sind.« Dies höre ich von Verwaltungsbeamten täglich, auch wenn die Dinge sonnenklar liegen. Es gilt, die irrwitzigsten Argumente zu akzeptieren, und setzt man auf Augenmaß, gesunden Menschenverstand oder gar Vernunft, hat man in aller Regel längst verloren. Aus eigener Erfahrung weiß ich daher, dass wir uns alle um das System Gedanken machen müssen. Und wofür wir uns auch immer entscheiden: Töten sollte das System nicht dürfen!

Skinner und Fromm

Debatten und Menschen

Während meines ersten Forschungsaufenthaltes an der Harvard Universität war ich immer wieder von der Unkompliziertheit der wirklich großen Männer der Wissenschaft beeindruckt: kein Pomp, kein prätentiöses Gehabe, keine Allüren etc. – sondern eine unglaubliche Präsenz, gepaart mit echter Neugierde und persönlicher Wärme, zeichnete die wirklich guten Leute aus. Während eines recht formalen Dinners in irgendeinem noch formaleren Ambiente des gesellschaftlichen Cambridge (Massachusetts) kam beispielsweise Willard Orman Quine – ja, der Quine, von dem ich seit meinem Philosophie-Studium dachte, er müsse gemessen an seiner Berühmtheit längst tot sein – auf mich zu und wollte wissen, welches Forschungsprojekt mich nach Harvard verschlagen hatte. Wir sprachen dann über die Psychopathologie von Halluzinationen und Wahn, und seine ausgesprochen cleveren und punktgenauen Fragen zeigten mir, wie rasch er sich auf neue Gedanken und Sachverhalte einstellen konnte. Keine Spur von Schwadronieren und vom Verhaften in vergangenen Geschichten, wie man es oft von alternden Professoren in der Heimat kannte.

Mein Büro hatte ich schräg gegenüber von einem seit längerem emeritierten Professor für Psychologie, dessen Namensschild ich zunächst für eine Verwechslung oder Halluzination hielt: B. F. Skinner.

Dort also saß der Autor von *Futurum II*, jener romanhaften positiven Utopie einer verhaltenstheoretisch durchstrukturierten Lebensgemeinschaft [14]; der Autor von *Jenseits von Freiheit und Würde*, jenes gerade hierzulande heftigst angefeindeten Buches über die Grundlagen von Moralität und Handlung, das auch ich als Psychologie-Anfänger etwa ein Jahrzehnt zuvor mit Magengrimmen gelesen hatte [13]; der vermeintlich gefühlskalte Beziehungstechniker, der Meister der Dressur von Tier und (vor allem) Mensch, der Frankenstein der Psychologen. »Please, call me Fred«, sagte er bald nach unserer ersten Begegnung, denn mein schüchternes »Professor Skinner« gefiel dem überaus warmherzigen, freundlichen und sehr klugen Mann offenbar gar nicht. Die ihm oft angedichteten negativen Charaktereigenschaften konnte ich nicht erkennen.

Als wir einmal Kaffee trinkend in meinem Büro saßen (es war – was mir peinlich war – schöner und größer als das seine) und uns über unsere Arbeit unterhielten, erzählte mir Fred Skinner die folgende Geschichte, von der ich keinen Grund habe anzunehmen, dass sie nur erfunden war. Im Gegenteil: Nach allem, was ich von und mit meinem Büronachbarn erlebt habe, erscheint sie mir überaus plausibel.

Skinner befand sich auf einem Meeting in Washington, da die Regierung den Rat von Experten auf dem Gebiet der Psychologie heranziehen wollte. Beteiligt waren Beamte, Politiker, Generäle und einige Kollegen sowie Erich Fromm, der bekannte Autor und Psychoanalytiker [10]. Fromm habe das Meeting dazu missbraucht, um wieder einmal seinen Unmut über die Verhaltenstheorie und deren Unsinnigkeit allen, die es hören und nicht hören wollten, lebhaft darzustellen, wie Skinner freundlich lächelnd formulierte. Er hatte es aufgegeben, in solchen Situationen mit den Gesprächspartnern zu argumentieren, denn sie hätten ihre Meinung ohnehin längst fest für sich gebildet und seien daher unfähig, einen anderen Blickwinkel einzunehmen. Nach seiner Erfahrung (und bereits damals auch nach meiner) sind Diskussionen über Psychoanalyse und Behaviorismus eher analog zu Diskussionen über Christentum versus Islam. (Hat irgendjemand schon einmal erlebt, dass einer der beiden Diskutanten im Verlauf der Debatte über dieses Thema seinen Standpunkt geändert hat?) Es handelt sich also um keine wissenschaftlichen Diskussionen (etwa analog zu einer Debatte über Phlogiston oder Äther), bei denen es um das Finden der Wahrheit mittels Daten und Argumenten geht, sondern um Streitigkeiten, um Überzeugungen und, bei genauerem Hinsehen zumeist, um Eitelkeiten.

Während nun Fromm also den Behaviorismus verunglimpfte, kam Skinner die Idee, wenigstens seinem Nachbarn zu zeigen, dass an seiner Verhaltenstheorie etwas dran sei. Er schrieb auf einen kleinen Zettel: »Ich werde Erich jetzt operant konditionieren«, und schob ihn dem Nachbarn, einem General, zu.

Auf meine Frage, wie er Erich Fromm konditionieren konnte, meinte Skinner, dies sei ganz einfach gewesen. Fromm hätte die Angewohnheit gehabt, immer, wenn er gerade besonders am Schimpfen war, die rechte geballte Faust von oben nach unten zu bewegen: Er klopfte auf den Tisch. Skinner hatte von Fromm und dessen kritischen Äußerungen bewusst keine Notiz genommen, wandte sich ihm jetzt aber immer aufmerksamer zu und lächelte ihn an, sobald Fromm auf den Tisch klopfte. Ohne es zu merken, reagierte Fromm auf diese selektive Zuwendung mit einer Frequenzerhöhung seiner Faustschläge auf den Tisch, so dass er nach einer Weile ständig auf den Tisch klopfte. Daraufhin erhielt Skinner einen Zettel von seinem Nachbarn: »Können Sie das auch wieder rückgängig machen?«

Hätte mir die Geschichte Fred Skinner nicht persönlich erzählt, hätte ich sie wahrscheinlich nicht geglaubt. Was kann man aus ihr lernen? – Mindestens zweierlei, wie ich meine, zum einen etwas über Debatten und zum anderen etwas über Menschen.

In Debatten geht es oft nicht wirklich um das, was an der Oberfläche Thema ist. Wer es nicht glaubt, der schaue und höre

Politikern zu. Da geht es beispielsweise um die »Rentenlüge« oder um Sicherheit und »Verunsicherung«, um Solidarität und Entsolidarisierung, wo doch die Dinge eigentlich ganz einfach liegen: Die Alterspyramide steht fest und das Wirtschaftswachstum lässt sich einigermaßen voraussagen. Bleiben noch ganze drei Variablen, an denen man etwas ändern kann: Input (Beiträge), Output (Rente) und Zeit (Eintrittsalter). Der Rest ist Mathematik.

Wissenschaftler sind längst dazu übergegangen, komplexe Sachverhalte auf Tagungen graphisch darzustellen, denn ein Bild (sprich: eine Overhead-Folie) drückt mehr aus als tausend Worte. Wann werden endlich Overhead-Projektoren und -Folien (bitte keine Powerpoint-Präsentationen!) in den Bundestag eingeführt? Oder geschieht dies bewusst nicht, da es dort sowieso nur um Worte geht? Es entsteht ganz dieser Eindruck, denn sie streiten sich um die »ruhige Hand« oder die »ruhige Kugel«, nicht aber um Werte für Variablen, um die es eigentlich doch geht. Wichtig erscheint nur, wer gewinnt (also der Narzissmus), und nicht herauszubekommen, was vernünftigerweise zu tun ist. Kein Wunder, dass mancher »politikverdrossen« wird: Jeden wirklich denkenden Menschen muss das Wortgeklingel vieler Politiker langweilen bis verdrießlich stimmen.

Im Hinblick auf die Menschen lehrt die Geschichte, dass man unterscheiden muss zwischen dem, was einer sagt, und dem, was einer tut. Wieder liefert die Politik die besten Beispiele: Der amerikanische Präsident Reagan führte ein Gesetz ein, demzufolge Schulkinder aus Gesundheitsgründen ein Recht auf mindestens zwei Gemüse pro Mahlzeit haben. Das Gesetz wurde umgesetzt und es gab (wie schon vor dem Gesetz) zu den Mahlzeiten Kartoffeln und Tomaten, in Form von Pommes frites mit Ketchup. Sein Nachfolger Bush trieb es noch platter, bezeichnete sich als der »educational president« – und kürzte die Gelder für Schulen und Universitäten. Aber auch im Bereich der Psychologie ist zwischen Personen und Debatten zu trennen: Timothy Leary [11] wird von vielen als Befreier verherrlicht, er war jedoch ganz offensichtlich im Umgang eher ein Soziopath, dem das Schicksal anderer Menschen gleichgültig war. Ebenso soll der Prototyp des guten Menschen, der Begründer der Gesprächspsychotherapie Carl Rogers [12], menschlich eher schwierig (um nicht unfeine

Worte zu verwenden) gewesen sein, wie diejenigen sagen, die ihn persönlich kannten. Fred Skinner hingegen, der vermeintliche Frankenstein, war ein sehr netter Mensch. Seine Tochter wurde übrigens – völlig undressiert – Künstlerin.

Hippokrates fliegt meist nicht mit

Als in der Forschung tätiger Psychiater, beruflich also weit weg von Intensivstationen und Notfallmedizin, bereitet mir auch nur der Gedanke an einen entsprechenden Einsatz eine Pulsbeschleunigung. Dies geschah im ICE schon mehrfach, aber bei der hierzulande vorhandenen Ärztedichte (etwa einer auf 400 Einwohner), der Kapazität der ICEs (bis zu 791 Passagiere) und dem Sampling-Bias bei der Fahrgastauswahl (kaum Säuglinge und ältere Senioren) war ich noch nie allein, wenn ich schließlich den Wagen X mit der akuten Bandscheibe oder dem fraglichen Infarkt nach endlosem Gerangel durch die Gänge erreicht hatte. Deutlich unwohl wurde mir allerdings, als neulich im Flugzeug Ähnliches geschah: Auf einem – sehr langen – Flug von Tokio nach Frankfurt wurde plötzlich über Lautsprecher nach einem Arzt gerufen. Begleitet von der vagen Hoffnung auf einen psychiatrischen Notfall machte ich mich also auf zum Flugbegleitpersonal und identifizierte mich als Arzt.

Es war kein psychiatrischer Notfall. Eine Japanerin war aus dem Stand zusammengebrochen und hatte sich den Kopf leicht verletzt. Sie lag auf dem Boden, war wach und ansprechbar und hatte etwas Blut in den Haaren. Eine Stewardess brachte einen recht großen Notfallkoffer. Der Blutdruck war etwas zu niedrig, der Puls regelmäßig, aber etwas zu schnell, die Pupillen reagierten auf Licht etc. – ganz offensichtlich ein orthostatisches Problem mit unglücklichem Sturz und kleiner Kopfplatzwunde. Ein kurze Zeit später eintreffender japanischer Arzt konnte mit der Frau sprechen und anamnestisch einen habituellen niedrigen Blutdruck sowie aktuell die gute Ansprechbarkeit bestätigen. Gemeinsam stellten wir sicher, dass die Frau noch eine Weile auf dem Boden mit erhöht gelagerten Beinen verweilen und dass sie bei Bedarf ein Schmerzmittel einnehmen konnte. Danach kehrte ich – durchaus erleichtert – zu meinem Sitz zurück.

Zu meiner Überraschung kam etwa 5 Minuten später eine Stewardess zu mir und brachte mir eine Flasche Champagner »mit den besten Grüßen vom Chef der Crew«. Vielleicht weil mir diese Belohnung unverhältnismäßig erschien oder auch nur, weil der Flug noch einige Stunden dauerte und langweilig war, fragte ich sie zu dem Vorfall. Sie sei wirklich sehr erfreut darüber, dass ich gekommen sei und geholfen hätte, war ihre spontane Antwort; ich müsse wissen, dass fast immer Ärzte an Bord seien, entsprechende Ausrufe aber nicht selten vergeblich seien. Im Verlauf der sich anschließenden kleinen Konversation erfuhr ich, dass Ärzte sich sehr oft nicht zu erkennen geben, insbesondere auf transatlantischen Flügen von den oder in die USA. Manchmal würden sie einige Zeit nach einem Ausruf verschämt fragen, was denn los war und ob der Notfall inzwischen behoben sei. Diese Ärzte hätten ganz offensichtlich Angst davor, im Falle eines ungünstigen Ausgangs ihrer Bemühungen (oder auch einfach nur so) vom Patienten oder dessen Angehörigen verklagt zu werden.

Nun wurde auch die Bedeutung des von mir nicht weiter beachteten Papiers klar, das zuoberst auf den Notfallutensilien lag und jedem Arzt, der den Koffer öffnet, zuerst in die Hände fällt. Es handelt sich um eine in englischer Sprache abgefasste Notiz, aus der hervorgeht, dass die Fluggesellschaft eine Versicherung für mitfliegende und in Notfällen tätig werdende Ärzte abgeschlossen hat. Dies soll die Ärzte einerseits absichern und andererseits auch motivieren, etwas zu unternehmen, wenn Not am Mann oder an der Frau ist. Während mir kurz der Gedanke durch den Kopf schoss, es auf meinem nächsten Flug einmal versicherterweise mit der Herzchirurgie zu versuchen, nahm ich noch zur Kenntnis, dass Notfälle in der Luft keineswegs selten, sondern im Gegenteil recht häufig sind.

Zu Hause angekommen, ließ mich der Vorfall nicht los, zumal es einen Hobbypiloten und Arzt natürlich interessiert, welche Probleme große Fluggesellschaften mit der Medizin haben. Ich begann also, mich aus verschiedenen Quellen weiter zu informieren. Hier eine kurze Zusammenfassung der Ergebnisse der Recherchen:

Eine größere Fluggesellschaft hat nicht nur etwa 2.000 Notfälle, sondern auch etwa 20 Todesfälle in der Luft pro Jahr zu bewältigen. Da sowohl das allgemeine Verkehrsaufkommen in der

Luftfahrt als auch das Durchschnittsalter der Passagiere insgesamt zunimmt, muss man von einem raschen Anstieg solcher
Vorfälle ausgehen. Bei mehr als der Hälfte aller Notfälle in der
Luft handelt es sich um relativ unkomplizierte Kreislaufpro-
bleme, die durch eine Kombination von Angst, reisebedingtem
Schlafentzug und (durch den verminderten Kabinendruck bedingte) Dehydratation verursacht sind und vor allem Menschen
mit vorbestehendem niedrigem Blutdruck betreffen. Das häufige
Austeilen von Getränken ist aus dieser Sicht weniger als Ausdruck von Gastfreundschaft, sondern eher als prophylaktische
Maßnahme zu sehen. Da eine »Notlandung« mit Kursänderung
bei einem größeren Linienjet mit Folgekosten von bis zu einer
halben Million Dollar verbunden ist, erscheint dieses Geld gut
angelegt.

Man hat weiterhin durch entsprechende Studien belegen können, dass ein Arzt an Bord die Notwendigkeit und damit die
Wahrscheinlichkeit einer Kursänderung und einer aus medizinischen Gründen erforderlichen kontrollierten zusätzlichen Lan-
dung (im strengen Sinn keine Notlandung, wenn auch eine Lan-
dung aus der Not) deutlich senkt. Alle Fluggesellschaften haben
daher ein starkes Interesse daran, dass Ärzte in Notfällen bereit
sind, sich auch wie Ärzte zu verhalten. Hierzu verpflichtet eigentlich der hippokratische Eid. Es ist ein sehr ungutes Zeichen
der Zeit, dass die Furcht vor den Anwälten zukünftiger Patienten
bzw. vor dem finanziellen Ruin manche Ärzte dazu bewegt, ihren
Beruf zu verleugnen, wenn Not gelitten wird. Es ist an uns allen,
die Randbedingungen ärztlichen Handelns so zu gestalten, dass
dieses Handeln durch medizinische Notwendigkeiten und nicht
durch juristische oder finanzielle Bedrohungen geleitet wird.
Dazu gehört auch, dass man Ärzten Fehler zugestehen muss. Nur
dann wird Hippokrates wieder routinemäßig mitfliegen.

II. Neuroplastizität

Prolog: Neuroplastizität und Lernen

Wenn wir uns ändern, ändert sich unser Gehirn. – Dies ist eine der wichtigsten Einsichten aus dem Bereich der Neurobiologie. Noch vor zwei Jahrzehnten dachte, lehrte und lernte man anderes: Das Gehirn sei kurz nach der Geburt fertig und ändere sich danach kaum noch, vom langsamen Absterben der Nervenzellen einmal abgesehen. Diese im Grunde sehr pessimistische Sicht der Dinge ist falsch. Das Gehirn ist mit Abstand unser veränderlichstes Organ, wenn auch die Veränderungen nicht so offensichtlich sichtbar sind wie etwa bei einem Muskel, der wächst, wenn er trainiert wird.

Aber betrachten wir eine CD, die Festplatte eines Computers oder ganz einfach eine zu beschreibende Kladde: Den Informationsgehalt sieht man der Plastikscheibe, Metallscheibe bzw. dem Papierstapel von außen nicht an! Dennoch wird jeder zugeben, dass es genau dieser Informationsgehalt ist, der Plastik, Metall und Papier so interessant macht. Nicht anders beim Gehirn.

Interessant an Synapsen ist nicht der Rezeptor-Subtyp, sondern die Übertragungsstärke. Ebenso wenig, wie man zum Verständnis eines Computers wissen muss, ob die Chips aus Silicium oder Gallium bestehen oder wie viel Volt Spannung an einem bestimmten Kontakt herrscht, ist es zum Verständnis der Arbeitsweise des Gehirns notwendig, alle beteiligten Strukturen bis auf die Molekülebene zu charakterisieren. Zu viele Bäume können die Sicht auf den Wald verstellen, und wer glaubt, man würde je das Gehirn »von unten nach oben« aufklären können, gleichsam vom Molekül zum Bewusstsein, der irrt. Auch ein vergleichsweise einfaches Auto oder ein noch einfacheres Fahrrad versteht man nicht aufgrund der Analyse der Struktur der beteiligten Moleküle.

Komplexe Apparate kann man nur verstehen, wenn man die richtige Ebene wählt. Gewiss, neue Legierungen machen vielleicht bessere Fahrräder möglich, aber man versteht auch diese Zusammenhänge nur dann, wenn man das Fahrrad auf anderen Ebenen als der molekularen analysiert hat.

Warum die lange Rede? – Nicht um die im Aufbruch befindliche molekulare Medizin, wie sie sich oft nennt, zu verunglimp-

fen, sondern um anzudeuten, dass die molekulare Betrachtungs-
weise nicht die einzige sein kann und auch nicht die einzig richtige. Welches die richtige Betrachtungsebene ist, hängt vielmehr
von der Frage ab, die man an das System stellt. Im Hinblick auf
das Gehirn kann man fragen, warum es Sauerstoff verbraucht
oder wie es Aktionspotenziale produziert. Man kann aber auch
fragen, wie es sinnvolles Verhalten und kohärentes Erleben her-
vorbringt. Solche Fragen kann man auf der molekularen Ebene
nicht stellen. Zugleich liegen sie im Herzen der Psychiatrie.

Das Besondere an der Neurowissenschaft der jüngsten Vergangenheit ist, dass in ihrem Bezugsrahmen solche Fragen durchaus gestellt werden können. Daher ist diese auf der Ebene von
Systemen angesiedelte Neurowissenschaft sehr brauchbar, wenn
es um psychiatrische Sachverhalte geht. Ein Schlüsselbegriff ist
hierbei die Neuroplastizität, d.h. die neuronalen Veränderungen,
die bei Lernvorgängen stattfinden. Derartige Veränderungen
spielen sich auf unterschiedlichen Systemebenen ab, die von der
molekularen Ebene bis zur makroskopisch-anatomischen Ebene
reichen. Von besonderer Bedeutung für das Fach der Psychiatrie
ist, dass Wechselwirkungen von Biologie und Psychologie in den
Blick kommen, wo früher oft nur Einbahnstraßen gesehen wurden: So wirkt sich eben nicht nur Testosteron auf das Sexualverhalten des Mannes aus (frühere Einbahnstraße), sondern das Sexualverhalten wirkt sich auch auf die Testosteronkonzentration
aus. Neuronenwachstum konnte mit Lernen in Verbindung gebracht werden und so manches Beispiel für erfahrungsabhängige
Veränderung auch hochstufiger kortikaler Repräsentationen
wurde in den vergangenen Jahren zu Tage gefördert. Um solche
Beispiele geht es in diesem Teil. Es sollte klar werden, dass es sich
bei der Neuroplastizität um einen komplexen Sachverhalt handelt, über den Nervenärzte nicht genug wissen können.

Post und Pop-Out

Zur Neuroplastizität kortikaler Karten bei Postbeamten

Seit den Zeiten von Förster und Penfield, also seit mehr als einem
halben Jahrhundert, ist bekannt, dass der Kortex landkartenför-

mige Repräsentationen ausbilden kann. Von einer kortikalen Repräsentation spricht man, wenn ein Neuron bzw. eine Neuronengruppe durch ein bestimmtes Signal aktiviert wird. Dieses Signal, das heißt dieses Impulsmuster, wird von den entsprechenden aktivierten Neuronen repräsentiert.

Karten im Kortex

Die Repräsentationen im Kortex sind landkartenförmig. Damit ist gemeint, dass sie in ganz bestimmter Weise geordnet sind: Häufige Eingangssignale nehmen einen größeren Raum ein als seltene. Ähnliche Signale liegen nahe beieinander. Diese Ordnungsprinzipien kortikaler Repräsentationen – Häufigkeit und Ähnlichkeit – sind von sehr allgemeiner Natur und lassen sich, wie Computersimulationen zeigen, auf Prinzipien der neuronalen Verschaltung zurückführen, die im gesamten Neokortex (der daher auch Isokortex genannt wird und beim Menschen 96% des gesamten Kortex ausmacht) implementiert sind [3]. Daher hat man allen Grund zur Annahme, dass neben den bekannten kartenförmig strukturierten kortikalen Arealen (vor allem primäre und sekundäre sensorische Areale) auch höherstufige Areale landkartenförmige Repräsentationen enthalten. Für diese Annahme sprechen zudem neuere empirische Befunde aus dem Bereich der multimodalen funktionellen Bildgebung.

Die Kartenform höherer Repräsentanzen (»Bedeutungen« im weitesten Sinn) ist schwer nachzuweisen, da die Eingangssignale höherer Areale nicht direkt aus der Außenwelt, sondern von anderen (niederstufigen kortikalen) Arealen stammen und daher die Ordnungsgesichtspunkte der Kartenstruktur nur schwer auszumachen sind. Hinweise auf derartige im weitesten Sinne »kognitive Karten« liegen vor, sind jedoch bislang eher spärlich.

Wenn höhere geistige Repräsentanzen jedoch kartenförmig gespeichert sind, dann sind auch diese Karten erfahrungsabhängig. Man bezeichnet diese Erfahrungsabhängigkeit neuronaler Repräsentanzen ganz allgemein als Neuroplastizität.

Kognitive Karten

Ein schönes Beispiel für die Flexibilität kognitiver Karten wurde jüngst von Polk und Farah [2] berichtet. Funktionelle Untersuchungen hatten unter anderem ergeben, dass unsere Fähigkeit, mit Zahlen umzugehen, und unsere Fähigkeit, mit Buchstaben umzugehen, in unterschiedlichen kortikalen Arealen repräsentiert sind. Dies macht insofern Sinn, als wir beim Lesen nur mit Buchstaben umgehen, beim Rechnen hingegen nur mit Zahlen. Es geschieht eher selten, dass wir Buchstaben und Zahlen völlig durcheinander wahrnehmen und verarbeiten. Entsprechend dieser Getrenntheit des Input (entweder Zahlen oder Buchstaben, nicht jedoch beides zugleich) muss man davon ausgehen, dass die neuronale Repräsentation von Zahlen und Buchstaben ebenfalls getrennt ist.

Für bestimmte Menschen trifft diese Annahme jedoch nicht zu. Wer täglich Zahlen und Buchstaben zugleich und durcheinander zu verarbeiten hat, von dem sollte man annehmen, dass bei ihm Zahlen und Buchstaben in einer Landkarte repräsentiert sind und nicht in zwei getrennten Repräsentationssystemen vorliegen. Um diese Annahme experimentell zu überprüfen, untersuchten Polk und Farah kanadische Postbeamte. Wie man weiß, wird in Kanada, ähnlich wie in England, für Postleitzahlen ein alphanumerischer Code verwendet (z.B. »M5T 2S8«), das heißt, es werden Buchstaben und Zahlen gleichzeitig in einer Postleitzahl eingesetzt. Menschen, die täglich entsprechende Briefe sortieren, verarbeiten damit Buchstaben und Zahlen für viele Stunden am Tag simultan, weswegen man annehmen sollte, dass bei diesen Menschen Buchstaben und Zahlen nicht auf unterschiedlichen Landkarten repräsentiert sind, sondern auf einer mehr oder weniger homogenen Karte.

Pop-Out

Polk und Farah benutzten den perzeptuellen »Pop-Out«-Effekt, um diese Hypothese zu überprüfen. Der Effekt besteht darin, dass in einer Suchaufgabe ein Buchstabe dann besser zu finden

384267362847	384967362847
668021745365	668021945395
783412453904	78341B245304
EHDIAFGFO	EHDIAFGFO
WFCEPJCVN	WFCEPJCVN
PGRISHBPGI	PGR9ISHPGI

Abb. 1 Visueller »Pop-out«-Effekt. Oben: Ein Buchstabe (B) ist unter Zahlen besser zu erkennen als eine Zahl (9) unter Zahlen. Unten: Eine Zahl (9) ist unter Buchstaben besser zu erkennen als ein Buchstabe (B) unter Buchstaben.

ist, wenn er innerhalb von Zahlen gesucht wird, als innerhalb anderer Buchstaben (Abb. 1). Man spricht davon, dass der Buchstabe eher ins Auge sticht (sog. »Pop-Out«-Effekt), wenn er von Zahlen umgeben ist, und weniger ins Auge sticht, wenn er von anderen Buchstaben umgeben ist. Entsprechendes gilt umgekehrt für Zahlen.

Die Erklärung dieses perzeptuellen »Pop-Out«-Effektes besteht darin, dass das Erkennen von Buchstaben unter anderen Buchstaben dadurch erschwert wird, dass es zu Interferenzeffekten auf der Buchstabenlandkarte kommt. Soll jedoch eine Zahl unter Buchstaben erkannt werden, so treten diese Interferenzeffekte nicht auf, was das rasche, ungestörte Erkennen der Zahl erlaubt. Die Zahl sticht in diesem Falle regelrecht aus dem Wahrnehmungsfeld heraus. Letztlich zeigt der »Pop-Out«-Effekt damit an, dass die entsprechenden Repräsentanzen kortikal getrennt vorliegen. Besteht der »Pop-Out«-Effekt nicht, kann man davon ausgehen, dass die kortikalen Repräsentanzen nicht getrennt sind.

Briefe sortieren oder nicht

Zur Untersuchung der kanadischen Postbeamten wurden diese zunächst in zwei Gruppen eingeteilt: Die einen waren mit dem Sortieren von Briefen beschäftigt, die anderen nicht. Ansonsten bestand zwischen den Gruppen kein Unterschied. Wer täglich jedoch mehrere Stunden in Kanada Briefe sortiert, der verarbeitet während dieser Zeit Buchstaben und Zahlen gleichzeitig. Dies sollte dazu führen, dass bei denen, die Briefe sortieren, Buchstaben und Zahlen nicht (wie gewöhnlich der Fall) getrennt repräsentiert sind. Dies wiederum lässt die Hypothese zu, dass der »Pop-Out«-Effekt bei den Briefesortierern nicht vorhanden sein sollte. Genau dies zeigt die entsprechende Untersuchung der Erkennungszeiten von Polk und Farah. Bei den Briefe sortierenden kanadischen Postbeamten wurde festgestellt, dass ein »Pop-Out«-Effekt von Buchstaben unter Zahlen bzw. von Zahlen unter Buchstaben nicht besteht.

Diese Studie zeigt damit an einem ungewöhnlichen Beispiel sehr deutlich, dass auch höhere kortikale Repräsentationen erfahrungsabhängig gespeichert sind. Sie kann damit in die Untersuchungen zu den funktionellen kortikalen Unterschieden zwischen Musikern und Nicht-Musikern oder zweisprachig aufgewachsenen Menschen einerseits und solchen Menschen andererseits, die zunächst die Muttersprache und erst später eine Fremdsprache erlernt haben, eingereiht werden [1]. Weitere Studien dieser Art sind zu erwarten und werden noch deutlicher als dies jetzt bereits abzusehen ist zeigen, dass und wie die menschliche Großhirnrinde erfahrungsabhängig kognitive Karten anlegt und verwaltet.

Zebrafinken und ein bahnbrechender neurobiologischer Existenzbeweis

Erst kürzlich wurde in dieser Zeitschrift von neuen Befunden zur Bildung von Nervenzellen in Gehirnen erwachsener Menschen berichtet [6]. Diese Befunde bringen das alte Dogma ins Wanken, demzufolge Nervenzellen nur bis kurze Zeit nach der Geburt gebildet werden können und danach nicht mehr.

Wenn aber neue Zellen in Gehirnen tatsächlich zeitlebens gebildet werden, fragt sich, welche Funktion diese neu gebildeten Neuronen haben und ob sie überhaupt funktionell für bereits bestehende oder neu zu lernende interne Repräsentationen eingesetzt werden können.

Die Frage nach der funktionellen Relevanz neuer Neuronen in alten Gehirnen wurde von Scharff und Mitarbeitern ([4], vgl. auch [7]) tierexperimentell bei Singvögeln erstmals direkt untersucht. Wie man seit langem weiß, entwickeln männliche Kanarienvögel komplizierte, als solche erkennbare und identifizierbare Gesänge, um damit die Weibchen zur Paarung zu bewegen. Die zentralnervösen Grundlagen dieser Fähigkeit sind recht genau bekannt (vgl. auch die Zusammenfassung in [5]) und ähnlich organisiert wie die Sprachzentren beim Menschen. Es gibt ein dem sensorischen Sprachzentrum analoges »High Vocal Center« (HVC), das Fasern zum Analogon des motorischen Sprachzentrums RA (Nucleus robustus des Archistriatum) entsendet. Die Areale HVC und RA sind zum Singen einer erlernten Melodie notwendig. Das Areal HVC entsendet Fasern zu einem weiteren Areal (genannt »Area X«), das für das Erlernen einer Melodie von Bedeutung ist, nicht aber für das Singen derselben.

Man fand weiterhin durch genaue Analyse von Tonbandaufnahmen der Melodien heraus, dass die Kanarienmännchen im Herbst teilweise ihren Gesang verlieren; er wird merkbar und messbar undifferenziert, die Fähigkeit kehrt im nächsten Frühjahr jedoch wieder zurück. Hiermit geht ein herbstlicher Zelluntergang von zum Areal RA projizierenden Neuronen in HVC einher sowie ein Nachwachsen von Neuronen im Frühjahr. Demgegenüber sind die zum Areal X projizierenden Neuronen in HVC bereits vor dem Ausschlüpfen der Vögel fertig ausgebildet und bleiben postnatal stabil, d.h. unterliegen keiner jahreszeitlichen De- und Regeneration.

Um die Hypothese zu testen, ob der neuronale Zelltod im Herbst mit dem Nachwachsen im Frühjahr ursächlich in Zusammenhang steht, untersuchten die Autoren eine andere Spezies, Zebrafinken, bei der es im Normalfall weder zu einem Absterben von HVC → RA Neuronen noch zu einem Verlust der Melodien im Herbst kommt.

Vielmehr geschieht die Neubildung von HVC → RA Neuronen bei Zebrafinken langsam und gleichmäßig über die Zeit verteilt. (HVC → Area X Neuronen werden demgegenüber beim ausgewachsenen Zebrafinken nicht nachgebildet.)

Man wandte die Technik der induzierten Apoptose an, um die zum RA projizierenden Zellen des HVC selektiv zu zerstören. Hierdurch kam es bei einigen Tieren zum Verlust ihrer Fähigkeit des Singens einer Melodie, ähnlich wie bei den Kanarienvögeln im Herbst unter physiologischen Bedingungen. Es wurde durch den Zelluntergang jedoch auch die Neubildung von Neuronen angestoßen, die im Vergleich zu einer Kontrollgruppe auf das Dreifache anstieg. Erstaunlich und von großer Bedeutung war die weitere Beobachtung, dass mit dieser Neubildung der Neuronen die Fähigkeit, die alten Melodien wieder zu singen, zurückkehrte!

Die Tragweite dieser Beobachtung ist kaum zu überschätzen, wurde doch hiermit erstmals gezeigt, dass die Neubildung von Neuronen und deren Einbau in funktionierende, verhaltensrelevante Strukturen im Prinzip möglich ist.

Wie dies im Einzelnen geschieht und vor allem, woher die nachwachsenden Neuronen die Information beziehen, die sie zum erneuten Kodieren der alten Melodie verwenden, ist ungeklärt. Es liegt also nicht mehr und nicht weniger vor als der Nachweis eines neurobiologischen Mechanismus von möglicherweise enormer Tragweite, ein Existenzbeweis.

Die Fähigkeit zur Neubildung von Neuronen erwies sich bei den Zebrafinken spezifisch für eine bestimmte Neuronenpopulation, denn nach der selektiven Zerstörung von HVC → Area X Neuronen wurde keine Neubildung dieser Neuronen beobachtet. Damit ist die Untersuchung mehr als ein Existenzbeweis, denn sie liefert zusätzlich ein Modell, das es erlauben sollte herauszufinden, unter welchen Bedingungen es zur Neubildung von Nervenzellen kommt und unter welchen nicht. Es geht um nichts weniger als darum herauszufinden (mit den Worten der Autoren), »was getan werden kann, um die Restriktionen, die den Ersatz von bestimmten Neuronen begrenzen, zu überwinden, so dass der dem Gehirn angeborene Schatz an neuronalen Vorstufen zur Reparatur erkrankter Schaltkreise, ganz gleich, um welchen Neuronentyp es sich handelt, verwendet werden kann« ([4], S. 490; Übersetzung durch den Autor). Wir wissen weder, was zum Wachstum von Neuronen im Einzelnen führt, noch wie die Integration der nachgewachsenen Neuronen geschieht. Wir wissen aber nunmehr, dass es geht, und haben ein Modell für weitere Forschung.

Verdrängung im Experiment ...
... und Lernen durch Neuronenwachstum

Dem Philosophen Immanuel Kant wird gelegentlich nachgesagt, dass er ein eigenartiger Kauz gewesen sei. So findet sich in einem Werk des Titels *Die philosophische Hintertreppe* von Wilhelm Weischedel die folgende Anekdote: Aufgrund finanzieller Schwierigkeiten musste Immanuel Kant seinen langjährigen Diener, den Herrn Lampe, entlassen. Kant tat sich offenbar mit diesem Schritt schwer, hatte er doch die Annehmlichkeiten eines Bediensteten zu schätzen gelernt. Um über den Verlust hinwegzukommen, wandte er folgende Technik an: Er legte einen Zettel auf sein Nachtschränkchen, auf dem die Worte geschrieben waren: »Lampe muss vergessen werden.« Durch das allmorgendliche Betrachten dieses Zettels gedachte Kant, über den Verlust rascher hinwegzukommen [20]. – Ein Zeichen von Weltfremdheit des großen Philosophen! – Oder vielleicht doch nicht?

Etwa einhundert Jahre nach Kant ging Freud den menschlichen Möglichkeiten, unliebsame Erinnerungen loszuwerden, unter dem Stichwort der Verdrängung ausführlich nach. Freud zufolge besteht das Wesen der Verdrängung darin, dass ein bestimmter Inhalt »weggeschoben« und vom Bewusstsein ferngehalten wird. Seine Analysen solcher Sachverhalte, beispielsweise in der Psychopathologie des Alltagslebens von 1904, sind bis heute sehr lesenswert [11]. Die von Freud vermuteten Mechanismen blieben aber im Bereich des Anekdotischen.

Wieder etwa einhundert Jahre später scheint die Wissenschaft die Phänomene endlich einholen zu wollen, nachdem es in den vergangenen Jahrzehnten gelegentliche Versuche mit unterschiedlichen Ergebnissen gegeben hatte [9]. Seit längerer Zeit schon wurde die Bedeutung von Hemmprozessen für höhere geistige Leistungen erkannt und ein Beispiel wurde erst kürzlich an dieser Stelle diskutiert [18]. Es lag daher nahe, die Auswirkungen

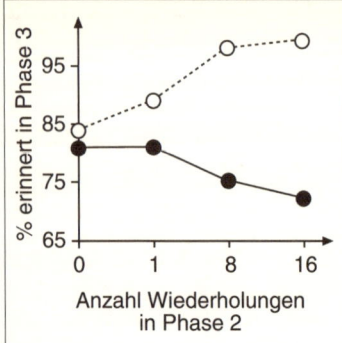

Abb. 2 Prozentualer Anteil der erinnerten Zielreize (des jeweils zweiten Wortes) in Abhängigkeit davon, ob sie zuvor laut ausgesprochen (offene Kreise) oder willentlich unterdrückt (schwarze Kreise) werden mussten. Die Erinnerung erfolgte durch Darbietung des Hinweisreizes, also des ersten der beiden Wörter.

bewusster, willentlicher Hemmung des Abrufs eines Gedächtnisinhalts auf die Gedächtnisleistung experimentell im Labor zu untersuchen. Man braucht nicht viel Phantasie, um sich die Bedeutung dieser Untersuchungen für Psychiatrie und Psychotherapie auszumalen. Sie seien daher im Folgenden genauer beschrieben und diskutiert.

Anderson und Green [8] verwandten standardisierte, weithin übliche experimentelle Verfahren, um den Einfluss kognitiver Kontrollprozesse auf die Bildung von Gedächtnisinhalten in einem aus vier Phasen bestehenden Experiment, das unter verschiedenen Randbedingungen mehrfach durchgeführt wurde, zu untersuchen. Jeweils 32 Collegestudenten mussten zunächst (Phase 1) 40 Wortpaare auswendig lernen, so dass sie beim Hören des ersten Wortes das zweite Wort assoziieren konnten. Die beiden Worte waren nicht miteinander verwandt, das heißt, zuvor bestand keine Verbindung zwischen ihnen (Beispiel: »Prüfung – Biene«). Die Lerndurchgänge waren so gestaltet, dass zunächst das erste Wort für 5 Sekunden auf einem Computermonitor gezeigt wurde und rechts davon das zweite Wort. Testdurchläufe zeigten dann nur das erste Wort in der Mitte des Bildschirms, und die Versuchspersonen mussten das zweite Wort laut aussprechen. Das Lernen erfolgte auf diese Weise so lange, bis mindestens 50% der Wortpaare korrekt erinnert wurden.

Danach begann die Untersuchungsprozedur (Phase 2), bei der die willentliche Kontrolle über den Erinnerungsprozess experimentell variiert wurde. Man bediente sich dazu einer Variation des bekannten Go-no-go-Paradigmas, die darin bestand, dass die Versuchspersonen beim Betrachten des ersten Wortes eines der gelernten Wortpaare entweder das assoziierte Wort laut sagen mussten (Bedingung: »Daran denken«) oder vermeiden sollten, überhaupt an das gelernte assoziierte Wort zu denken (Bedingung: »Nicht daran denken«). Diese Bedingung hatte zwei inhibitorische Komponenten: Zum einen sollte nicht an das gelernte zweite Wort des Wortpaares gedacht werden, und dieses Wort sollte auch nicht laut ausgesprochen werden. Die Autoren erläutern dies wie folgt: »Wir betonten, dass die Versuchspersonen es dem assoziierten Gedächtnisinhalt nicht erlauben sollten, ins Bewusstsein einzutreten. Wenn die Versuchspersonen versehentlich ein zu unterdrückendes Wort sagten, hörten sie einen Summton, der ihnen eine fehlerhafte Antwort signalisierte. Um die Notwendigkeit der Verwendung hemmender Kontrollmechanismen zu steigern, verlangten wir von den Versuchspersonen, dass sie den Hinweisreiz (das erste Wort des Wortpaares) für die gesamte Darbietungszeit von 4 Sekunden fixierten, d.h., die Wahrnehmung nicht vermieden, so dass eine konstante Bedrohung generiert wurde, dass der assoziierte Gedächtnisinhalt ins Bewusstsein dringen könnte.« [8]

Vorher war den Versuchspersonen mitgeteilt worden, bei welchen Wörtern sie das assoziierte Wort unterdrücken und bei welchen sie es laut aussprechen sollten. Die Versuchspersonen waren gezwungen, anhand der dargebotenen Wörter (Hinweisreize) selbst zu entscheiden, wie sie zu reagieren hatten. Der Zweck dieser Aufgabe bestand darin herauszufinden, ob der willentliche Versuch, einen Gedächtnisinhalt zu unterdrücken, einen Einfluss auf das spätere Erinnern dieses Inhalts hat. Um dies herauszufinden, wurden die Versuchspersonen in der dritten Phase des Experiments gebeten, für jeden erneut dargebotenen Hinweisreiz den entsprechenden Zielreiz, also für das erste Wort des Wortpaares das entsprechende zweite Wort, zu generieren. »Wenn der Versuch, eine Erinnerung am Eintritt in das Bewusstsein zu hindern, hemmende Kontrollprozesse auf den Plan ruft, die die Abrufbarkeit dieser Gedächtnisinhalte behindern, sollte die Erinnerung an derart unterdrückte Gedächtnisinhalte schlechter sein, als dies für Kontrollinhalte der Fall ist.« [8] Solche Kontrollinhalte waren Wortpaare aus den ursprünglich gelernten Wortpaaren, die nicht in Phase 2 des Experiments gezeigt wurden, also nicht in die »daran denken/nicht daran denken«-Prozedur aufgenommen worden waren und deren Erinnerbarkeit daher nicht experimentell variiert wurde. Bevor die Phase 4 des experimentellen Ablaufs geschildert wird, sei das erste wesentliche Ergebnis vorweggenommen.

Im ersten Experiment wurde die Anzahl der jeweiligen Durchgänge dahingehend variiert, dass manche Hinweisreize nur einmal, manche achtmal und manche sechzehnmal vorkamen, die Versuchspersonen also in unterschiedlichem Ausmaß darauf trainiert wurden, den Zielreiz entweder laut zu sagen oder das Denken daran zu unterdrücken. Wie in Abbildung 2 dargestellt, war die Erinnerung an die laut auszusprechenden Zielreize umso besser, je häufiger sie in Phase 2 des Experiments vorkamen. Umgekehrt war die Erinnerung an die zu unterdrückenden Zielreize umso schlechter, je häufiger sie in Phase 2 des Experiments zu unterdrücken waren. Dies zeigt, dass das willentliche Unterdrücken der bewussten Erinnerung an einen zuvor gelernten Gedächtnisinhalt dessen Erinnern später beeinträchtigt. Dieses Ergebnis überrascht insofern, als ja insgesamt nur etwa 1 Minute (16-mal 4 Sekunden) darauf verwandt wurde, die Gedächtnisinhalte, an die nicht gedacht werden sollte, zurückzudrängen. Man braucht also nicht viel Phantasie, um sich auszumalen, um wie viel stärker ein solcher Effekt sein könnte, wenn es um die immer wieder erfolgende Unterdrückung ungeliebter Gedächtnisinhalte außerhalb einer Laborsituation geht.

Um den Mechanismus des verminderten Erinnerns zuvor willentlich unterdrückter Gedächtnisinhalte genauer zu untersuchen, wurde mit den Versuchspersonen in der vierten Phase des Experiments eine andere Art des Erinnerns versucht. Sie erhielten als Hinweisreiz nicht das zuvor gelernte erste Wort des Wortpaars, sondern die Kategorie des Zielreizes und dessen ersten Buchstaben (Beispiel: »Insekt B ____«). Auch in diesem Test war die Erinnerung an die zuvor zu unterdrückenden Inhalte geringer als an die zuvor auszusprechenden Gedächtnisinhalte und nahm mit der Anzahl der Unterdrückungsdurchgänge ab (siehe Abb. 3).

Damit war gezeigt, dass die gelernte Hemmung des Erinnerns sich nicht, wie man vermuten könnte, auf die assoziative Verbindung vom Hinweisreiz zum Zielreiz bezieht, sondern auf den

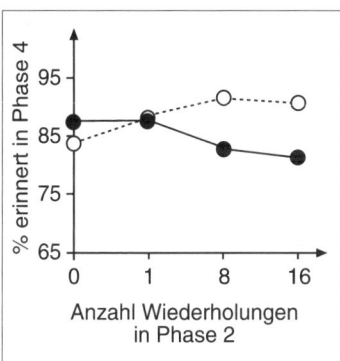

Abb. 3 Anteil der erinnerten Zielreize (in %), wie in Abb. 2 in Abhängigkeit vom vorherigen lauten Aussprechen (offene Kreise) oder willentlichen Unterdrücken (schwarze Kreise). Die Erinnerung erfolgte durch Darbietung der Kategorie und des Anfangsbuchstabens der zu erinnernden Zielreize.

Zielreiz selbst, also auf den zuvor willentlich zu unterdrückenden Gedächtnisinhalt. Wie die Autoren zu Recht hervorheben, stützt gerade dieser Befund die Existenz eines hemmenden Kontrollmechanismus bei Gedächtnisprozessen.

In einem zweiten Experiment an weiteren 32 Collegestudenten wurde gezeigt, dass die Ergebnisse nicht daran lagen, dass die Studenten irgendwie durcheinander kamen und deswegen möglicherweise während der Testprozedur einen durchaus erinnerten Zielreiz nicht angaben. Um die Motivation der Studenten zu steigern, erhielten die Versuchspersonen bei ansonsten identischer Versuchsanordnung pro erinnertem Zielreiz 25 Cents bis zu einer maximalen Belohnung von insgesamt $ 4. Auch unter diesen experimentellen Bedingungen kam es sowohl beim gelernten Hinweisreiz als auch beim kategorialen Hinweisreiz zu einer Unterdrückung zuvor gelernter Gedächtnisinhalte (Abb. 4 oben).

Ein drittes Experiment an weiteren 32 Collegestudenten ging der Frage nach, ob die Unterschiede in der Behaltensleistung möglicherweise dadurch bedingt waren, dass die Studenten die zu testende Hypothese erraten und sich entsprechend verhalten hatten. Daher wurden die Instruktionen so verändert, dass die Versuchspersonen glauben mussten, das Unterdrücken des Gedächtnisinhaltes führe zu einer besseren Behaltensleistung:

»Wir erzählten den Versuchspersonen, dass Forschungsergebnisse nahe legen, dass immer dann, wenn die Leute versuchen, an etwas Bestimmtes nicht zu denken, sie ironischerweise in der Tat mehr daran denken, etwa so, wie wenn Menschen versuchen, an

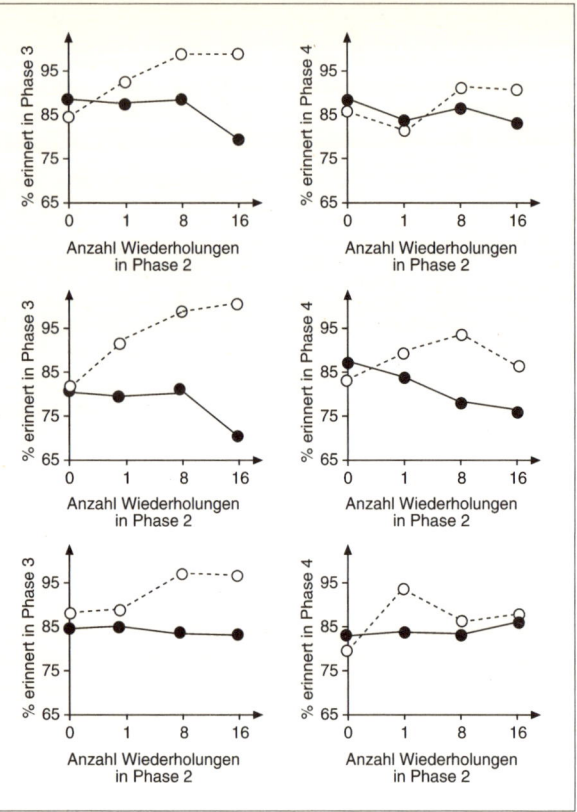

Abb. 4 Prozentualer Anteil der erinnerten Zielreize in Abhängigkeit davon, ob sie zuvor laut ausgesprochen (offene Kreise) oder willentlich unterdrückt (schwarze Kreise) werden mussten. Links ist jeweils die Erinnerungsleistung bei der Angabe des Hinweisreizes, also des ersten Wortes, angegeben, rechts die Erinnerungsleistung nach Angabe der Kategorie und des ersten Buchstabens des Zielreizes. Oben ist das Ergebnis des Experiments dargestellt, bei dem die Versuchspersonen durch einen kleinen Geldbetrag für jedes erinnerte Wort motiviert wurden. In der Mitte ist das Ergebnis eines weiteren Experiments dargestellt, bei dem die Versuchspersonen eine Instruktion erhielten, die der getesteten Hypothese zuwiderlief. Dennoch war das Ergebnis im Prinzip das gleiche wie in den Abbildungen 2 und 3 sowie in Abbildung 4 oben. Die unteren beiden Abbildungen zeigen das Ergebnis eines vierten, nur an 16 Collegestudenten

das Einschlafen zu denken, und genau deswegen unter Schlafstörungen leiden.« Durch entsprechende Befragung der Versuchspersonen nach dem gesamten Experiment konnte sichergestellt werden, dass die Versuchspersonen tatsächlich an die ihnen »verkaufte Story« glaubten.

Wie in Abbildung 4 (Mitte) zu sehen ist, hatte diese experimentelle Variation jedoch praktisch keinen Effekt auf das Ergebnis: Obgleich die Versuchspersonen meinten, sich an die unterdrückten Gedächtnisinhalte besser erinnern zu müssen, war genau dies nicht der Fall. Das Ergebnis war vielmehr praktisch mit den in den Abbildungen 2 und 3 dargestellten Befunden identisch.

Um zu untersuchen, ob es sich bei dem Effekt eher um einen motorischen (bedingt durch das Nichtaussprechen) oder einen kognitiven (bedingt durch das Nicht-daran-Denken) handelt, wurde in einem vierten Experiment, das diesmal nur an 16 Versuchspersonen durchgeführt worden war, die Instruktion dahin gehend variiert, dass den Versuchspersonen in der No-go-Bedingung zwar erlaubt wurde, an das Wort zu denken, nicht jedoch, es auszusprechen. Hierunter kam es, wie Abbildung 4 (unten) deutlich zeigt, zu keiner Hemmung der Gedächtnisinhalte. Die Autoren leiten hieraus ab, dass der in den ersten drei Experimenten demonstrierte Hemmeffekt auf den Abruf von Gedächtnisinhalten eher auf kognitive und eher nicht auf motorische Mechanismen zurückzuführen ist.

Kritisch ist anzumerken, dass die Effektstärke in allen Experimenten nicht sehr groß war und dass das nichtsignifikante Ergebnis des vierten Experiments insofern leichter produziert werden konnte, als die Gruppengröße nur die Hälfte der Größe bei den übrigen Experimenten betrug. Da gerade der Punkt des vierten Experiments darin bestand, im Gegensatz zu den Experimenten 1 bis 3 ein nichtsignifikantes Ergebnis zu erzielen, ist die Erleichterung dieses Ergebnisses durch die geringere Gruppen-

durchgeführten Kontrollexperiments, bei dem wieder die gleiche Prozedur durchgeführt wurde, die Versuchspersonen in der No-go-Bedingung allerdings an das Wort denken, es aber nicht aussprechen durften. In diesem Experiment, das also nur eine motorisch hemmende Komponente enthielt, zeigte sich kein unterdrückender Effekt auf die Erinnerungsleistung.

größe ein methodischer Mangel. Bemerkenswert ist jedoch die Tatsache, dass trotz der relativ geringgradigen experimentellen Manipulation – wie oben bereits angedeutet, mussten die Versuchspersonen maximal für etwa eine Minute einen Gedächtnisinhalt unterdrücken – dennoch überhaupt Effekte auftraten.

Weitere Untersuchungen innerhalb des von Anderson und Green abgesteckten experimentellen Rahmens müssen zeigen, inwieweit sich diese Ergebnisse direkt auf psychiatrische Fragestellungen übertragen lassen. In jedem Fall liefern sie einen deutlichen Hinweis darauf, dass sich das Gedächtnis des Menschen nicht einfach als Massenspeicher (analog zur Festplatte im Computer) auffassen lässt, sondern vielmehr eine komplexe geistige Leistung darstellt.

Wie aber entstehen Gedächnisinhalte überhaupt? – Da in dieser Zeitschrift bereits mehrfach ein für die Nervenheilkunde mindestens ebenso wichtiger Strang wissenschaftlichen Erkenntnisfortschritts dargestellt wurde wie der gerade diskutierte, sei auch hierzu das neueste Stück des immer weiter gesponnenen Erkenntnisfadens kurz referiert. Es geht um den mittlerweile nicht mehr angezweifelten Sachverhalt der Entstehung neuer Nervenzellen in den Gehirnen erwachsener Organismen. Diese Erkenntnis kam vor einigen Jahren sehr überraschend, hatte man doch bis dahin geglaubt, dass Nervengewebe postmitotisches Gewebe ist und daher ab einem Zeitpunkt kurz nach der Geburt Neuronen nicht mehr neu gebildet werden. Diese Auffassung ist falsch, wie zunächst bei Mäusen [13] und kurze Zeit später beim Menschen [10] nachgewiesen werden konnte.

Über die mögliche Rolle solcher neu gebildeter Neuronen in erwachsenen Gehirnen konnte man bis Anfang 2000 nur spekulieren [12] und es ist ein Zeichen für die Rasanz des Erkenntnisfortschritts in der Neurowissenschaft, dass im gleichen Monat, in dem der Autor zusammen mit einem Kollegen aus der Neuroanatomie diese Sachverhalte zusammenfassend zu diskutieren versuchte [19], ein bahnbrechendes Experiment publiziert wurde, das die Beteiligung neuer kortikaler Nervenzellen an der Wiedererlangung einer durch Zelluntergang gestörten Funktion eindeutig nachwies ([15], Zusammenfassung in [17]). Kurz, man wusste nicht, dass erstens neue Nervenzellen in erwachsenen Gehirnen entstehen und dass sie zweitens bei regenerativen Prozessen zumindest prinzipiell eine Rolle spielen können. Ist die Neubildung von Neuronen aber auch für ganz normale Lernprozesse im Erwachsenenalter notwendig? Einem am 15. März 2001 in der Zeitschrift *Nature* publizierten Artikel zufolge lautet die Antwort auf diese Frage eindeutig ja.

Shors und Mitarbeiter [16] untersuchten die Fähigkeit von Ratten zur Ausbildung eines bedingten Reflexes. Wie aus früheren Untersuchungen bekannt war, kann ein solcher bedingter Reflex auch von Tieren, denen zuvor der Hippocampus operativ entfernt wurde, gelernt werden, allerdings nur dann, wenn der konditionierte und der unkonditionierte Reiz zugleich oder zumindest zeitlich überlappend dargeboten werden. Demgegenüber bedarf es zum Lernen eines konditionierten Reflexes, bei dem der unkonditionierte und der konditionierte Reiz zeitlich getrennt auftreten, des Hippocampus.

Um zu zeigen, dass die Bildung neuer Neuronen für ganz normale Lernprozesse im Hippocampus notwendig ist, gingen die Autoren wie folgt vor: Eine Ratte wurde mittels einer hierfür eigens konstruierten Mechanik am Augenlid taktil gereizt (unkonditionierter Stimulus), was zu einer Blinzelreaktion (unkonditionierter Reflex) führt. Dieser lässt sich elektromyographisch messen. Entweder während der Berührung oder kurz davor wurde zusätzlich ein lautes Geräusch (weißes Rauschen für die Dauer von 850 msec oder 250 msec) dargeboten. Im ersten Fall überlappte der Stimulus mit dem taktilen Reiz, im zweiten Fall lag eine Pause von 500 msec zwischen beiden Stimuli. In diesem Fall war das Lernen also nur mit Hippocampus möglich.

Die experimentelle Manipulation bestand darin, dass man bei einem Teil der Ratten durch das DNA-methylierende Mitosegift Methylazoxymethanolacetat (MAM) die Neubildung von Zellen im Gyrus dentatus des Hippocampus um etwa 80% reduzierte. Man konnte auf diese Weise untersuchen, inwiefern das Wachstum neuer Zellen im Hippocampus bei erwachsenen Ratten für Lernvorgänge notwendig ist. Wie sich zeigte, war dies der Fall: Die Aufgabe des Lernens eines bedingten Reflexes bei zeitlicher Verzögerung zwischen unbedingtem und bedingtem Reiz (man spricht auch von trace conditioning) wurde von den Tieren nicht bewerkstelligt, wenn die Zellproliferation im Hippocampus zuvor gehemmt worden war. Demgegenüber wurde die Konditionierung mit gleichzeitiger Reizdarbietung auch nach Applikation des Mitosehemmstoffs MAM gelernt. Weitere Kontrollexperimente stellten sicher, dass es sich bei der Hemmung des konditionierten Reflexes mit zeitlicher Verzögerung nicht um einen unspezifischen Substanzeffekt handelt, und es konnte zudem gezeigt werden, dass nach Absetzen des Mitosehemmstoffes und nach Wiedereinsetzen der Zellproliferation das Lernen erneut erfolgen kann.

In seinem Kommentar hebt Macklis mit Recht die Bedeutung dieser Ergebnisse hervor: »Shors und Mitarbeiter haben damit begonnen, die Frage zu beantworten, ob die Neurogenese im erwachsenen Hippocampus zur Gedächtnisfunktion beiträgt. Die Daten legen nahe, dass proliferierende Zellen im erwachsenen Gehirn für bestimmte Formen des zeitlichen Gedächtnisses erforderlich sind, an denen die kontinuierliche Erneuerung hippocampaler Schaltkreise beteiligt ist. Diese Ergebnisse stützen auch die Idee, dass es eines Tages möglich sein könnte, neue, voll funktionsfähige Neurone vorbestehenden Gehirnzentren hinzuzufügen, um Erkrankungen des Nervensystems zu behandeln.« [14]

Dirigenten, Blinde und Delphine
Akustische Raumorientierung und Neuroplastizität

Geräusche können uns Informationen über die Umgebung liefern. Hierfür ist es notwendig, dass wir den Schall nicht nur hören, sondern ihn auch im Raum lokalisieren. Meister in dieser Fähigkeit sind Delphine. Wie seit etwa 50 Jahren durch Beobachtungen und experimentelle Untersuchungen bekannt ist, rekonstruieren diese Säugetiere aus dem Schall, der an ihre beiden Gehörgänge dringt, den Raum um sie herum bis in Einzelheiten dreidimensional. Da Wasser für Licht nicht besonders gut, für Schall jedoch sehr gut durchlässig ist, ist dies sinnvoll. Es bedarf allerdings nicht nur guter Ohren, sondern vor allem einer sehr genauen Nachverarbeitung der eingegangenen akustischen Information. Möglicherweise ist dies ein Grund dafür, dass Delphine und die mit ihnen verwandten Meeressäuger über die größten Gehirne verfügen, die es überhaupt gibt.

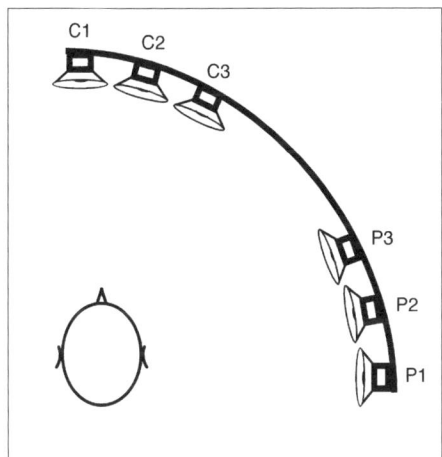

Abb. 5 Versuchsaufbau von Röder und Mitarbeitern [22].

In ähnlicher Weise wie Delphine aus den Schallwahrnehmungen die Landschaft um sich herum rekonstruieren, erlernen erblindete Menschen im Laufe der Zeit, ihren einzigen verbleibenden Fernsinn, das Hören, dazu zu verwenden, sich ein inneres Bild von der Umgebung zu machen. Im Gegensatz zu normalsichtigen Menschen haben blinde Menschen gelernt, sich durch das Hören zu orientieren. Dies ist gut nachvollziehbar, denn auch die meisten normalsichtigen Menschen können beim Betreten eines Raums in völliger Dunkelheit durch die Echos ihrer Schritte etwas über dessen Größe aussagen. Wir hören, ob wir in einer Garage, einem Saal oder einer Kathedrale herumgehen. Blinde Menschen besitzen sogar so etwas wie eine Echolotung, denn manche von ihnen stoßen bewusst Laute aus, um anhand der reflektierten Echos Objekte bzw. Hindernisse zu erkennen. Dies setzt selbstverständlich ein sehr genaues bzw. gut trainiertes Gehör voraus [23].

Röder und Mitarbeiter [22] untersuchten diese Fähigkeit experimentell, indem sie blinden und sehenden Versuchspersonen, über jeweils drei Lautsprecher vor und neben ihnen, akustische Stimuli vorspielten (Abb. 5). Die Aufgabe bestand darin, sich entweder auf den Lautsprecher direkt vor oder direkt rechts neben sich zu konzentrieren. Das Richten der Aufmerksamkeit nach vorn oder zur Seite führt zu einer verbesserten Wahrnehmung der jeweils aus dieser Richtung kommenden akustischen Signale. Dies wiederum lässt sich durch die Messung ereigniskorrelierter Potenziale (EKP) untermauern. Hiermit ließ sich zeigen, dass Gesunde nur von vorn kommende Schallquellen fein auflösen konnten. Blinde hingegen konnten die drei Schallquellen differenzieren, auch wenn sie seitlich lokalisiert waren.

Eine von Münte und Mitarbeitern [21] publizierte Untersuchung an Dirigenten, Pianisten und Nichtmusikern zeigte, dass Dirigenten in ähnlicher Weise wie Blinde über eine gesteigerte räumliche Hörwahrnehmung verfügen. Dies leuchtet unmittelbar ein: Ein guter Dirigent muss in der Lage sein, den zweiten Mann in der dritten Geigenstimme hinten links, der gerade falsch spielt, zu identifizieren, um ihm Korrekturen zu signalisieren (oder ihn vielleicht zur Ruhe zu ermahnen). Diese äußerst schwierige Aufgabe des Dirigierens bedarf also eines genauen räumlichen Hörens.

Mit der, bereits in Abbildung 5 skizzierten, experimentellen Anordnung zur Untersuchung von Blinden wurden sieben Dirigenten und sieben Pianisten (beide Gruppen im mittleren Alter von 45 bzw. 43 Jahren und einer mittleren Berufspraxis von 19 bzw. 16 Jahren) und sieben Nichtmusiker in einem mittleren Alter von 43 Jahren getestet. Sie mussten auf bestimmte Töne, die an einem bestimmten Ort erklangen, achten. Gleichzeitig wurden ereigniskorrelierte Potenziale aufgezeichnet, deren Auswertung einen deutlichen Aufmerksamkeitseffekt zeigte: Kam ein Ton aus dem zu beachtenden Lautsprecher, zeigte sich zu einem Zeitpunkt von etwa 60 Millisekunden später eine deutliche Negativierung des entsprechenden Potenzials. Dieser Aufmerksamkeitseffekt ließ sich durch Differenzbildung der EKP-Signale besonders schön demonstrieren: Hierzu bildet man die Differenz zwischen den EKP (ereigniskorreliertes Hirnrindenpotenzial)-Signalen, die unter Hinwendung der Aufmerksamkeit in die entsprechende Richtung des kommenden Tons generiert wurden, und EKP-Signalen, bei denen die Aufmerksamkeit nicht in die Richtung des kommenden Tons gelenkt wurde.

Auf diese Weise kam heraus, dass bei der Lokalisation der Töne direkt vor den Versuchspersonen die Aufmerksamkeit zu einer abgestuften Reaktion auf die einzelnen Töne der drei Lautsprecher führte. Kurz, Dirigenten, Pianisten und Nichtmusiker

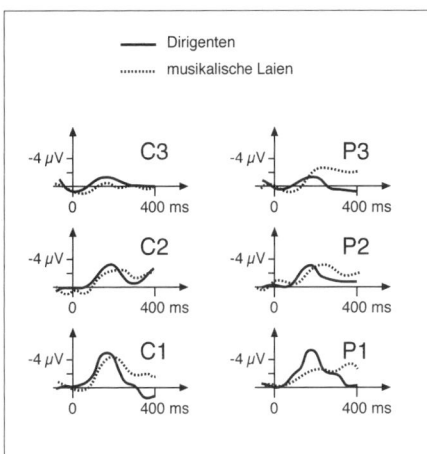

Abb. 6 Ergebnisse von Röder und Mitarbeitern [22].

können bei Hinwendung der Aufmerksamkeit zu Schallereignissen direkt vor ihnen unterschiedliche Schallquellen in dieser Richtung recht gut voneinander trennen. Betrachtet man nun die entsprechenden Ergebnisse im Hinblick auf die seitlich stehenden Lautsprecher, so zeigt sich ein anderes Bild: Nur die Dirigenten waren in der Lage, durch Hinwendung ihrer Aufmerksamkeit zur Seite zwischen Tönen aus den drei Lautsprechern zu unterscheiden. Dies zeigte sich sowohl an Reaktionen als auch an ihren EKP-Kurven (Abb. 6).

Aus der räumlichen Verteilung der EKP-Signale über den gesamten Kopf (der Skalptopographie) ließ sich weiterhin ableiten, dass die Dirigenten die Aufgabe im Wesentlichen mit den gleichen neuronalen Netzwerken lösen wie Pianisten und Nichtmusiker. Ganz offensichtlich jedoch ist es ihnen aufgrund ihrer jahrelangen Erfahrung möglich, akustische Signale im Hinblick auf deren Ort feiner zu analysieren, was sich in differenziellen Reaktionen und Gehirnpotenzialen auswirkt. Wer hätte noch vor wenigen Jahren gedacht, dass sich der Ausdruck der »déformation professionelle« auf die durch Neuroplastizität bewirkten berufsbedingten Veränderungen kortikaler Areale für höherstufige Informationsverarbeitungsprozesse beziehen lässt?

Sex und Testosteron
Plädoyer für ein neurowissenschaftliches Weltbild
in der Psychiatrie

Ein korrelativer Zusammenhang zwischen dem Geschlechtshormon Testosteron einerseits und männlichem Sexualverhalten bzw. Aggressivität andererseits ist seit langem bekannt. Wenn in der Pubertät bei Jungen die Testosteronspiegel steigen, kommt es zum Stimmbruch, zum Bartwuchs, zum männlichen Körperbau, zu vermehrter Aggressivität sowie zu sexuellem Verlangen. Das Hormon steuert – so die unmittelbar einsichtige Schlussfolgerung – unser Verhalten. Sexuelle Triebtäter werden mit Testosteronantagonisten behandelt unter der Vorstellung, dass das Hormon direkt das Sexualverhalten beeinflusst und seine Reduktion daher auch zu einer Reduktion des entsprechenden Verhaltens führt. Das eindeutig höhere Aggressionspotenzial von Männern im Vergleich zu Frauen (nach der Statistik des Bundeskriminalamts waren beispielsweise 1998 nur etwa 10% aller Mörder Frauen) wird ebenfalls gemeinhin aufgrund entsprechender Beobachtungen in der Pubertät als Ausdruck des männlichen Geschlechtshormons Testosteron gesehen: Männer kämpfen nicht zuletzt (sondern zuallererst, wie von Evolutionspsychologen erst kürzlich wieder behauptet wurde) um Frauen, weswegen das männliche Geschlechtshormon Testosteron nicht nur das sexuelle Verlangen und die sexuelle Aktivität, sondern auch die Aggressivität steigert.

Nicht nur Mediziner, sondern auch Trainer im Sport haben aus diesen Einsichten ihre Konsequenzen gezogen. Nicht selten wurde oder wird es Sportlern vor wichtigen Wettkämpfen (man denke nur an die Fußballweltmeisterschaft) untersagt, sich mit ihren Partnerinnen zu treffen. Die aufgestaute »Energie« solle sich im Wettkampf (und nicht vorher im Bett) entladen [24] und so zu besseren Leistungen führen.

All diese Beobachtungen und Befunde passen in ein Bild, demzufolge eine eindeutige Kausalität besteht: Das Hormon ist die Ursache, das Verhalten ist das Resultat. Verhalten wird hormonell gesteuert, ist letztlich Epiphänomen, d.h. oberflächliche und für die wissenschaftliche Analyse von biologischen Kausalzusammenhängen vernachlässigbare Variable im Gesamtgeschehen.

Aus einer Korrelation (bei sexuell aktiven Männern findet man höhere Testosteronkonzentrationen im Blut) auf einen ursächlichen Zusammenhang (Testosteron macht sexuell aktiv) zu schließen, ist prinzipiell falsch. Eine kürzlich publizierte Untersuchung von Jannini et al. (vgl. [25]) stellt die bisher allgemein akzeptierte Sichtweise des Zusammenhangs von Testosteron und Verhalten auf den Kopf.

Bei 80 Patienten mit seit langem bestehender Impotenz wurden zunächst Testosteronkonzentrationen im Blut gemessen, die in der Tat um etwa ein Drittel niedriger lagen als bei sexuell aktiven Männern entsprechenden Alters. Es folgte eine dreimonatige Therapiephase, während derer die Impotenz durch Psychotherapie, eine mechanische Hilfe oder mit dem Präparat Sildenafil (Viagra®) behandelt wurde. Eine Hormonbehandlung erfolgte nicht. Die Messung der Testosteronkonzentration im Blut der Patienten nach dreimonatiger Therapie zeigte einen eindeutigen Effekt: Bei denjenigen Männern, bei denen die Impotenz (wie auch immer) erfolgreich behandelt worden war, fand sich ein deutlicher Anstieg der Testosteronkonzentration im Blut. Bei Männern mit teilweisem Therapieerfolg war der Anstieg geringer. Bei Männern, die auf die Therapie nicht ansprachen, also weiter impotent und daher sexuell inaktiv waren, blieben die Testosteronkonzentrationen unverändert. Diese Ergebnisse stellen die oben diskutierte landläufige Auffassung von Testosteron und Sexualverhalten auf den Kopf.

1. Die Testosteronkonzentrationen stiegen ganz offensichtlich aufgrund der vermehrten sexuellen Aktivität der erfolgreich behandelten Männer.
2. Die zuvor verringerten Testosteronkonzentrationen hatten die Impotenz nicht verursacht.
3. Auch die Art der Behandlung spielte weder für das Verhalten noch für die Hormonkonzentration eine Rolle.

Diese Untersuchung passt insgesamt in das Bild, das die Neurobiologie in jüngerer Zeit zum Zusammenhang von Erleben und Verhalten einerseits und Struktur und Funktion biologischer Systeme andererseits zeichnet: Der Zusammenhang wurde in der

Vergangenheit in aller Regel einseitig gesehen, in dem Sinne, dass die Biologie Verhalten verursacht bzw. steuert oder zumindest beeinflusst. Die zitierten Ergebnisse sind ein weiterer Mosaikstein in dem neuen Bild der Neurobiologie, das die Zusammenhänge genauer und damit auch komplexer darstellt. Um ein weiteres Beispiel kurz anzuführen: Müller und Mitarbeitern [26] ist es gelungen, elektronenmikroskopische Aufnahmen von Synapsen vor und nach durch Langzeitpotenzierung vermittelten Lernprozessen zu generieren. Diese Aufnahmen zeigen eine lernbedingte Zunahme dendritischer Dornen an Synapsen, deren Stärke durch Langzeitpotenzierung zugenommen hatte. Synapsen ändern somit nicht nur ihre Funktion (mehr Neurotransmitter wird ausgeschüttet, und dieser hat postsynaptisch einen größeren Effekt), sondern auch ihre Struktur (durch einen weiteren dendritischen Dorn wird die Kontaktfläche vergrößert). Nahm man also noch bis vor kurzem an, dass – plakativ gesprochen – Synapsen das Lernen verursachen, so weisen die Bilder aus der Arbeitsgruppe von Müller den umgekehrten Zusammenhang nach: Lernen macht Synapsen!

Sowohl wissenschaftliches als auch klinisch-medizinisches Denken und Handeln vollzieht sich immer innerhalb eines Weltbildes, das gewissermaßen den Hintergrund abgibt, vor dem sich das Alltagsgeschäft abspielt. Die Psychiatrie war lange Zeit dadurch stark beeinträchtigt, dass unterschiedliche Psychiater unterschiedliche und sogar miteinander nicht vereinbare Hintergründe ihrem Tun zugrunde legten. Es ist an der Zeit, dass sich dies ändert. Die Ergebnisse der Neurobiologie machen auf allen Ebenen deutlich, wie komplex die Zusammenhänge zwischen der Ebene der Psychologie und der Ebene der Neurobiologie sind. Es ist gerade die Neurobiologie, die darauf hinweist, dass die einseitige Sicht von Ursache-Wirkungs-Beziehungen zwischen diesen Ebenen falsch ist. Gerade deswegen taugt die moderne Neurobiologie als Weltbild für den klinisch tätigen Psychiater. Wusste doch der gute Kliniker schon immer um die Komplexität und Nicht-Linearität der Zusammenhänge zwischen Gehirn und Geist.

III. Entwicklung

Prolog: Kognitive Entwicklungsneurobiologie

Zu den jüngsten Zweigen der Neurowissenschaft gehört die kognitive Entwicklungsneurobiologie. Was ist das? Entwickelt sich bei Kindern nicht zunächst vor allem der affektive Bereich? Sind nicht Mutterbindung, Identitätsentwicklung oder Sozialisation – alles Bereiche mit hoher affektiver Konnotation – die wirklich wichtigen Momente der kindlichen Entwicklung und verfehlt daher nicht die kognitive Entwicklungsneurobiologie ihr Thema?

Um es gleich zu sagen: Die Antwort auf die Fragen heißt deshalb nein, weil die kognitive Entwicklungsneurobiologie – ebenso wie die kognitive Neurowissenschaft – den Bereich des Affektiven mit einschließt. Es geht hier keineswegs nur um das Denken, sondern um das, was man in jüngerer Zeit gerne mit dem Begriff der *höheren geistigen Leistungen* bezeichnet. Hierzu gehören neben dem Denken, Urteilen und Entscheiden vor allem auch das Sprechen und Sprachverstehen, das Wahrnehmen (einschließlich des Lesens) und die Prozesse der Aufmerksamkeit und Emotionsverarbeitung.

Man versteht Sprache erst wirklich richtig, wenn man auch verstanden hat, wie sie sich entwickelt. Nicht anders steht es mit Aufmerksamkeit oder Emotionen, mit Denken oder Wahrnehmen.

Der Fortschritt war hier wie in vielen anderen Bereichen der Wissenschaft auch vor allem durch Methodenentwicklung möglich und angetrieben: Während Piaget einfach nur seine Kinder beobachtete und (zuweilen zu stark verallgemeinernde und zu stark theoriegeladene) Schlüsse aus seinen Beobachtungen zog, begannen die Wissenschaftler in den 70er-Jahren, Methoden aus der Verhaltensforschung auf Säuglinge und Kleinkinder anzuwenden.

Wie untersucht man also Sprechen, Wahrnehmen, Aufmerksamkeit oder Denken bei Säuglingen experimentell? – Große Bedeutung hat hier das so genannte Habituierungsparadigma erlangt, das wie folgt funktioniert: Alle Babys sind von Natur aus neugierig. Sie langweilen sich mit dem, was sie schon kennen und neigen dazu, ihre Aufmerksamkeit Neuem, Unbekanntem zuzuwenden. Man kann nun den Spieß umdrehen und erfassen, ob ein Baby Neugierverhalten an den Tag legt, wenn man ihm zunächst etwas und dann etwas geringfügig anderes zeigt. Ist das Baby beim zweiten Reiz neugierig, dann hat es offenbar mitbekommen, dass dieser anders ist als der erste. Man kann auf diese Weise herausfinden, welche Unterschiede Babys machen können und welche nicht. Um beispielsweise herauszufinden, welche Laute für die Babys neu sind und welche nicht, spielt man diese Laute vor und registriert per Video die Zeit, die der Säugling sich diesen Stimuli zuwendet.

Man kann auf diese Weise testen, was Säuglinge sehen können, wie gut sie sehen können und wie sich ihr Sehvermögen im ersten Lebensjahr entwickelt. Man kann herausfinden, welche Sprachlaute sie in welchem Alter kennen und wann sie erste Ansätze von Grammatik lernen. Man hat sogar die Leistung im Rechnen bei sechs Monate alten Babys gemessen und dabei gelernt, dass Säuglinge einfache Rechenoperationen bereits mit einem halben Jahr durchaus beherrschen.

Weitere bedeutende Fortschritte der kognitiven Entwicklungsneurobiologie wurden dadurch gemacht, dass man die neuen Methoden der nicht invasiven Hirnforschung, vor allem die ereigniskorrelierten Potenziale und die Magnetresonanztomographie, auf Fragestellungen der Entwicklung anwendete. Dieser Forschungszweig ist noch sehr jung – keine zehn Jahre alt –, doch er hat bereits zu erstaunlichen Ergebnissen geführt. Kinder haben andere Gehirne als Erwachsene. Sie sind noch in der Entwicklung und Reifung, weswegen selbst bei gleicher Aufgabe und sogar gleicher Leistung andere Bereiche und vermutlich auch andere Prozesse involviert sind. Um Kindern besser als bisher gerecht zu werden, sind solche Forschungsarbeiten sehr wichtig. Wir müssen aufhören, Kinder in Schulen und auch im Elternhaus als Experimentierfelder von Ideologen zu verschleißen, sondern unseren Umgang mit ihnen auf den Boden wissenschaftlicher Erkenntnisse darüber stellen, was Kindern förderlich ist. Selbstverständlich brauchen Kinder in erster Linie Liebe und Struktur. Was sie darüber hinaus noch benötigen, kann man erforschen.

Lernen im Mutterleib: Hören, Tasten, Riechen

Immer wieder wurde und wird behauptet, dass der Mensch bereits im Mutterleib bestimmten Erfahrungen ausgesetzt ist und dass diese Erfahrungen auch Nachwirkungen haben. Fasst man den Erfahrungsbegriff sehr weit, dann liegen hierzu auch bereits viele Beispiele vor. Diese sind jedoch meist negativer Art und handeln von ungünstigen Effekten auf das Kind nach Medikamenteneinnahme oder bei verschiedenen Erkrankungen der Mutter wie beispielsweise Virusinfektionen, Fehlernährung oder psychophysischem Stress [6]. Äußere Einflüsse schaden dem heranwachsenden Kind, so scheint es.

Nimmt man den Erfahrungsbegriff enger und meint damit psychologische Sachverhalte wie Empfindungen und Wahrnehmungen, so ist die Datenlage spärlich und im Wesentlichen auf anekdotische Berichte beschränkt: Man erzählt, dass die Mutter Heinrichs IV. während ihrer Schwangerschaft jeden Morgen eine Frau zu sich kommen ließ, die in ihrer Nähe musizieren musste. Man ging damals davon aus, dass Musik vom Fötus gehört wird und bei ihm positive Wirkungen auf den späteren Charakter im Sinne der Verhinderung schlechter Stimmung bewirkt. Glaubt man den Historikern, so hat es funktioniert, denn Heinrich IV. soll zeitlebens guter Laune gewesen sein …

Ein Musiklehrer erzählt, dass er während der drei Schwangerschaften seiner Frau jeweils ein bestimmtes Klavierstück zur Prüfungsvorbereitung üben musste und dass diese Stücke jetzt die Lieblingsmelodien derjenigen Kinder seien, die zur Zeit der Übung im Mutterleib heranwuchsen. Manche Mütter berichten auch davon, während der Schwangerschaft ganz bewusst Mozart oder Beethoven gehört zu haben, um dem Kind einen guten Start in die Welt der Musik (und natürlich bitte keinen Hardrock) zu ermöglichen. Was ist von diesen Berichten zu halten? Gewiss, dass der Fötus im Mutterleib auf Druck oder laute Geräusche reagieren kann, wissen sogar Väter, denen der noch ungeborene Sprössling durch Gebärmutter und Bauchdecke hindurch schon mal einen Tritt versetzt. Aber werden Erfahrungen vom noch ungeborenen Kind auch gespeichert, mit anderen Worten, lernen Menschen auch schon im Mutterleib? Die Datenlage hierzu hat sich in der jüngeren und jüngsten Vergangenheit deutlich vom anekdotischen in Richtung harter Daten verbessert. So weiß man mittlerweile, dass das Kind im Mutterleib etwa ab der 20. Woche hören kann und spätestens ab der 28. Woche auf Töne reagiert. Weiterhin haben Habituationsstudien ergeben, dass das Kind im Uterus Töne nicht nur hört, sondern sich diese auch merken kann [2, 3].

Im Hinblick auf das Erlernen von Tastempfindungen weiß man seit geraumer Zeit, dass der somatosensorische Kortex plastisch ist und Einzelheiten des Penfieldschen Homunculus erfahrungsabhängigen Veränderungen unterworfen sind (vgl. [5]). Warum aber ist der Homunculus so eigenartig konfiguriert? Warum, so kann man fragen, liegt das Gesicht neben der Hand und das Genitale neben den Füßen?

Die Neuropsychologin Martha Farah [1] hat hierzu eine Hypothese aufgestellt, die sich auf den rechnerischen Mechanismus der Entstehung kortikaler Landkarten stützt und die wie folgt lautet: Der Neokortex kann als Regelextraktionsmaschine sowie zugleich als Landkartenproduktionsmaschine aufgefasst werden. Die Landkarten sind dabei abhängig von der Regelhaftigkeit des Input, d.h. ähnlicher Input wird nahe beieinander auf der Landkarte repräsentiert, unähnlicher hingegen auf weiter entfernten Stellen. Nun liegt der Fötus auf ganz bestimmte Weise gleichsam zusammengefaltet im Mutterleib, die Hände am Gesicht und die Beine angewinkelt, so dass die Füße in der Nähe der Genitalien zu liegen kommen. Tastempfindungen (z.B. durch Druck auf den Bauch der Mutter) werden daher raum-zeitlich ähnlich sein, was Hände und Gesicht bzw. Füße und Genitalien anbelangt, und aus diesem Grund wird sich die Landkarte entsprechend formen. Wenn sie in utero einmal angelegt ist, ist sie recht stabil, kann sich zwar in geringen Ausmaßen noch verschieben, aber ihre Grobstruktur liegt fest. So lässt sich also unter Zuhilfenahme der kindlichen Lage im Uterus und der hieraus resultierenden Regelhaftigkeiten pränataler Tasterfahrungen verstehen, warum die kortikalen somatosensorischen Repräsentanzen räumlich so verteilt sind, wie man dies seit über 60 Jahren findet.

Im Hinblick auf das Riechen wusste man seit einigen Jahren aus entsprechenden Tierversuchen an Ratten, Hasen und Schafen, dass in die Amnionflüssigkeit eingebrachte oder vom Muttertier oral aufgenommene Geruchsstoffe beim neugeborenen Tier im Vergleich zu anderen Geruchsstoffen noch differenzielle Effekte hervorrufen. Damit war nachgewiesen, dass der Säugetierfötus bereits chemosensorische Informationsverarbeitung leistet und dass diese ganz offenbar in Lerneffekten resultiert. Schaal und Mitarbeiter [4] rekrutierten insgesamt 24 werdende Mütter aus dem Elsass, einer Gegend, in der Anis sehr häufig zum Würzen von Speisen und Getränken verwendet wird. Wie man schon seit den 30er-Jahren aus Verhaltensbeobachtungen weiß, wird Anisgeruch bereits von Neugeborenen wahrgenommen. Man befragte die Mütter sorgfältig nach ihrem Aniskonsum während der Schwangerschaft und teilte sie in zwei gleich große Gruppen, die der Aniskonsumenten (Anis-Gruppe) und die der Nicht-Aniskonsumenten (Kontrollgruppe), ein. Während der letzten beiden Schwangerschaftswochen wurden den Frauen der Anis-Gruppe Süßigkeiten, Kekse und ein Sirup mit Anisgeschmack in unbegrenzter Menge zur Verfügung gestellt, und die Frauen wurden gebeten, entsprechend ihren normalen Essgewohnheiten, hiervon Gebrauch zu machen und ein Tagebuch zu führen, in das sie die Art und Menge der anisgewürzten Nahrungsmittel eintrugen. Da die meisten Frauen vor dem errechneten Termin niederkamen, ergab sich so in der Anis-Gruppe eine durchschnittliche Aufnahme von Anis mit der Nahrung für 5,6 Tage vor der Geburt. In der Kontrollgruppe dagegen wurde keine Nahrung mit Anis-Geschmack konsumiert. In den vier Tagen nach der Geburt wurde darauf geachtet, dass keine der an der Studie beteiligten Mütter Anis zu sich nahm.

Die Neugeborenen wurden innerhalb der ersten 8 Stunden nach der Geburt (noch vor jeglicher Nahrungsaufnahme) sowie am vierten Tag post partum (vor der nächsten Nahrungsaufnahme, d.h. etwa dreieinhalb Stunden nach der letzten Nahrungsaufnahme) mit in Paraffinöl verdünntem Anisöl oder nur mit dem Paraffinöl stimuliert. Die Substanzen wurden den Babys mehrmals in ausbalancierter Reihenfolge für jeweils zehn Sekunden mittels eines Wattebausches unter die Nase gehalten, wobei man die Reaktionen der Babys auf Video aufnahm. Im zweiten Test (am 4. Tag post partum) wurde ein Auswahlverfahren (two-choice paradigm) durchgeführt, d.h., man bot beide Stimuli zugleich an und verfolgte die differenziellen Reaktionen.

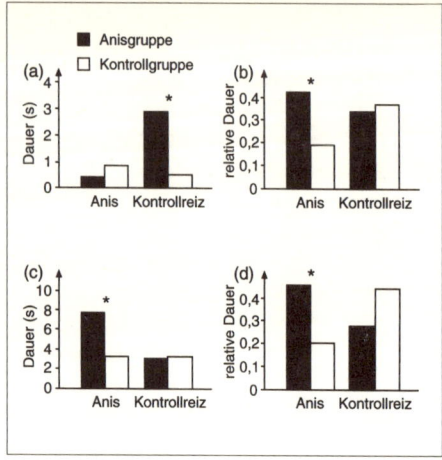

Abb. 7 Mittlere Dauer der negativen Reaktionen im Bereich von Mund und Gesicht (a), der positiven Reaktionen im Mundbereich (b) sowie relative Dauer der Orientierung des Kopfes (c) bei den Neugeborenen der Anis-Gruppe (links) und der Kontrollgruppe (rechts) auf den Geruchsreiz Anisöl (dunkler Balken) und Paraffinöl (heller Balken) zum Testzeitpunkt 2,9 Stunden nach der Geburt. Rechts unten (d) ist die relative Dauer der Orientierung des Kopfes am 4. Tag nach der Geburt dargestellt. Die Daten wurden nach dem Verfahren von Ekman (Facial Action Coding System; FACS) in der an Säuglinge angepassten Version erhoben.
* = Unterschied auf dem 5%-Niveau signifikant.

Die Auswertung der Videoaufnahmen erfolgte von einer unabhängigen Person nach einem standardisierten Verfahren im Hinblick auf die drei Variablen
(a) negative Reaktionen im Bereich von Mund und Gesicht (Hochziehen der Oberlippe, Herabziehen der Mundwinkel, Herabziehen der Augenbrauen, Rümpfen der Nase etc.),
(b) positive Reaktionen im Bereich des Mundes (saugen, lecken, kauen) und
(c) Kopfwendereaktionen zum Stimulus hin oder von ihm weg, wobei die 20 Sekunden vom Beginn der Stimuluspräsentation bis 10 Sekunden nach dessen Ende ausgewertet wurden.
Knapp drei Stunden nach der Geburt zeigte sich ein signifikanter

Effekt bei jeder der drei gemessenen Variablen: Diejenigen Neugeborenen, die im Mutterleib bereits Anis gerochen hatten, zeigten mehr positive Reaktionen im Mundbereich (Abb. 7b) und mehr negative Reaktionen gegenüber dem Kontrollreiz (Abb. 7a). Bei den Kopfwendereaktionen zeigten die Babys der Kontrollgruppe keinen Unterschied bzgl. Anis oder Paraffin, wohingegen die Babys der Anis-Gruppe ihren Kopf signifikant häufiger zum Anis hindrehten (vgl. Abb. 7c). Es zeigte sich insgesamt, dass die Neugeborenen, die intrauterin bereits Anis gerochen hatten, den Geruch mochten, wohingegen diejenigen Neugeborenen, die den Geruch von Anis noch nicht vom Mutterleib her kannten, sich dem Geruch gegenüber ablehnend oder indifferent verhielten.

Vier Tage nach der Geburt waren die Unterschiede nur noch im Hinblick auf die Bewegung des Kopfes nachweisbar (Abb. 7d). Interessanterweise betrug die Korrelation bei den Daten zur Kopfwendung zwischen den ersten Stunden und dem vierten Tag nach der Geburt 0,59, woraus die Autoren zu Recht eine über Tage stabile Beeinflussung der Motivationslage (aversiv versus hedonisch) der Neugeborenen im Hinblick auf chemische Reize in Abhängigkeit von der intrauterinen Exposition ableiten.

Psychohygiene und Missbildungen in der Schwangerschaft
Vom »Versehen« zur Life-Event-Teratogenität

Bis heute gibt man schwangeren Frauen gerne den Tipp, sich in einer angenehmen Umgebung aufzuhalten, Aufregung zu vermeiden und jedweder stärkeren seelischen Belastung aus dem Weg zu gehen. Da wir Menschen bekanntermaßen Augentiere sind (d.h. das Sehen den mit Abstand größten Input-Kanal unseres Gehirns darstellt), wurde seit Jahrhunderten die Überzeugung vertreten, dass sich alles, was die schwangere Frau auch nur *anblickt*, auf die körperliche Entwicklung des Kindes auswirken kann [7]. Man sprach vom »Versehen«, das in Grimms Wörterbuch (Band 25, S. 1254) wie folgt beschrieben wird: »... in schlimmer Weise ansehen, durch den Blick Schaden zufügen, krank machen durch den Blick« [8]. B. Spitzer (1999) hat in ihrer Monographie zur *Geschichte der Geburt* diesen Sachverhalt genauer beschrieben: »Eine schwangere Frau musste Vorsorge treffen, bestimmte Ereignisse und Anblicke zu vermeiden, um ein gesundes und schönes Kind zu gebären.« (vgl. [10], S. 133)

Bereits im Alten Testament finden sich Hinweise auf die Meinung, dass sich der Anblick von Schönem oder Hässlichem auf das Kind auswirkt. Im Volksglauben stellte man sich diese Auswirkungen mitunter recht konkret vor: »Versah die Schwangere sich an einer Maus oder einem Hund, so glaubte man, das Kind bekomme Mäusehaut oder Hundefüße; ein Hase, der nachts einer Schwangeren über den Weg läuft und sie erschreckt, hielt man für die Ursache einer Hasenscharte; der Anblick der rothaarigen Nachbarin oder eines Eichhörnchens konnte das Kind zu einem Rotschopf machen. Die schwangere Frau hatte sich davor zu hüten, den Mond zu betrachten, da man glaubte, das Kind werde mondsüchtig oder Schlafwandler (vgl. [10], S. 134). Wie aus dem *Handwörterbuch des deutschen Aberglaubens* (Band 7, S. 1421-1423) hervorgeht, wurde beispielsweise sogar missgebildeten Menschen befohlen, schwangeren Frauen aus dem Wege zu gehen, damit bei diesen nicht der Anblick einer Missbildung zu einer Missbildung beim noch ungeborenen Kind führt. Dass der Glaube von einem Effekt des »Versehens« bis heute von vielen geteilt wird, zeigt eine im Jahr 1987 geführte Umfrage an 48 Hebammen in Bayern (Hintereicher, zit. nach [10] S. 135), derzufolge nicht wenige der Befragten Angaben über schädliche Auswirkungen des Versehens auf das werdende Kind machten.

Mit dem Aufkommen der naturwissenschaftlichen Denkweise in der Medizin gerieten die Überlegungen zu den Auswirkungen psychologischer Traumata, wie wir heute sagen würden, auf den Verlauf der Schwangerschaft und auf die Entwicklung des Kindes zunehmend in Misskredit. So sprachen sich fortschrittliche Ärzte im 17. und 18. Jahrhundert deutlich gegen die antiken Überlegungen aus und bezeichneten sie unter anderem als »Glaubensartikel des finsteren Altertums« (Thilenius; zit. nach [10], S. 136). Also alles Unsinn? – Keineswegs!

Zunächst stimmt nachdenklich, dass man bereits seit alters wusste, dass sich das Versehen, also psychische Traumata, vor allem in der ersten Schwangerschaftshälfte, ungünstig auf die kindliche Entwicklung auswirkt. Heute weiß man, dass teratogene Effekte ab dem 17. Tag der Schwangerschaft (bis dahin gilt das so genannte Alles-oder-Nichts-Gesetz, d.h., die Entwicklung läuft entweder unbeeinflusst weiter oder bricht ab) bis zum Ende des ersten Trimenons auftreten können. Auch ist bekannt, dass die verschiedensten Umweltbedingungen des Feten einen Einfluss auf dessen Entwicklung nehmen können. Selbst nach dem ersten Schwangerschaftsdrittel sind noch ungünstige Einflüsse auf die kindliche Entwicklung möglich, die sich beispielsweise als stressbedingte Sollwertverstellungen hormonaler Regelkreise – man denke an die Hypophysen-Nebennierenrinden-Achse – manifestieren. Es sind somit durchaus Mechanismen denkbar, über die intrauteriner Stress ungünstige Auswirkungen auf die kindliche Entwicklung bis hin ins Erwachsenenalter haben kann. Psychologische Auswirkungen im Sinne teratogener Effekte wurden in der Vergangenheit kontrovers diskutiert. Eine kürzlich in der Zeitschrift *Lancet* publizierte Untersuchung belegt jedoch zweifelsfrei, dass emotionaler Stress während der Organogenese kongenitale Malformationen verursachen kann [9].

Mit Hilfe des dänischen Geburtenregisters identifizierten die Autoren 452.625 Frauen, die zwischen dem 1. Januar 1980 und dem 31. Dezember 1992 insgesamt 698.625 Lebend- oder Totgeburten hatten.

Schwere psychosoziale Stressoren wurden mittels der Achse IV des DSM-III ermittelt, bei der es sich um ein Bewertungssystem von Lebensereignissen mit sechs Schwerekategorien handelt. Mit Hilfe des nationalen Sterberegisters wurden zudem Informationen über den Tod von Lebenspartnern bzw. Kindern gewonnen (einschließlich der genauen Daten der Ereignisse im Verhältnis zur Konzeption und Schwangerschaft), so dass insgesamt sehr verlässliche Daten generiert wurden. Man identifizierte auf diese Weise 3.560 Schwangerschaften bei 3.255 Frauen, die man mit einer Kontrollgruppe von 20.299 Schwangerschaften bei 19.948 Frauen ohne schwere seelische Traumata (einer Zufallsauswahl aus 694.885 Schwangerschaften) vor und während der Schwangerschaft verglich. Teratogene Effekte wurden mittels des nationalen Registers für kongenitale Malformationen und dem nationalen Register von Krankenhausentlassungen identifiziert und durch Gegenprüfungen verifiziert.

Das wesentliche Ergebnis dieser Untersuchung ist, dass Mütter mit schwer wiegenden Lebensereignissen während der Schwan-

gerschaft ein erhöhtes Risiko aufweisen, ein Kind mit einer Missbildung im Bereich des kranialen Neuralrohrs zu bekommen.
Dieses erhöhte Risiko betraf nicht andere Missbildungen, sondern nur kraniofaziale Defekte (Lippen-Kiefer-Gaumen-Spalte,
Malformationen der Ohren und Aplasien des Thymus). Die
deutlichste Verbindung zwischen Lebensereignissen und Missbildungen wurde bezeichnenderweise bei den Frauen gefunden, bei
denen während des ersten Trimenons, der Zeit der Organogenese, ein älteres Kind unerwartet verstorben war.

Das Besondere an der referierten Studie ist ihre außergewöhn-
liche Größe sowie einige methodische Details, die sie gegenüber
Zweifeln am Ergebnis recht immun machen. Die Untersuchung
war insgesamt nicht selektiert, die Daten basierten auf unabhängig gewonnenen Informationen zu den traumatisierenden Lebensereignissen und das Follow-up war komplett. Auch wurden
nur schwere Lebensereignisse ausgewählt, da man sich bei diesen
einigermaßen sicher sein kann, dass sie in jedem Falle, unabhängig von der Persönlichkeit der Schwangeren, deren Copingme-
chanismen, der sozialen Unterstützung bzw. dem sozialen Um-
feld, traumatisierend wirken.

Die Studie macht damit unmissverständlich klar, dass schwerer emotionaler Stress zu kongenitalen Malformationen führen
kann, und unterstreicht damit bereits vorliegende Befunde, denen zufolge Missbildungen sowohl bei ungewollten Schwangerschaften (mit vermutlich erhöhtem Stress bei den Frauen) als
auch bei traumatischen Ereignissen wie Arbeitsplatzverlust,
Trennung vom Partner oder Trauer durch Verlust des Partners
um den Zeitpunkt der Konzeption herum mit erhöhter Wahrscheinlichkeit auftreten. Die meisten der früheren Studien waren
zahlenmäßig klein und mit methodischen Problemen behaftet, so
dass sie keine wasserdichten Schlussfolgerungen erlaubten.

Die Tatsache, dass sich die Missbildungen durch traumatische
Lebensereignisse bei der Mutter während der Organogenese vor
allem auf das Neuralrohr beziehen, ist möglicherweise darin begründet, dass die Gehirnentwicklung äußerst komplex ist und
durch multiple Wanderungsvorgänge von Zellen gekennzeichnet
ist, die ihrerseits durch biochemische Prozesse gesteuert werden.
Wenn jedoch Zellwanderungen von einem komplexen Wechselspiel von Wachstumsfaktoren, Hormonen, Substanzgradienten

etc. abhängig sind, so ist auch leicht denkbar, dass diese Prozesse sehr anfällig sind für umweltbedingte Störungen der genannten Systeme. Es ist also wahrscheinlich kein Zufall, dass traumatisierende Lebensereignisse bei der Mutter zu Störungen im Bereich der Neuralrohrentwicklung im Rahmen der Organogenese führen.

In jedem Falle belegt die Studie, dass über Generationen gemachte Erfahrungen bei aller spekulativ überhöhten Verformung einen wahren Kern beinhalten können, was gerne gerade von besonders »fortschrittgläubigen Ärzten« nicht zur Kenntnis genommen wird. Kaum der Erwähnung bedarf die Tatsache, dass das hier diskutierte Beispiel einmal mehr zeigt, wie eng die Verbindungen von Seele und Leib sind und dass diese Verbindungen keine Einbahnstraßen sind, sondern in beide Richtungen gehen: Nicht nur sind Missbildungen für die Mutter seelisch höchst traumatisch, auch seelische Traumata können Missbildungen verursachen! Der Volksmund hat Recht: Schwangere sollten vielleicht doch den Rat von Frau Fischer-Dünckelmann beherzigen, die 1903 in ihrem Gesundheitsratgeber schrieb (zit. nach [10], S. 135), dass schwangere Frauen alles Hässliche meiden, sich mit Kunstgegenständen umgeben und gute Bücher lesen sollten. Sie sollten weiterhin »das Schöne in der Natur aufsuchen … – harmonisch und friedlich sei die Umgebung einer Frau, die einem neuen Menschen das Leben geben will!«

Das hast du von der Mutter – aber nicht geerbt
Nichtgenetische Weitergabe von Charaktereigenschaften über mehrere Generationen im Tierexperiment

Wie jeder weiß, werden Charaktereigenschaften von den Eltern zur nächsten Generation weitergegeben. Wie jeder annimmt, geschieht dies durch Vererbung. Neue tierexperimentelle Befunde [11] belegen jedoch zweifelsfrei, dass dies auch auf nichtgenetischem Weg geschehen kann. Wegen der enormen lebenspraktischen (um nicht zu sagen: gesellschaftspolitischen) Konsequenzen, die diese Forschungsergebnisse möglicherweise haben, seien sie hier zusammenfassend dargestellt.

Bereits vor zwölf Jahren wurde von der Arbeitsgruppe um Meaney [12] der Befund publiziert, dass unterschiedliche Lebenserfahrungen von Ratten während der ersten drei Lebenswochen zu im Alter klinisch relevant werdenden Unterschieden in der Gedächtnisleistung führen. Neugeborene Ratten wurden vom Tag der Geburt bis zum 22. postnatalen Tag entweder täglich aus ihren Käfigen genommen und für 15 Minuten in einen anderen, mit einem Papierhandtuch ausgelegten Behälter gebracht oder sich selbst überlassen. Das postnatale Handling (sprich: kurzes »Streicheln«) der Tiere führte zu einer vermehrten Zuwendung der Muttertiere, was wiederum in einer Erniedrigung der Konzentration von Stresshormonen im peripheren Blut resultierte. Es wurde zudem nachgewiesen, dass die erhöhten Glukokortikoidkonzentrationen der Tiere der Nicht-Handling-Gruppe zu nachweisbaren neuronalen Schäden im Bereich des Hippocampus mit entsprechenden Defiziten in Gedächtnistests führten. Die möglichen Auswirkungen frühkindlicher Erfahrungen wurden so im Tierversuch erstmals sehr klar demonstriert.

Es konnte weiterhin gezeigt werden, dass natürliche, spontan vorkommende Variationen des mütterlichen Verhaltens – das Lecken, Putzen und Säugen der Jungtiere – zu ähnlichen Auswirkungen bei den Jungtieren während des späteren Lebens führte wie die experimentelle Manipulation des mütterlichen Verhaltens durch das Handling [13]. Wie die jetzt vorliegenden Untersuchungen zeigen, können sich die Auswirkungen frühkindlicher Erfahrungen auf Verhaltensweisen, die man beim Menschen am ehesten als Charaktereigenschaften bezeichnen würde, auf mehrere Generationen erstrecken.

Bei Ratten weisen Muttertiere Variationen in der Intensität des mütterlichen Brutpflegeverhaltens auf: Manche Muttertiere kümmern sich (das anthropomorphisierende Wort sei für die Gesamtheit von Lecken, Putzen, Stillen etc. erlaubt) liebevoller bzw. besser als andere um ihre Nachkommen.

Dies führt bei den Nachkommen von Müttern, die viel solches Verhalten an den Tag legen, nicht nur zu weniger ängstlichem Verhalten und einer geringeren Stressreaktion auf neue Reize, sondern auch zu mehr bzw. besserem Brutpflegeverhalten gegenüber der nächsten Nachkommengeneration verglichen mit den Nachkommen von Muttertieren, die sich weniger liebevoll gekümmert haben. Um nun zu untersuchen, ob es sich beim Brutpflegeverhalten um eine vererbte oder eine erfahrungsbedingte Verhaltensweise handelt, führten Francis und Mitarbeiter »Adoptionsstudien« bei Ratten durch. Da bekannt ist, dass Rattenmütter sich um einen völlig ausgetauschten Wurf weniger kümmern als um den eigenen, wurden jeweils nur ein oder zwei von etwa 12 Jungtieren eines Wurfs ausgetauscht. Um den Effekt des Austauschens selbst zu kontrollieren, wurden auch Jungtiere zwischen gleich sich kümmernden Muttertieren ausgetauscht, und um sogar den Effekt des Hantierens beim Austauschen zu kontrollieren, wurden manche Jungtiere nur kurz vom Wurf entfernt und dann wieder hinzugefügt. So ergaben sich insgesamt 8 Gruppen von Jungtieren, 6 Kontrollgruppen und zwei Experimentalgruppen (in Klammern ist die jeweilige Kodierung der Gruppen aus der Originalarbeit angeführt):

1. Jungtiere von liebevollen Müttern, die bei ihren Müttern aufgewachsen waren (H/C)
2. Jungtiere von nicht liebevollen Müttern, die bei ihren Müttern aufgewachsen waren (L/C)
3. Jungtiere von liebevollen Müttern, die nach kurzer Entfernung bei ihren Müttern aufgewachsen waren (H/w)
4. Jungtiere von nicht liebevollen Müttern, die nach kurzer Entfernung bei ihren Müttern aufgewachsen waren (L/w)
5. Jungtiere von liebevollen Müttern, die bei anderen liebevollen Müttern aufgewachsen waren (H-H)
6. Jungtiere von nicht liebevollen Müttern, die bei anderen nicht liebevollen Müttern aufgewachsen waren (L-L).

Und schließlich die beiden Experimentalgruppen:

7. Jungtiere von liebevollen Müttern, die bei nicht liebevollen Müttern aufgewachsen waren (L-H)
8. Jungtiere von nicht liebevollen Müttern, die bei liebevollen Müttern aufgewachsen waren (H-L).

Durch dieses Design war es möglich, genetische Einflüsse von den Auswirkungen der mütterlichen Erziehungsstile zu unterscheiden. Wie sich zeigte, waren es die Erziehungsstile, die das Verhalten der heranwachsenden Jungtiere beeinflussten: Es hing von der Adoptivmutter, nicht jedoch von der genetischen Mutter ab, wie lange die Tiere eine neue Situation explorierten. Dies galt gleichermaßen für männliche und weibliche Nachkommen. Interessanterweise war auch der Erziehungsstil der weiblichen Nachkommen in gleicher Weise vom Erziehungsstil der Mutter und nicht von der genetischen Ausstattung der Tochter abhängig: Diejenigen Töchter, die liebevoll erzogen wurden, erzogen ihrerseits ihre Nachkommen liebevoll.

Ein weiteres Experiment zeigte prinzipiell das gleiche Resultat. Wie oben bereits erwähnt, führt das Handling von Jungtieren zu vermehrter Zuwendung der Muttertiere. Dies wirkt sich vor allem bei nichtliebevollen Muttertieren aus, da diese ihre Nachkommen ohne Handling vernachlässigen, sich aber um die »gehandelten« Nachkommen offenbar vermehrt kümmern. Diese wiesen als spätere Mütter wiederum einen fürsorglichen Erziehungsstil auf, ganz im Gegensatz zu den als Jungtiere nicht »gehandelten« Nachkommen wenig fürsorglicher Muttertiere. Aus diesen Ergebnissen folgt wiederum, dass »Persönlichkeitsvarianten« (»individual differences«) im Hinblick auf das mütterliche Verhalten über mehrere Generationen hinweg auf nichtgenetische Weise, d.h. über die Erziehung vermittelt, von der Mutter auf die Tochter (und von dieser auf die Enkelin) übertragen werden.

Weiterhin konnte gezeigt werden, dass die (männlichen und weiblichen) Nachkommen (F3-Generation, also die Urenkel) in ihrer Stressreaktion vom Handling der F2-Generation abhängen. Damit ist – ebenfalls über mehrere Generationen – nachgewiesen, dass sich Umwelteinflüsse, die das mütterliche Verhalten positiv ändern, auf die Nachkommen positiv auswirken. Diese Auswirkungen waren jeweils auch biologisch als entsprechende Veränderungen der Glukokortikoid-Rezeptor-mRNA bzw. des Kortikotropin-releasing-Hormon (CRH)-mRNA nachweisbar. Die Autoren kommentieren die gesellschaftspolitische Relevanz ihrer Ergebnisse vorsichtig wie folgt: »Diese Befunde legen nahe, dass individuelle Unterschiede in der Genexpression in Gehirnregionen, die die Reaktivität auf Stress regulieren, von einer Generation zur nächsten durch Verhalten weitergegeben werden können, [...] wobei der Mechanismus mit [...] Unterschieden in der mütterlichen Fürsorge während der ersten Lebenswoche in Zusammenhang steht. Beim Menschen bestimmen soziale, emotionale und ökonomische Kontexte die Qualität der Beziehung zwischen Eltern und Kind über die Generationen hinweg. Unsere Befunde bei Ratten könnten daher für das Verständnis der Wichtigkeit von Frühinterventionsprogrammen beim Menschen bedeutsam sein.« ([11], S. 1158)

Epilog: Das Alter der Mutter

Ein weiteres sehr schönes Beispiel über nichtgenetische Einflüsse auf die spätere Entwicklung der Nachkommen wurde kürzlich von Wang und vom Saal [14] berichtet. Die Autoren untersuchten den Einfluss des Alters bei der ersten Trächtigkeit auf die mütterlichen Steroidhormonkonzentrationen sowie die Auswirkungen auf das Wachstum und die sexuelle Reife der Nachkommen bei Mäusen. Man untersuchte die Trächtigkeit bei Mäusen, die entweder in der frühen Adoleszenz am 35. Lebenstag oder im Alter von 3 Monaten (junge erwachsene Mäuse) oder im Alter von 9 Monaten (Mäuse mittleren Alters) zur Paarung gebracht wurden. Vom 16. Tag bis zum Ende der Trächtigkeit (Tag 19 oder 20) wurden Testosteron-, Östradiol- und Progesteronkonzentrationen gemessen. Es zeigte sich eine klare Abhängigkeit bei der Anzahl der Nachkommen sowie deren Körpergewicht als auch beim Gewicht der Hoden der männlichen Nachkommen vom Alter des Muttertieres: Die genannten drei Variablen waren bei den Nachkommen der jungen erwachsenen Mütter jeweils signifikant größer als bei den sehr früh oder sehr spät trächtigen Mäusen. Auch erreichten die Nachkommen der besonders jungen bzw. eher alten Muttertiere die Pubertät später als die Nachkommen der jungen erwachsenen Mütter. Es zeigte sich sogar ein Einfluss des Zeitpunkts der Trächtigkeit auf die Enkeltöchter der weiblichen Nachkommen: Diese (F2-Generation) hatten ein signifikant größeres Körpergewicht bei der Geburt im Vergleich zu den Nachkommen derjenigen Großmütter, die bei der Geburt ihrer Töchter besonders jung oder besonders alt waren.

Die Autoren interpretieren ihre Ergebnisse vor dem Hintergrund von unterschiedlichen Mustern der Hormonkonzentrationen während der Schwangerschaft. Es ist bekannt, dass Sexualhormone in der Schwangerschaft die kindliche Entwicklung beeinflussen und zu einer Art dauerhafter »Prägung« nicht nur der Funktion der reproduktiven Organe, sondern auch anderer Organe einschließlich des Gehirns führen.

Unterschiede in den Geschlechtshormonkonzentrationen in Abhängigkeit vom Alter der Mutter wurden auch bei anderen Spezies gefunden. Daten zum Menschen und insbesondere Verhaltensdaten zu entsprechenden Auswirkungen beim Mensch liegen nach dem Bericht der Autoren nicht vor. Sie geben mit Recht zu bedenken, dass gerade vor dem Hintergrund der Tatsache, dass angesichts der derzeitigen gesellschaftlichen Entwicklung Schwangerschaften bei besonders jungen Frauen, aber auch bei besonders alten Frauen, immer häufiger werden, hier ein enormer Forschungsbedarf besteht. Dieser Meinung muss man sich vorbehaltlos anschließen!

Die Weisheit des Alters

Warum werden wir alt? – Diese Frage erscheint zunächst eigenartig, falsch gestellt oder gar unsinnig. Das Menschenalter, so könnte man sagen, bedarf ebenso wie alle anderen Tatsachen auf der Welt keiner weiteren Erklärung. Kurz: Wir werden alt. Punkt! Denkt man jedoch über den Sachverhalt des Alterns beim Menschen etwas genauer nach, so stellen sich einige recht knifflige Fragen: Warum altern wir auf die Art und Weise, wie dies der Fall ist? Warum werden wir überhaupt so alt? Warum lernen Menschen im Alter schlechter als in der Jugend? Ist Altern für irgendetwas gut?

Die Erfahrung lehrt, dass unterschiedliche Organismen unterschiedlich alt werden: Von der sprichwörtlichen Eintagsfliege bis zur Riesenschildkröte haben Lebewesen eine genetisch festgelegte Lebensspanne, in deren Rahmen sich das Alter eines einzelnen Organismus bewegt. Diese maximale Lebensspanne lässt sich aus der tatsächlichen Verteilung des Lebensalters in einer Population von Individuen von einer bestimmten Art mathematisch einigermaßen genau bestimmen. Nehmen wir an, wir würden das Alter von 1.000 Eintagsfliegen, 1.000 Riesenschildkröten oder auch 1.000 Menschen bestimmen. Tragen wir nun das Alter in Jahren auf der X-Achse und die Menge der Individuen auf der Y-Achse auf, so erhalten wir eine Linie, die meistens eine relativ einfache absteigende Charakteristik hat. Jungtiere gibt es am häufigsten und im Laufe der Zeit sterben einzelne Individuen, zunächst durch Unfälle oder Naturkatastrophen oder natürlich auch durch Gefressenwerden durch andere Spezies, aber auch zunehmend häufig altersbedingt. Man muss annehmen, dass etwa dort, wo die absteigende Kurve die X-Achse berührt (oder vielleicht noch ein paar Jahre später) das mögliche Höchstalter einer bestimmten Spezies liegt. Man kann auch ganz einfach nach den Ältesten überhaupt suchen und das erreichbare Höchstalter mit dem Alter des ältesten Individuums einer bestimmten Spezies gleichsetzen. Von Methusalem und einigen anderen biblischen Existenzen eher mythologischen Charakters abgesehen, sagen uns daher die Berichte über die ältesten Menschen überhaupt, dass beispielsweise noch niemand gefunden wurde, der ein Lebensalter von 130 Jahren erreicht hat. Berichte von 120-Jährigen liegen hingegen vor. Das maximal mögliche Alter des Menschen scheint demnach irgendwo in diesem Bereich zu liegen. Vielleicht liegt es ja auch ein paar Jahre darüber, aber Wissenschaftler sind sich heute weitgehend einig, dass es kaum möglich sein wird, dass Menschen einmal beispielsweise älter als 150 Jahre werden.

Warum werden Menschen aber überhaupt so alt? Diese Frage stellt sich insbesondere für etwa die Hälfte der Bevölkerung, nämlich für die Frauen, bei denen die Menopause, d.h. das Ende der Möglichkeit, Nachkommen zu gebären, bereits vor der Hälfte des maximal möglichen Lebensalters erreicht wird. Wenn Frauen aber biologisch konstituiert sind, ein Lebensalter von über 100 Jahren zu erreichen, und zugleich so, dass sie sich nach dem 50. Lebensjahr nicht mehr reproduzieren können, stellt sich evolutionsbiologisch die Frage danach, wie diese Diskrepanz überhaupt entstehen konnte. Diese Frage drängt sich gerade bei der Spezies Mensch auf, wo der Zeitraum zwischen Ende der Reproduktionsmöglichkeit und dem Ende eines langen Lebens einige Jahrzehnte der Lebenszeit des Individuums überspannen kann.

Das Problem stellt sich insbesondere daher, weil es ganz offensichtlich einen Selektionsdruck für junges Sterben gibt: Wer als älteres Individuum ohne weitere eigene Nachkommen und ohne

Beitrag zu den Nachkommen anderer lebt, verbraucht Ressourcen, die von anderen sinnvoller eingesetzt werden könnten. Sofern also eine Mutation in einer Gesellschaft von sehr alt werdenden Organismen aufträte, die das Leben verkürzte, sollte sie sich in dieser Gesellschaft rasch verbreiten, da die Gruppe gegenüber anderen Gruppen mit mehr älteren Individuen einen Überlebensvorteil besitzt. Da sich die Evolution des Menschen in den vergangenen mehreren hunderttausend bis ein oder zwei Millionen Jahren in vielerlei Hinsicht auf der Ebene von (miteinander um knappe Nahrungsmittelressourcen konkurrierenden) Gruppen vollzogen hat, leuchtet dieses Argument durchaus ein. Alte, nicht mehr reproduktionsfähige Individuen, sind zunächst einmal für die Gruppe Ballast. Man kann das Argument auch umgekehrt formulieren: Jegliche Mutation, die in einer der oben umrissenen Horden das Leben einzelner Individuen verlängert, sollte die Konkurrenzfähigkeit der Gesamthorde verringern und damit zu deren langfristigem Nachteil führen. Dies wiederum bedeutet, dass jede Mutation, die zu längerem Leben führt, einen Selektionsnachteil darstellen und sich damit in einer Population nicht halten können sollte. So betrachtet drängt sich die Frage noch deutlicher auf: Warum werden wir Menschen so alt? Einen ersten Hinweis auf die Beantwortung dieser Frage geben Beobachtungen aus dem Bereich der Anthropologie. Betrachten wir ein Beispiel: Vom auf Neuseeland lebenden Stamm der Maori wird gesagt, dass man bei Expeditionen zur Erschließung neuer Lebensräume das entsprechende Boot mit 6 jungen starken Männern, 12 jungen dicken Frauen und einem alten Mann besetzt hat. Man kann sich vorstellen, dass bei der Erschließung neuer Lebensräume die Qualitäten der jungen Männer und Frauen praktisch sind, warum jedoch nahmen sie noch den Alten mit? – Die Antwort hierauf liegt darin begründet, dass ein Maori-Senior für die jungen Menschen eine wichtige Quelle von Wissen und Erfahrung darstellte. Bücher oder gar das Internet gab es nicht, also hatte man als einzige Quelle von Information die älteren Menschen mit ihrer Lebenserfahrung. Diese wurden in den meisten Kulturen sehr geschätzt (nicht zuletzt aufgrund ihrer Seltenheit – bekanntermaßen starb man früher durchschnittlich viel früher als heute). Carl Gustav Jung hat beispielsweise den Archetypus des alten Weisen herausgearbeitet, der in vielen Kulturen zu finden sei.

Beim derzeitigen Durchschnittsalter von Frauen in hoch entwickelten Gesellschaften (Spitzenreiter ist Japan mit einer Lebenserwartung für Frauen von weit über 80 Jahren) ist die Frage nach dem Alter keineswegs akademisch, sondern zielt auf ein Verständnis von Grundprinzipien menschlichen Lebens überhaupt. Von Seiten der Anthropologie und Evolutionsbiologie wurde lange schon die Vermutung geäußert, dass ältere Menschen für die Gruppe aufgrund ihres Wissens wertvoll sind. Dieses Argument sollte beim Menschen noch stärker für Frauen als für Männer gelten, deren höhere soziale Kompetenz in einer ganzen Reihe von Studien belegt ist. Frauen im Lebensabschnitt nach der Menopause übernehmen in sozial lebenden Gruppen eine wichtige Funktion bei der Erziehung ihrer Enkel sowie andere wichtige soziale Aufgaben. Ältere Individuen, so die Überlegung, stellen einen Erfahrungsschatz dar, der für die Gruppe insgesamt von Nutzen ist. Eine solche Vermutung ist jedoch leicht geäußert und mit Anekdoten wie der obigen gestützt, jedoch sehr schwer nachzuweisen! Umso bedeutsamer ist daher eine Untersuchung an Elefanten, die mit dem Menschen nicht nur ein äußerst soziales Gemeinschaftsleben, sondern auch eine ähnliche Lebensspanne gemeinsam haben.

McComb und Mitarbeiter [15] untersuchten in Gruppen lebende afrikanische Elefanten im Amboseli-Nationalpark in Kenia im Rahmen eines Forschungsprojektes, das über einen Zeitraum von insgesamt 28 Jahren Daten zu den Lebensgeschichten und zum Gruppenverhalten von mehr als 1700 einzelnen Elefanten sammeln konnte. Afrikanische Elefanten leben in Familien, die von dem ältesten weiblichen Tier der Gruppe (Matriarch) angeführt werden (siehe Abb. 8). Im Laufe eines Jahres trifft eine solche Familie beim Durchstreifen der Steppe nach Nahrung und Wasser im Durchschnitt auf 25 (durchschnittlich siebenköpfige) andere Familien, was auf die Begegnung einer Familie mit 175 anderen Tieren während eines Jahres hinausläuft. Es ist nun für die sich treffenden Familien von großer Wichtigkeit, zu unterscheiden, ob die jeweils andere Familie mit ihr befreundet oder eher nicht befreundet ist. Im zweitgenannten Fall kann es beispielsweise dazu kommen, dass Jungtiere von den älteren Tieren der anderen Familie belästigt oder gar angegriffen werden, was sich auf deren Lebens- und insbesondere auf deren Reproduk-

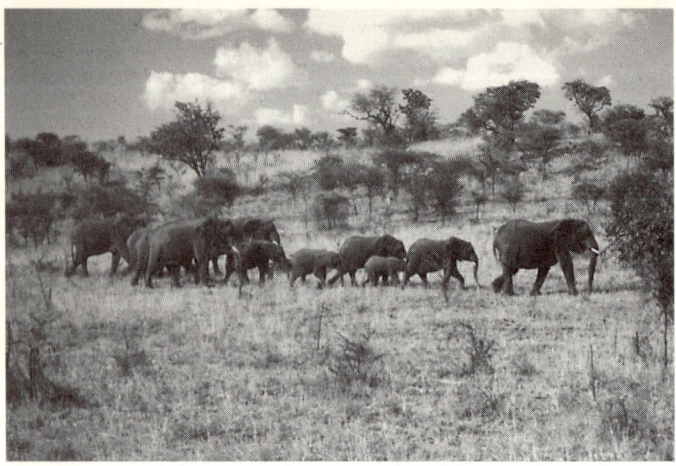

Abb. 8 Familie afrikanischer Elefanten beim Durchstreifen der Steppe.
(Ich danke meiner früheren Mitarbeiterin Dr. S. Maier für die freund-
liche Überlassung.)

tionserfolg ungünstig auswirken kann. Es ist daher von großer
Bedeutung, dass die Oberhäupter der Familien, also die jeweils
ältesten weiblichen Tiere, Freund und Feind gut voneinander
unterscheiden können. Dies tun sie anhand der von den Tieren
ausgestoßenen Rufe, die sich nicht nur über die Luft, sondern
auch über den Boden weit ausbreiten können. Die Grundfre-
quenzen dieser Rufe liegen im Bereich des Infraschalls, sind also
nicht hörbar, die Obertöne hingegen liegen im für das menschliche Ohr wahrnehmbaren Bereich.

Man wusste schon länger, dass erwachsene weibliche Elefanten bis zu 100 unterschiedliche Kontakt- bzw. Identifizierungs-
rufe anderer weiblicher Elefanten unterscheiden können und
diese Fähigkeit dazu benutzen, sich entsprechend freundlich
oder weniger freundlich gegenüber den anderen Tieren zu verhalten. Man fand dies dadurch heraus, dass man von den entsprechenden Ausrufen Tonbandaufnahmen anfertigte, diese Aufnahmen anderen Elefanten vorspielte und deren Verhalten beobachtete. Rufe von vollständig fremden anderen Elefanten führen
dazu, dass die Mütter sich um die Kinder herum scharen und sie
dadurch schützen, wohingegen die Rufe von bereits bekannten

anderen weiblichen Elefanten eher ignoriert wurden. Der Grad
der Bekanntheit ließ sich dabei über einen Assoziationsindex ob-
jektivieren, der letztlich einen Ausdruck der Anzahl früherer Be-
gegnungen zwischen den Tieren darstellt. In der berichteten Studie gründete sich der Assoziationsindex für die 21 untersuchten
Familien auf insgesamt 6685 Beobachtungen dieser Familien, die
im Verlauf von sieben Jahren gemacht wurden und bei denen jeweils registriert wurde, ob eine bestimmte Familie mit einer bestimmten anderen Familie zusammen gesehen wurde.

Mittels speziell eingerichteter Aufnahme- und Reproduk-
tionstechnik wurden die Kontaktrufe (contact calls) von insgesamt 20 erwachsenen weiblichen Elefanten aufgenommen und
über einen Zeitraum von sieben Jahren den jeweils anderen Familien vorgespielt. Jede der 21 untersuchten Familien erhielt auf
diese Weise im Mittel die Kontaktrufe von acht unterschiedlichen Rufern (Spannbreite: 4-11) anderer Familien vorgespielt.
Diese Episoden der über Lautsprecher vorgespielten Kontaktrufe
anderer weiblicher Elefanten hatten einen Abstand von mindestens sieben Tagen und die Rufe wurden im Hinblick auf den
Grad der Verwandtschaft zwischen den Rufenden und der be-
schallten Familie randomisiert. »Bei jedem Vorspiel (play-back)
wurde ein einzelner Kontaktruf mit einem Schalldruck von 105
dB in einem Meter Abstand (entsprechend der natürlichen Lautstärke eines mittellauten Kontaktrufs) von einem Landrover aus
abgespielt, der sich in 100 m Entfernung zu den Probanden (sub-
jects) befand. Das Fahrzeug war im rechten Winkel zu der direkten Sehlinie der Elefanten positioniert und die Rufe wurden
durch die rückwärtige Tür des Fahrzeugs abgespielt. Die Antworten auf die abgespielten Rufe wurden mit dem Fernglas beobachtet sowie mittels Video aufgezeichnet. Aus der großen
Bandbreite der Verhaltensweisen während des Vorspielens der
Rufe wurden zwei Schlüsselverhaltensweisen verwendet, um die
Reaktionen der Probanden in der vorliegenden Studie zu klassifi-
zieren: i) Zusammenkommen (Bunching), dessen Auftreten dann
vermerkt wurde, wenn die Elefanten sich in einer Abwehrformation zusammen zogen, so dass der Durchmesser (geschätzt in Re-
lation zur Körperlänge der Elefanten) der gesamten Gruppe oder
einer Subgruppe abnahm. ii) Riechen: Dies wurde dann vermerkt, wenn irgendeines der weiblichen Tiere die Spitze seines

Rüssels zum Riechen verwendete, entweder in gesenkter, mittlerer oder erhobener Position.« ([15], S. 494; Übersetzung durch den Autor)

Unter der Hypothese, dass Unterschiede in der Bekanntheit zwischen den Gruppen zu unterschiedlichem Verhalten nach dem Wahrnehmen eines Kontaktrufs führen, wurde die Wahrscheinlichkeit des Einnehmens einer Abwehrformation in Abhängigkeit vom Bekanntheitsindex zwischen dem Tier, das die vorgespielten Rufe ausgestoßen hatte, und der Familie, der der Ruf jeweils vorgespielt wurde, untersucht. Hierbei zeigte sich der vermutete Zusammenhang sehr klar: Je bekannter der Rufer, desto geringer die Wahrscheinlichkeit, in Abwehrstellung zu gehen. Interessanterweise fand man jedoch zusätzlich zu diesem Haupteffekt noch eine weitere wesentliche Interaktion, die mit dem *Alter des jeweils ältesten Tiers* der Gruppe in Zusammenhang stand: Je älter das weibliche Oberhaupt der Familie, umso besser wurde zwischen Freund und Feind unterschieden. Andere Faktoren (wie die Anzahl der Kälber, die Anzahl der erwachsenen weiblichen Tiere oder auch das mittlere Alter der erwachsenen Tiere in der Gruppe) wurden statistisch durch Regressionsanalysen ausgeschlossen und hatten nachweislich keinen Einfluss auf das Verhalten der Gesamtgruppe. Lediglich das Alter des weiblichen Oberhauptes machte einen deutlichen Unterschied! So war beispielsweise die Wahrscheinlichkeit, dass Familien mit alten Matriarchen (55 Jahre) in Beantwortung von Rufen von Familien, mit denen sie einen niedrigen Assoziationsindex aufwiesen (0,01), mehrere tausend Mal wahrscheinlicher abwehrend reagierten als gegenüber den Rufen solcher Familien, mit denen sie ein hoher Assoziationsindex (0,1) verband. Demgegenüber stieg die Wahrscheinlichkeit des In-Abwehrstellung-Gehens in Abhängigkeit von diesen beiden Bedingungen (niedrige oder hohe Assoziation) in Familien mit jungen Matriarchen (35 Jahre) nur geringfügig und im Faktor 1,4 ([15], S. 492). Wenn die Gruppen mit älteren Anführerinnen lediglich insgesamt selbstbewusster auftreten würden, hätte man eine solche Interaktion nicht gefunden. Man würde dann nur finden, dass sie in Anbetracht von Rufen von bekannteren anderen weiblichen Elefanten mit geringerer Wahrscheinlichkeit eine Abwehrstellung einnehmen. Man fand jedoch den genannten großen Unterschied in der Diskriminierungsfähigkeit im Hinblick auf die Rufe, d.h. im Hinblick auf die Fähigkeit, das Verhalten der gesamten Familie deutlich von dem Grad der Bekanntheit des Kontaktrufers abhängig zu machen. »Familien mit älteren Matriarchen scheinen somit beträchtlich besser in der Fähigkeit zu sein, akustische Signale korrekt zur Unterscheidung von bekannten und unbekannten weiblichen Tieren in der Nachbarschaft zu verwenden und sich entsprechend zu verhalten.« ([15] S. 492-3)

Auch das beobachtete Riechverhalten in Abhängigkeit vom Bekanntheitsgrad der Familie, aus der der vorgespielte Kontaktruf stammte, hing vom Alter des weiblichen Familienoberhaupts ab: Ein unbekannter Kontaktruf führte in Gruppen mit jungen wie auch mit alten Anführerinnen in etwa gleicher Häufigkeit zu entsprechendem Riechverhalten. In den Familien mit älterem weiblichen Oberhaupt nahm das Riechverhalten jedoch mit zunehmender Bekanntheit des Rufes ab, wohingegen eine solche Abnahme bei den Mitgliedern der Familien mit jüngerem Oberhaupt nicht zu verzeichnen war.

Da die Verhaltensweisen der Abwehrformationen und des explorativen Riechens von keiner anderen untersuchten Variable, sondern lediglich vom Alter der weiblichen Leitfigur abhing, muss man schließen, dass die Chefin der Familie den anderen Familienmitgliedern jeweils signalisiert, wie sie sich bei einer Begegnung mit anderen Familien zu verhalten haben. Man weiß nicht genau, wie das weibliche Leittier den anderen Gruppenmitgliedern die einzuschlagende Verhaltensstrategie mitteilt, am wahrscheinlichsten ist jedoch, dass dies auf akustischem Wege geschieht.

Die deutlich überlegene Fähigkeit zur Unterscheidung von Freund und Feind der älteren Tiere sollte Vorteile für die Mitglieder der Familie haben: Sie verschwenden weniger Zeit mit Riechen oder Abwehrverhalten gegenüber bekannten Familien und können zudem besser kooperieren. Letztlich sollte sich der größere soziale Erfahrungsschatz der älteren Tiere damit in einem höheren Reproduktionserfolg, d.h. mehr Nachkommen, bei den Tieren der gesamten Familie niederschlagen. Eine entsprechende Analyse ergab genau dieses Ergebnis: Das Alter des leitenden weiblichen Tieres der Familie war ein signifikanter ($p = 0{,}008$) Prädiktor für die Anzahl der Nachkommen in der Familie je weiblichem Tier und pro Jahr.

Zusammenfassend kann gesagt werden, dass die Studie insbesondere deswegen von hohem Wert ist, da sie lang gehegte Spekulationen über den Wert des Alters auf eine solide Datenbasis stellt. Durch die genaue Analyse des Sozialverhaltens einer Spezies, die eine ganze Reihe von Merkmalen mit der Spezies Mensch gemeinsam hat, wurde der Wert der über eine ganze Lebensspanne erworbenen sozialen Erfahrung direkt nachgewiesen: Das vom ältesten Tier über Jahrzehnte gespeicherte und zur Strukturierung späterer sozialer Interaktionen genutzte Wissen dient der gesamten Gruppe und steigert hochsignifikant die Anzahl der Nachkommen jedes einzelnen Gruppenmitglieds und damit den Reproduktionserfolg. Damit ist klar, dass Mutationen, die für ein Älterwerden gerade der weiblichen Tiere sorgen, einen Reproduktionsvorteil darstellen können. Dieser Vorteil ist auch dann noch vorhanden, wenn das leitende weibliche Tier selbst keine Nachkommen mehr haben kann. Vielleicht ist es im Lichte dieser Daten kein Zufall, dass Frauen sozial kompetenter sind als Männer und länger leben. Es ist die über ein langes Leben gespeicherte soziale Erfahrung, die ein Individuum für die Gruppe so wertvoll macht.

Die Regeln lernen – aber wie?

Die Frage, wie Menschen Regeln lernen, beschäftigt Philosophen seit mehr als 2000 Jahren, Psychologen seit mehr als 100 Jahren und Neurobiologen seit einigen Jahrzehnten. Die hierbei am meisten diskutierte Fähigkeit ist der Spracherwerb. Seit Jahrzehnten läuft diesbezüglich eine der interessantesten wissenschaftlichen Debatten im Bereich der kognitiven Neurowissenschaft, zu der eine am 1. Januar 1999 publizierte Arbeit einen wesentlichen Beitrag liefert. Die Tragweite dieser Arbeit wird nur verständlich vor dem Hintergrund der Debatte, der kurz skizziert sei.

Anfang der 50er-Jahre publizierte der amerikanische Verhaltenstheoretiker B. F. Skinner sein epochemachendes Werk *Verbal Behavior*, in dem er aufzuzeigen versucht, wie die Entwicklung der Sprache beim Säugling allein aus verhaltenstheoretischen Prinzipien heraus verstanden werden kann. Im Rahmen des behavioristischen Reiz-Reaktions-Modells wird Sprachentwicklung als Resultat komplexer Hierarchien bedingter Reflexe gesehen, die durch die Verarbeitung entsprechenden verbalen Inputs im Verlauf der ersten Lebensjahre konditioniert werden. Wie sollte es auch anders sein? Es gibt etwa 8.000 Sprachen auf der Erde, die sich im Hinblick auf Form und Komplexität ganz erheblich unterscheiden. Diese Vielfalt lässt den Gedanken ganz natürlich erscheinen, dass hier auf assoziativem Wege lautliche Stimuli mit anderen lebensweltlichen Stimuli assoziiert werden und dass diese Gesamtheit der gelernten Assoziationen letztlich die Sprachentwicklung ausmacht.

In Anbetracht der Tatsache, dass gerade in den 50er-Jahren der Behaviorismus das herrschende Paradigma in der Psychologie war, ist es um so erstaunlicher, dass der damals junge Sprachwissenschaftler Noam Chomsky bald nach Erscheinen von Skinners *Verbal Behavior* eine vernichtende Kritik vorlegte, in der er aufzeigte, dass die Sprachentwicklung auf die von Skinner vorgeschlagene Weise auf keinen Fall vonstatten gehen kann [18]. Chomsky wies nach, dass der dem Kind zur Verfügung stehende sprachliche Input nicht ausreicht, um die beobachtete rasche Entwicklung eines fehlerfreien Sprachgebrauchs zu erklären. Chomsky schloss seiner Kritik eine eigene Auffassung an, derzufolge bestimmte, allen Sprachen zugrunde liegende Regeln angeboren sind und dieses bereits vorhandene Regelwerk im Laufe der Sprachentwicklung durch die Wahrnehmung der Muttersprache gleichsam mit Inhalt gefüllt wird. Diese Auffassung beeinflusste eine ganze Generation von Linguisten, die sich auf die Suche nach den geforderten grundlegenden, allen Sprachen gemeinsamen Sprachregeln machten.

Mit dem Aufkommen von Netzwerkmodellen höherer geistiger Leistungen erlangten assoziationspsychologische und behavioristische Gedanken neue Aktualität. In neuronalen Netzwerken wird das Verhalten von Neuronen simuliert, die assoziative Verknüpfungen unterschiedlicher Stärke miteinander eingehen und dadurch statistische Regularitäten aus Inputmustern herausfiltern können [18]. Es konnte gezeigt werden, dass solche Modelle sprachliche Regeln einschließlich deren Ausnahmen lernen können und dass dieses Lernen sogar phasenhaft geschieht. Da Netzwerkmodelle jedoch Regeln als solche nicht explizit enthalten, sondern lediglich regelhaftes Verhalten aufgrund interner assoziativer Verknüpfungen produzieren können, wurde durch derartige Modelle die Auffassung von Chomsky, nach der es angeborene Regeln geben muss, in Frage gestellt.

Vor diesem Hintergrund ist die neue Untersuchung von Marcus et al. [16] an sieben Monate alten Säuglingen von Bedeutung, da zum ersten Mal zweifelsfrei nachgewiesen wurde, dass Kinder diesen Alters sehr rasch abstrakte Regeln lernen und anwenden können.

Wie untersucht man die Sprachfähigkeiten sieben Monate alter Säuglinge experimentell? Am bekanntesten ist das Habituationsparadigma: Säuglinge wenden sich neuen Reizen eher und länger zu als bereits bekannten. Sie langweilen sich gleichsam mit dem, was sie schon kennen, und wenden ihre Aufmerksamkeit dem eher Unbekannten zu. Man macht sich dieses bei Kindern natürlicherweise vorkommende Verhalten dazu zu Nutze, um herauszufinden, ob ein bestimmter Stimulus den Kindern als neu erscheint oder nicht.

Die Autoren konstruierten hierzu Sätze einer künstlichen Sprache, die zwei unterschiedlichen Strukturen folgten. Die Sätze hatten entweder die Form ABA (Beispiele: »ga ti ga«, »li na li«, »ta na ta« etc.), oder die Form ABB (Beispiele: »ga ti ti«, »li na na«, »ta na na« etc.). Es handelte sich also um künstliche Sätze mit einer sehr einfachen Struktur, bestehend aus drei einsilbigen Wörtern. Während der Untersuchung saßen die Kinder in einer Experimentierkabine auf dem Schoß der Mutter. In der Mitte vor ihnen befand sich ein gelbes Licht. Links und rechts davon befanden sich je eine rote Lampe und dahinter ein Lautsprecher.

Das erste Experiment wurde mit Säuglingen durchgeführt, die für 2 Minuten entweder auf die grammatische Form ABA oder auf die grammatische Form ABB habituiert wurden. Das bedeutet, dass ihnen 16 Sätze der entsprechenden Form über beide Lautsprecher für einen Zeitraum von 2 Minuten vorgespielt wurden, wobei jeder Satz dreimal vorkam. Dann begann die eigentliche Testphase. Am Beginn eines Testversuchsdurchgangs blinkte die mittlere gelbe Lampe. Das Ganze wurde von einem Versuchsleiter beobachtet, der eine der beiden roten Lampen einschaltete, sobald das Kind die mittlere gelbe Lampe fixiert hatte. Daraufhin wandte sich das Kind natürlicherweise der blinken-

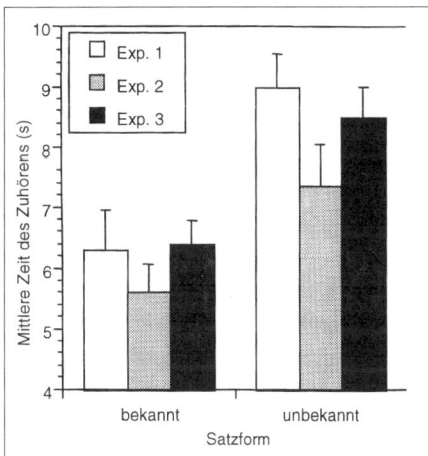

Abb. 9 Zeit des Zuhörens (in Sekunden) auf Sätze bekannter und unbekannter Form (Mittelwerte und Standardfehler) in drei Experimenten. Die Unterschiede waren in jedem Experiment statistisch signifikant (nach [16]).

den rechts oder links befindlichen roten Lampe zu. Nachdem dies geschehen war, wurde ein Dreiwort-Testsatz aus dem Lautsprecher hinter der blinkenden roten Lampe vorgespielt. Der Satz wurde so lange wiederholt (mit 1,2 bis 1,5 Sekunden Pause zwischen den einzelnen Wiederholungen), bis das Kind sich entweder abwandte oder 15 Sekunden vergangen waren. Gemessen wurde die Zeit, die der Säugling auf das rote Blinklicht vor dem jeweiligen Lautsprecher schaute. Der Grundgedanke war, dass ein für das Kind neuer Satz dessen Aufmerksamkeit gleichsam länger fesselt und das Kind daher vergleichsweise länger in die entsprechende Richtung blickt.

Entsprechende Experimente gehören heute zum Standard der entwicklungspsychologischen Forschung und wurden auch im Hinblick auf Sprache schon in großer Zahl durchgeführt. Neu an der Studie von Marcus und Mitarbeitern ist die besondere Sorgfalt des experimentellen Designs, mit dem vor allem folgender Frage nachgegangen wurde: Wenn Kinder tatsächlich bereits mit 7 Monaten Regeln erworben und nicht lediglich Übergangswahrscheinlichkeiten auf assoziativem Wege gelernt haben, dann sollten sie diese Regeln auch bei Präsentation völlig neuer Wörter anwenden. Genau hierin unterschied sich die Studie von früheren Experimenten: Während der Testphase wurden die Kinder mit Sätzen konfrontiert, die zwar entweder die vorher habituierte Struktur oder die nicht habituierte Struktur aufwiesen, die aber ansonsten aus völlig neuen Wörtern bestanden (Beispiel: »wu fe wu« bzw. »wu fe fe«). Den Kindern wurden also in zufälliger Reihenfolge gemäß der eben beschriebenen Prozedur jeweils sechs mit der zuvor gelernten Grammatik übereinstimmende und sechs nicht übereinstimmende Sätze vorgespielt.

Die Autoren fanden auf diese Weise, dass 15 von 16 Kindern eine Präferenz für die Sätze der neuen Form aufwiesen, was sich daran zeigte, dass sie statistisch hochsignifikant länger auf das Blinklicht schauten, das sich vor dem Lautsprecher befand, aus dem der Satz mit der jeweils neuen Form ertönte (Abb. 9).

Um auszuschließen, dass die Kinder auf bestimmte phonetische Regularitäten in den Sätzen reagierten, führten die Autoren ein weiteres Experiment mit prinzipiell dem gleichen Resultat durch.

In einem dritten Experiment schließlich wurde dem Einwand begegnet, das Kind habe vielleicht gelernt, auf Wiederholung bzw. auf Nichtwiederholung zu reagieren, d.h. es habe nicht die Struktur gelernt, sondern lediglich das Auftreten oder Nichtauftreten von Silbenwiederholungen (»ga ti ti« im Vergleich zu »ga ti ga«). Hierzu wurden die Testsätze nach den beiden »Grammatiken« AAB und ABB konstruiert, also mit Wiederholungen unterschiedlicher Struktur. Auch hier zeigte sich die zuvor beobachtete Präferenz für die jeweils strukturell neuen Sätze.

Mit dieser Studie wurde erstmals eindeutig nachgewiesen, dass sieben Monate alte Säuglinge eine allgemeine Struktur der Form ABA oder ABB lernen können. Sie reagieren beim Spracherwerb damit nicht lediglich auf Übergangswahrscheinlichkeiten [17], sondern bilden bereits nach wenigen Lerndurchgängen gleichsam eine algebraische Struktur aus, die auf völlig neues Stimulusmaterial übertragen und angewendet werden kann. Die Ergebnisse lassen sich mit einfacher Assoziationspsychologie, dem Lernen von Übergangswahrscheinlichkeiten und damit auch mittels einfacher neuronaler Netzwerksimulationen nicht erklären. Neuronale Netzwerke sind damit als Substrat des Lernens zwar nicht ausgeschlossen, wie auch die Autoren betonen, lediglich von besonders einfachen Netzwerktypen kann nun nicht mehr behauptet werden, dass sie regelhaftes Lernen ermöglichen.

Um es nochmals hervorzuheben: Das Besondere an der Studie von Marcus et al. [16] ist die Tatsache, dass erstmals völlig neue Stimuli verwendet wurden, um zu untersuchen, ob eine bestimmte allgemeine Struktur gelernt worden war: Säuglinge, die für zwei Minuten »ga ti ti«, »li na na«, »ta na na« etc. gehört hatten, wurden von »wu fe fe« gelangweilt, von »wu fe wu« aber nicht. Dies lässt sich nur dadurch erklären, dass die Säuglinge die allgemeine Struktur des Input – und nicht lediglich Übergangswahrscheinlichkeiten zwischen Silben – gelernt hatten, also z.B. die Struktur ABB.

Die Untersuchung belegt einmal mehr, dass einfache, aber clevere experimentelle Designs manchmal mehr Wissen generieren können als teure Apparate. Und sie zeigt, dass experimentelle Untersuchungen in Seinsbereiche vordringen können, die man auf den ersten Blick als empirisch unzugänglich einzustufen geneigt ist.

IV. Emotionen

Prolog: Wozu Emotionen?

Die Frage, was Emotionen sind, sei an dieser Stelle übergangen. Nehmen wir an, wir wüssten es. Emotionen haben eine Stärke (viel – wenig) und eine Valenz (positiv – negativ), lassen sich also auf mindestens zwei Dimensionen beschreiben. Sie haben einen kognitiven, einen qualitativ-gefühlsmäßigen und einen körperlichen Aspekt, bei dem sich wiederum (Ausdrucks-)Bewegung und Effekte des unwillkürlichen (autonomen) Nervensystems (einschließlich des Hormonsystems) unterscheiden lassen. Angemerkt sei hier noch, dass die Wörter »Stimmung«, »Affekt«, »Gefühl« und »Emotion« in verschiedenen Sprachen (z.B. Deutsch und Englisch) andere Bedeutungsebenen haben und auch innerhalb einer Sprache leider uneinheitlich gebraucht werden. Daher weiß man gut, was Emotionen sind, solange man über diese Frage nicht nachdenkt. Beginnen wir daher nicht beim Anfang, sondern vielmehr mittendrin: Wozu gibt es Emotionen? Kann man Emotionen überhaupt (neuro-)wissenschaftlich untersuchen?

Die Antwort auf die zweite Frage sei gleich vorweggenommen: Man kann! Emotionen werden heute ebenso untersucht wie Wahrnehmung, Denken, Sprache oder Aufmerksamkeit. Allerdings ist das Studium von Emotionen mit neurowissenschaftlichen Methoden keineswegs einfach, weswegen die Ergebnisse eher jüngeren Datums und noch nicht so einheitlich sind wie in anderen Bereichen höherer geistiger Leistungen des Menschen.

Zu den Schwierigkeiten hat sicherlich auch beigetragen, dass es bis heute keine allgemein akzeptierte Theorie der Emotionen gibt. Dies ist deswegen so unbefriedigend und wissenschaftlich hinderlich, weil damit auch die Fragen nach der angemessenen Beschreibung von Emotionen oder beispielsweise die scheinbar ganz einfache Frage, wie viele Emotionen es denn überhaupt gibt, nicht abschließend beantwortet werden können.

Traditionell wurden Emotionen oft als Gegenspieler der Vernunft aufgefasst, als Gefühle, die den Geist bei seiner Arbeit hindern, wie dies etwa im Zusammenhang mit dem Begriff der Affekthandlung zum Ausdruck kommt. Betrachtet man Emotionen allein aus dieser Sicht, werden wesentliche Aspekte notwendig übersehen. Ihr wertender Aspekt, der uns einer Sache, einem Menschen oder einer Situation gegenüber unmittelbar positiv oder negativ stimmt, ist notwendig für jeden höheren Organismus.

Das Argument läuft hierbei etwa wie folgt: Einfache Organismen brauchen keine Emotionen. Die Umwelt der Zecke beispielsweise besteht aus Wärme und Buttersäure, mehr kann sie nicht wahrnehmen. Registriert sie beides, lässt sie sich fallen und landet mit etwas Glück auf dem Pelz eines Warmblüters, also auf einer für sie nahezu unendlichen Nahrungsquelle. Komplexe Organismen wie der Mensch haben es da schwerer. Über 2,5 Millionen Nervenfasern laufen als Aktionspotenziale von den Sinnesflächen des Körpers im ZNS ein und wollen verarbeitet werden. Das Ergebnis dieser Verarbeitung ist ein Strom von Aktionspotenzialen, die über etwa 1,5 Millionen Fasern das Gehirn wieder verlassen. Bei einer solchen Menge an eingehender Information ist es für den Organismus notwendig, gleichsam die Spreu vom Weizen zu trennen. Nicht jedes Aktionspotenzial kann beachtet, nicht jedes Signal einer tief gehenden Analyse unterzogen werden. Es bedarf also eines Prozesses, der die eingehenden Signale bewertet und nur die wichtigen einer weitergehenden Verarbeitung zuführt. Dies leisten Emotionen. Das Gehirn besitzt Systeme, die sehr rasch auf Reize reagieren und deren Valenz (im Sinne des positiv oder negativ) einschätzen. Im Normalfall werden die meisten Reize weder besonders positiv noch besonders negativ bewertet, was dazu führt, dass sie auch nicht weiter verarbeitet werden. Wird ihnen jedoch eine negative Qualität zugeordnet (hierbei sind u.a. die Mandelkerne beteiligt), so werden sie gleichsam bevorzugt weiterverarbeitet. Ähnlich ist es bei Reizen, die positiv bewertet werden, was im so genannten Belohnungssystem geschieht. Studien aus den vergangenen Jahren belegten eindrucksvoll, dass Emotionen über ihre bewertende Funktion beim Lernen eine wichtige Rolle spielen.

Seit den Studien von Cahill und Mitarbeitern [1] zu den Auswirkungen emotionaler Prozesse auf Lernen und Gedächtnis wurde die Bedeutung des emotionalen Zustands, in dem sich eine Person zum Zeitpunkt des Einspeicherns von Informationen befindet, auf Gedächtnisprozesse und Behaltensleistung immer wieder untersucht. Eine Emotion ist aus dieser Sicht weniger als eine bestimmte Leistung (wie Denken, Sehen oder Sprechen) aufzufassen, sondern als die immer vorhandene Tönung höherer geistiger Leistungen auf Dimensionen wie angenehm/unangenehm und stark/schwach.

Die direkten Auswirkungen der emotionalen Tönung neutraler Inhalte auf die Gedächtnisleistung und den Ort der beteiligten Gedächtnisprozesse wurde kürzlich durch eine Studie von Erk und Mitarbeitern [2] sehr eindrucksvoll gezeigt. Um herauszufinden, ob sich die spätere Erinnerungsleistung für neutrale Wörter unterscheidet, je nachdem, ob diese Wörter in einem positiven, negativen oder neutralen Gefühlszusammenhang eingespeichert werden, und ob hierfür unterschiedliche Hirnregionen zuständig sind, wurden den Versuchspersonen zunächst Bilder präsentiert, die entsprechend positive, negative oder neutrale Emotionen hervorrufen. Danach sahen sie jeweils ein neutrales Wort. Nach vielen solchen Durchgängen im Magnetresonanztomographen wurden die Versuchspersonen gebeten, sich an die Wörter frei zu erinnern. Die Studie konnte nachweisen, dass der emotionale Kontext, in dem die Einspeicherung der Wörter geschieht, einen modulierenden Einfluss auf die spätere Erinnerungsleistung hat. So wurden diejenigen Wörter am besten erinnert, die in einem positiven emotionalen Kontext eingespeichert wurden. Darüber hinaus wurde gezeigt, dass die Aktivierung unterschiedlicher Hirnregionen ein späteres Erinnern vorhersagt, je nachdem in welchem emotionalen Kontext die Wörter eingespeichert wurden: Während das erfolgreiche Einspeichern von Wörtern in positivem emotionalem Kontext eine Aktivität im Bereich des Parahippocampus zeigte, fand sich eine Aktivierung der Amygdala während des erfolgreichen Einspeicherns in negativem emotionalem Kontext. Emotionen haben damit einen Einfluss darauf, in welchen neuronalen Strukturen Informationen verarbeitet und gespeichert werden. Die Konsequenzen dieser Einsicht für psychotherapeutisches Handeln wären ein ganzes eigenes Kapitel wert.

Auch im Hinblick auf das Verständnis der dritten Neuroplastizitätsdeterminante – Motivation – wurden in den letzten Jahren wesentliche Fortschritte gemacht. Wie sich herausstellte, besitzt das Gehirn ein eingebautes Belohnungssystem, das immer dann aktiv wird, wenn neue, interessante und positive Reize verarbeitet werden. Die Aktivierung bewirkt dann die Freisetzung von Dopamin im Nukleus accumbens (wo die Aktivierung opioiderger, zum Frontalhirn ziehender Fasern bewirkt wird) und im Frontalhirn (wo Dopamin eine Verbesserung der Informationsverarbeitung zur Folge hat). Damit wirkt das System belohnend (durch endogene Opioide) und besitzt zudem eine Türöffner-(Gating-)Funktion für bestimmte Informationen. Zusammen mit den beiden anderen wichtigen Determinanten des Lernens, Aufmerksamkeit und Motivation, sind Emotionen damit ein integraler Bestandteil der Lernfähigkeit des Menschen, die die Fähigkeit zur differenzierten Bewertung der Umgebung voraussetzt. Wir lernen keineswegs immer und alles. Unsere Emotionen helfen uns vielmehr, das Wichtige auszusuchen und unsere Ressourcen der Verarbeitung und Speicherung sinnvoll und sparsam einzusetzen. Emotionen sind damit nicht der Widersacher, sondern in den allermeisten Fällen der Gehilfe des kritischen Geistes.

Der Witz am Kernspin
Zur ereigniskorrelierten funktionellen
Magnetresonanztomographie semantischer und phonetischer
Formen von Humor

Die funktionelle Bildgebung macht vor nichts halt! Dabei fing doch alles ganz harmlos an. Vor etwa 10 Jahren begannen Arbeitsgruppen in den USA, eine uralte, aus den 30er-Jahren des letzten Jahrhunderts stammende Beobachtung auf die Magnetresonanztomographie anzuwenden. Damals hatte der vor einigen Jahren in hohem Alter verstorbene Doppelnobelpreisträger Linus Pauling die Entdeckung gemacht, dass sauerstoffreiches und sauerstoffarmes Blut geringfügig andere magnetische Eigenschaften haben. Wie nicht selten in der Wissenschaft war die Entdeckung zu dem Zeitpunkt, an dem sie gemacht wurde, völlig nutzlos und wanderte ins Kuriositätenkabinett. Dies änderte sich mit dem Aufkommen der Magnetresonanztomographie, deren Prinzip darin besteht, die unterschiedliche Magnetisierbarkeit verschiedener Typen von Körpergewebe auszunutzen, um ein Schnittbild des Körpers zu generieren. Da Untersuchungen mittels Positronenemissionstomographie (PET) aus den 8oer-Jahren bereits gezeigt hatten, dass an den Orten, an denen Nervenzellen arbeiten, mehr sauerstoffreiches Blut vom Gefäßsystem bereitgestellt wird, lag der Gedanke nahe, eben dieses körpereigene sauerstoffreiche Blut gleichsam als Kontrastmittel im Magnetresonanztomographen zu verwenden, um auf diese Weise aktivierte Areale im zentralen Nervensystem bildlich darzustellen.

Die funktionelle Magnetresonanztomographie (fMRT) war geboren. Die erste Untersuchung hierzu [5] war ganz einfach: Versuchspersonen betrachteten entweder ein flackerndes schwarzweißes Schachbrettmuster oder sie befanden sich im Ruhezustand und sahen gar nichts. Der statistische Vergleich der unter diesen beiden Bedingungen aufgezeichneten Bilder zeigte, dass sie sich im Bereich des visuellen Kortex maximal unterschieden, d.h. dass dort eine Aktivierung des Kortex beim Betrachten der flackernden Bilder stattgefunden hatte. Natürlich wusste man seit über 100 Jahren, dass der okzipitale Kortex für das Sehen zuständig ist. Das Wesentliche an der Arbeit war auch nicht irgendeine neue inhaltliche Einsicht über den visuellen Kortex, sondern vielmehr eine methodische Einsicht: Erstmals war es gelungen, mittels körpereigenem Blut als Kontrastmittel und lediglich mit Magnetfeldern (d.h. ohne ionisierende Strahlen) ein Bild des unter kontrollierten Bedingungen aktivierten Sehzentrums zu machen.

Seit dieser ersten bahnbrechenden Arbeit aus dem Jahre 1992 lief viel Wasser die Donau hinunter. Es gab Kontroversen darüber, ob man überhaupt etwas Vernünftiges misst, wie man die Bilder besser aufnehmen und vor allem wie sie besser ausgewertet werden könnten. Mittlerweile sind verschiedene Verfahren gut entwickelt, weitgehend standardisiert und Hunderte von Arbeitsgruppen weltweit bedienen sich des Verfahrens, um Bilder des aktivierten Gehirns zu generieren. Dennoch werden Skeptiker nicht müde, den folgenden Einwand vorzubringen: die bunten Bilder von den Gehirnen mit roten, gelben oder blauen Flecken brächten uns überhaupt keinen Erkenntnisfortschritt. Zumeist wüssten wir ja bereits aus Läsionsstudien an Tieren bzw. aus neuropsychologischen Untersuchungen Hirnverletzter, welche kortikalen Areale bei höheren geistigen Leistungen verschiedener Art involviert seien. Von ihrer Buntheit abgesehen, seien die funktionellen Bilder aus dem Kernspintomographen also nicht neu und lieferten für die Neurowissenschaft keine voranbringenden Informationen. Erst vor einem halben Jahr hielt mir ein Kollege der Nervenklinik der Charité in Berlin nach meinem Vortrag entgegen, die funktionelle Magnetresonanztomographie sei in der Psychologie und Psychiatrie eine Modeuntersuchung geworden, ohne neue Ergebnisse zu liefern.

Traf diese Auffassung noch auf die ersten methodenorientierten Untersuchungen zu, deren Ziel es gar nicht war, Neues über das Gehirn herauszufinden, sondern ein neues Verfahren zu dessen Untersuchung zu etablieren, so zeigen die nachfolgende Untersuchung und eine Fülle weiterer, dass die beschriebene skeptische Auffassung eindeutig falsch ist.

Um diese Meinung beispielhaft zu verdeutlichen, sei eine kleine Studie diskutiert, die einen Sachverhalt zum Inhalt hatte, den man – neben Moral [7], romantischer Liebe [4] oder Beten [3] – noch vor kurzer Zeit als für die Neurobiologie unzugänglich betrachtet hätte: den Witz.

Es ist keineswegs einfach zu definieren, was ein Witz ist. Es ist ähnlich wie bei der Schönheit, über die sich bekanntermaßen streiten lässt: Man kann nur vage sagen, worin sie begründet liegt, aber stößt der Betrachter auf Schönheit, erkennt er sie sofort. Ganz offensichtlich gibt es unterschiedliche Formen von Humor, also beispielsweise Witze, die auf der doppelbödigen Bedeutung eines Wortes oder Sachverhaltes beruhen, oder solche, die auf einer Art Lautmalerei beruhen.

Goel und Dolan [6] gingen diesen beiden Formen von Humor, die sie als semantischen und klanglichen (phonologischen) Humor bezeichneten, mittels ereigniskorrelierter funktioneller Magnetresonanztomographie nach. Sie boten 14 rechtshändigen gesunden Versuchspersonen akustisch jeweils 30 Witze des semantischen und phonologischen Typs dar. Als Kontrollbedingung wurden die gleichen Witzanfänge verwendet, die jedoch mit einem nicht humorvollen Ende ausgestattet wurden. Man wählte also ein typisch faktorielles Design mit den Faktoren »witzig/nicht witzig« sowie »semantisch/klanglich«. Zur Verdeutlichung sind in Tabelle 1 Beispiele angeführt.

Ein solches faktorielles Design hat Vorteile: Zum Vergleich

Tab. 1 Vier Typen von Stimuli in einem zweifaktoriellen Design mit jeweils zwei Faktorstufen.

		Faktor Witzigkeit	
		witzig	Nicht witzig
	semantisch	(a) Was benutzen Ingenieure zur Verhütung? Ihre Persönlichkeit	(b) Was benutzen Ingenieure zur Verhütung? Ein Kondom.
Faktor Witztyp			
	klanglich	(c) Ich würgte eine Klapperschlange, bis ihre Klapper schlapper klang.	(d) Ich würgte eine Klapperschlange, bis sie tot am Boden lag.

stehen nicht zwei Bedingungen miteinander (wie früher: Flackerlicht versus Dunkelheit; Finger wackeln versus Finger ruhig halten), sondern vier systematisch variierte Bedingungen (a, b, c und d), die unterschiedliche Vergleiche zulassen: Man kann fragen, wo Semantik im Vergleich zu Klang verarbeitet wird (a+b versus c+d), kann semantischen Witz lokalisieren (a versus c) oder auch Witzigkeit überhaupt bewerten (a+c versus b+d).

Nachdem die Versuchspersonen die Witze gehört hatten, sollten sie durch Knopfdruck angeben, ob sie den Witz lustig fanden. Nach dem gesamten Durchgang im Scanner wurden den Versuchspersonen die Witze nochmals vorgelegt und sie mussten sie auf einer »Witzigkeitsskala« von 1–5 einschätzen.

Insgesamt brauchten die Versuchspersonen deutlich länger, die Witze als witzig einzustufen, verglichen mit der Einstufung der nicht witzigen Sätze als »nicht witzig« (2550 ms; p < 0,0001). Das Verstehen eines Witzes braucht also Zeit. In Hinblick auf die Verhaltensdaten ist weiterhin von Interesse, dass die Versuchspersonen im Mittel 62% der Witze als lustig empfanden, wobei sich dieser Wert in Bezug auf die phonologischen oder semantischen Witze nicht signifikant unterschied.

Das faktorielle Design mit unterschiedlichen Witztypen und jeweils entsprechenden Kontrollen ermöglichte die bereits beschriebenen verschiedenen Auswertungsmöglichkeiten. Der Vergleich semantischer Witze mit der Kontrollbedingung (den langweiligen Sätzen mit gleichem Anfang) ergab eine beidseitige Aktivierung im posterioren Temporalhirn. Dies passt nicht nur zu der bekannten Lokalisation semantischer Netzwerke im linken Temporalhirn (Wernicke-Zentrum), sondern auch zu der Beteiligung der rechten Hemisphäre am Prozess des Verstehens von Witzen: In der rechten Hemisphäre sind indirekte, entfernt liegende Assoziationen gespeichert, wie wir u.a. durch lateralisierte Behandlungsexperimente nachweisen konnten (vgl. [13]; dort auch weitere diesbezügliche Literatur). So ist beispielsweise von Split-Brain-Patienten bekannt, dass sie Schwierigkeiten beim Verstehen der Bedeutung eines Witzes haben, da sie offensichtlich nicht über die benötigten, eher rechtshemisphärisch gespeicherten indirekten Assoziationen verfügen können.

Der Vergleich der klanglichen Witze mit der Kontrollbedingung ergab demgegenüber die Aktivierung lediglich linksseitiger temporal posteriorer und frontal inferiorer kortikaler Bereiche (linke Insel und Gyrus präzentralis).

Um das neuroanatomische Korrelat der affektiven Komponente des Witzes abzubilden, gingen die Autoren wie folgt vor: Für jede einzelne Versuchsperson wurden die Gehirnbilder miteinander verglichen, die während der Darbietung von Witzen – von der jeweiligen Versuchsperson als witzig, bzw. als nicht witzig eingestuft – entstanden. In diesem Kontrast werden die kognitiven Anteile des Witzverstehens sozusagen herausgerechnet, da auch die nicht witzigen Witze über eine so genannte »Punchline« verfügten, also den gleichen Mechanismus zum Verstehen involvierten wie die witzigen Witze. Mit dem Kontrast wurde also lediglich der mit dem Witz verbundene positive Affekt abgebildet. Der Vergleich der Durchgänge mit den als witzig eingestuften Witzen mit den weniger humorvollen ergab eine Aktivierung des medialen ventralen präfrontalen Kortex, die sogar mit der Einschätzung der Witze auf der Skala von 1–5 signifikant korrelierte. Wie bereits mehrfach diskutiert [10, 11, 12], wurde dieses kortikale Areal mit Emotionskontrolle, Werturteilen und belohntem Verhalten in Verbindung gebracht. Kognitive und affektive Komponenten des Humors ließen sich somit durch die fMRT neurobiologisch unterscheiden, die kognitive Komponente ließ sich neurobiologisch nochmals in eine semantische und eine klangliche trennen. Die Untersuchung zeigt einmal mehr, dass funktionelle magnetresonanztomographische Untersuchungen weit über den Nachweis, »dass bei einer bestimmten geistigen Tätigkeit irgendetwas im Gehirn leuchtet« hinausgehen und zur Aufklärung der Zusammenarbeit kortikaler Strukturen bei höheren geistigen Leistungen beitragen können. Weitere Beispiele, die ebenfalls weit über die bloße Feststellung bestimmter aktivierter Areale hinausgehen, wurden an dieser Stelle immer wieder diskutiert [8, 9]. Die fMRT ist keine Modeuntersuchung, sondern die derzeit wahrscheinlich wichtigste Methode zur Erforschung der Neurobiologie höherer geistiger Leistungen.

Besser als gedacht:
Lernen, Dopamin und Neuroplastizität

Das Dopaminsystem wird in der Nervenheilkunde mit verschiedenen Krankheiten assoziiert: Fehlt Dopamin im Striatum, resultiert die Parkinsonsche Trias; zu viel Dopamin macht Hyperkinesen, und ein Dopaminmangel im Frontalhirn wird mit schizophrener Negativsymptomatik in Verbindung gebracht, wohingegen zu viel Dopamin Positivsymptome erzeugt. Es gibt einen weiteren neuropsychiatrischen Bereich, in dem Dopamin eine Rolle in der Ätiopathogenese spielt: die Sucht. Suchtstoffe und sogar suchtartig ausgeführte Verhaltensweisen führen zu einer Erhöhung des frontalen Dopamins, was zusammen mit einer ganzen Reihe tierexperimenteller Befunde die Überlegung stützt, dass Dopamin eine wichtige Rolle im gehirneigenen Belohnungssystem spielt. Wie tierexperimentelle Untersuchungen zeigen konnten, wird belohnungsassoziiertes Verhalten durch Läsionen des frontalen Dopaminsystems oder durch dessen pharmakologische Blockade beeinträchtigt. Umgekehrt ist von Drogen wie Amphetamin und Kokain bekannt, dass sie zu einer massiven Erhöhung frontal ausgeschütteten Dopamins führen. Aber auch Alkohol, Nikotin oder der Gewinn an einem »einarmigen Banditen« führen zu einem frontalen Dopamin-Release.

Wofür ist dies gut? – Diese Frage ist einfacher gestellt als beantwortet, denn sie setzt das Verständnis einiger Prinzipien assoziativen Lernens voraus. Hierbei handelt es sich zunächst um den bekannten Sachverhalt des operanten Konditionierens: Wird ein

Stimulus mit einer Belohnung oder Bestrafung gekoppelt, so lernt der Organismus, diesen Stimulus mit der Belohnung oder der Bestrafung in Verbindung zu bringen und kann sein Verhalten entsprechend dem Vorhersagewert des Stimulus ausrichten: Reize mit negativen Konsequenzen werden vermieden, solche mit positiven Konsequenzen werden gesucht. Weitere Untersuchungen haben gezeigt, dass es sich bei den gehirneigenen Systemen für Belohnung und Bestrafung um ganz unterschiedliche handelt, und dass Dopamin nur in den Mechanismen der Belohnung involviert ist. Zudem wurde nachgewiesen, dass für optimales Lernen nicht der Absolutwert der Belohnung von Bedeutung ist, sondern deren Unerwartetheit: Immer dann, wenn der Organismus eine bestimmte Erwartung hat und das Ergebnis des Verhaltens besser ist als die Erwartung, wird gelernt. Das Gleiche trifft für das Verhalten dopaminerger Neuronen zu: Sie feuern nicht als Antwort auf eine bestimmte Belohnung, sondern als Antwort auf den *Unterschied* zwischen vorhergesagter und tatsächlicher Belohnung. Präziser gesagt: Dopamin wird nur dann frontal freigesetzt, wenn die Konsequenz *besser als erwartet* ist. Eine kürzlich von der Arbeitsgruppe um Wolfram Schultz publizierte Studie [15] macht den Zusammenhang von frontaler dopaminerger Aktivität und Lernen noch enger und zeigt die methodischen Möglichkeiten neurobiologischer Grundlagenforschung eindrucksvoll auf.

Nach der klassischen Lerntheorie wird ein Stimulus dann erlernt, wenn er mit einer Belohnung verknüpft ist. Wird also beispielsweise (vgl. Versuchsanordnung in Abb. 10) ein Stimulus A mit einer Saftbelohnung verknüpft, beobachtet man als Folge des Lernprozesses ein verstärktes Leckverhalten des Versuchstiers. Auf die gleichzeitige Präsentation der Stimuli AX oder BY im zweiten Lernschritt (Abb. 10) angewendet würde dies bedeuten, dass, da sowohl X als auch Y mit Belohnungen verknüpft sind, beide erlernt werden müssten.

Dies ist jedoch nicht der Fall: Zeigt man den Tieren lediglich den Stimulus Y so folgt das Leckverhalten in Erwartung der Belohnung, zeigt man den Tieren jedoch den Stimulus X allein, so folgt dieses Verhalten nicht. Offensichtlich hat das vorherige Lernen der Verbindung von Stimulus A mit der Belohnung den Erwerb der Verknüpfung des Stimulus X mit Saft blockiert. Aus

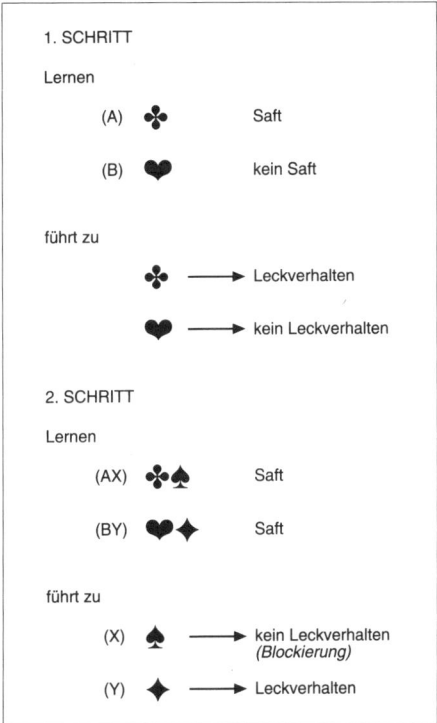

Abb. 10 Lernen führt zu bestimmten Verhaltensweisen (schematisch nach 15). Stimulus A wird mit Leckverhalten in Verbindung gebracht, Stimulus B hingegen nicht. Wird nun in einem zweiten Schritt die Verbindung mit zwei weiteren Stimuli gelernt (A mit X und B mit X), d.h. beide Male mit Saft belohnt, so sollte nach der klassischen rein assoziativen Lerntheorie hierdurch die Verbindung von X mit Saft und die von Y mit Saft gelernt weren. Dies ist jedoch nicht der Fall. Das Phänomen wird dadurch erklärt, dass der Stimulus X keinen prädiktiven Wert hat, wenn er immer mit dem prädiktiven Stimulus A gekoppelt dargeboten wurde. Das Lernen von X wurde also durch das vorherige Lernen von A blockiert.

diesem Sachverhalt ergibt sich der Name der experimentellen Prozedur: Blockierungsparadigma. Dieses wurde von L. Kamin bereits in den 60er-Jahren in die Lerntheorie eingeführt, um die Rolle des Vorhersagewertes eines Stimulus für Lernen genauer charakterisieren zu können.

Um das Verhalten dopaminerger Neuronen einerseits und lernender Organismen andererseits noch besser miteinander in Beziehung zu setzen, verwendeten Waelti und Mitarbeiter [15] das Blockierungsparadigma in Zusammenhang mit Ableitungen der Aktivität dopaminerger Neuronen. Im Rahmen eines Verhaltensexperiments an Affen wurde hierzu zunächst ein Stimulus (A) mit einer Belohnung (Saft) verknüpft, ein zweiter Kontrollstimulus (B) hingegen nicht von belohnendem Saft gefolgt. In welchem Ausmaß das Äffchen den visuellen Stimulus gelernt hat, lässt sich daran ablesen, wie häufig es nach der Präsentation des visuellen Stimulus A an der Saftquelle leckt. Nachdem der Affe die beiden Stimuli A und B gelernt hat, werden zugleich mit diesen zwei weitere Stimuli (nennen wir sie X und Y) gezeigt, so dass das Tier die beiden Stimuli A und X zusammen sowie die Stimuli B und Y zusammen wahrnimmt. In Durchgängen, bei denen A und X gezeigt wurden und wo eine Belohnung folgte, hatte der neue Stimulus X somit keinen Voraussagewert, da die Belohnung ja bereits durch A angezeigt wurde und diese Anzeige entsprechend gelernt wurde. Demgegenüber lagen die Verhältnisse bei BY-Durchgängen, die von Belohnung gefolgt wurden, ganz anders: Die Tiere lernten die Assoziation dieses neuen zusammengesetzten Stimulus mit der Belohnung. Entsprechend zeigte sich bei den AX-Durchgängen immer ein entsprechendes Leckverhalten an der Saftquelle, das bei den BY-Durchgängen im Laufe der Zeit gelernt wurde.

Der entscheidende Test bestand nun darin, die Stimuli X und Y allein zu präsentieren. Wie sich zeigte, hatte die alleinige Präsentation des Stimulus X kein Leckverhalten zufolge, d.h. der Stimulus sagte die Belohnung mit Saft für das Tier nicht voraus (obwohl er mit der Belohnung zuverlässig während der AX-Durchgänge gepaart war). Im Gegensatz dazu zeigten die Tiere nach Präsentation des visuellen Stimulus Y das Leckverhalten, d.h. es wurde ganz offensichtlich die Assoziation des Stimulus Y mit der Belohnung durch Saft erlernt. Hiermit ist nachgewiesen, dass es nicht das Auftreten eines Stimulus und dessen Verbindung mit Belohnung allein ist, das zum Lernen führt. Wäre dies der Fall, so hätte sowohl die Verbindung des Stimulus X mit Belohnung als auch die des Stimulus Y mit Belohnung gelernt werden müssen. Es ist vielmehr der Vorhersagewert eines Stimulus,

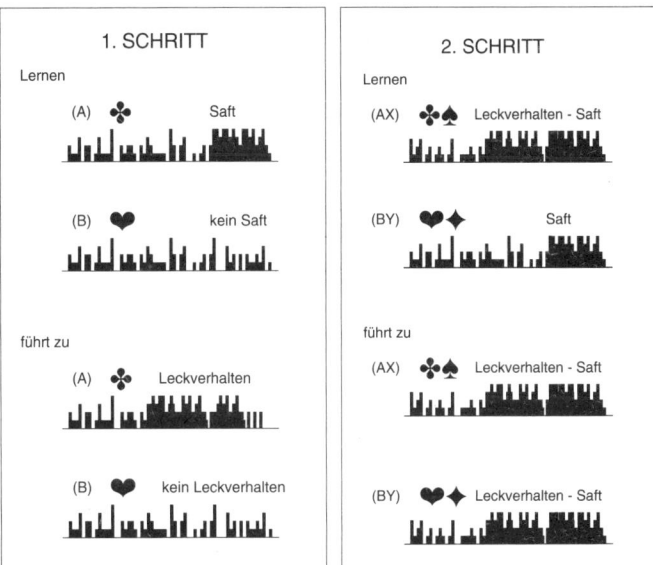

Abb. 11 (links) Das Verhalten wird von der Aktivität dopaminerger Neuronen begleitet (schematisch nach 15). Zunächst respondieren sie auf den Saft (oben), später dann, nach erfolgtem Lernen, auf den Stimulus (unten).

Abb. 12 (rechts) Auch das Verhalten auf die zusammengesetzten Stimuli wird von der Aktivität dopaminerger Neuronen begleitet (schematisch nach 15). Zunächst respondieren sie auf den schon gelernten Stimulus (A) bzw. auf den Saft (oben), später dann, nach erfolgtem Lernen, auf beide zusammengesetzte Stimuli AX und BY (unten).

der für das Lernen verantwortlich ist: Der Stimulus X hat für die Belohnung keinen *Vorhersagewert*, weswegen er nicht gelernt wird. Demgegenüber hat der Stimulus Y einen Vorhersagewert und wird gelernt.

Die Autoren leiteten bei den trainierten Tieren die Aktivität dopaminerger Neuronen in der Substantia nigra und der ventralen tegmentalen Kerngebiete (A8, A9 und A10) ab und fanden, dass 200 von 285 dopaminergen Neuronen durch den Stimulus A aktiviert wurden, und dass 150 von diesen Neuronen zwischen Stimulus A und Stimulus B unterscheiden konnten (vgl. Abb. 11).

Die zusammengesetzten Stimuli AX und BY aktivierten 94

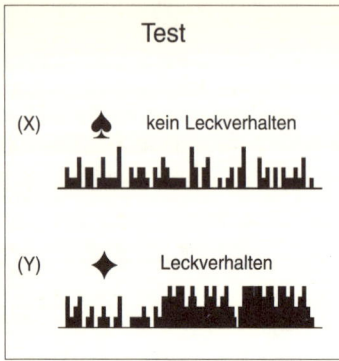

Abb. 13 Die Aktivität dopaminerger Neuronen verhält sich wie der Blockierungseffekt (schematisch nach 15). Auf den Stimulus X reagieren sie nicht (Blockierung), wohl aber auf den Stimulus Y.

von 137 dopaminergen Neuronen, von denen keines in nur einem Durchgangstyp allein aktiviert wurde (vgl. Abb. 12).

Wurde dem Affen nun der Stimulus X allein gezeigt, so zeigte kein einziges dopaminerges Neuron eine ausschließliche Reaktion auf diesen Stimulus. 39 von 85 Neuronen jedoch waren auf den Stimulus Y allein aktiv (vgl. Abb. 13).

Insgesamt zeigte sich eine deutlich stärkere Reaktion dopaminerger Neuronen (s.a. ff.) auf den Stimulus Y, der die Belohnung vorhersagte, gegenüber dem Stimulus X, der keinen Vorhersagewert hatte. Damit wurde nachgewiesen, dass sowohl auf der Verhaltensebene als auch auf der Ebene der neuronalen Aktivierung dopaminerger Neuronen der Voraussagewert von Belohnung eines Stimulus und nicht die bloße Paarung eines Stimulus mit Belohnung für das Lernen entscheidend ist.

Wie hängen nun Lernen und die Aktivierung des dopaminergen Systems im Einzelnen zusammen? – Nachdem der Zusammenhang des Stimulus A mit einer Belohnung und des Stimulus B mit der Abwesenheit von Belohnung erlernt war, ist die Aktivität des Dopaminsystems nach der Belohnung in A-Durchgängen und zum Zeitpunkt der Abwesenheit von Belohnung in B-Durchgängen nicht erhöht. Erfolgt jedoch nach einem B-Durchgang unerwarteterweise eine Belohnung, so feuern die dopaminergen Neuronen. Erfolgt nach Stimulus A einmal ausnahmsweise keine Belohnung, so fällt die Aktivität der dopaminergen Neuronen unter die Basalaktivität ab. Die Dopaminneuronen zeigen daher direkt das Verhältnis von Belohnung und deren Erwartung an: Ist

die Belohnung besser als erwartet, feuern sie, ist sie geringer als
erwartet, fällt ihre Aktivität ab. Entsprechend war die Reaktion
der Neuronen auf die belohnten AX-Versuchsdurchgänge gering
(die Belohnung wurde ja schon durch den Stimulus A angezeigt),
aber auf die belohnten BY-Durchgänge anfänglich hoch, denn
der Stimulus Y war ja neu und der Stimulus B war bislang nicht
mit Belohnung verknüpft.

Der Zusammenhang der Aktivität dopaminerger Neuronen
mit dem Vorhersagewert der Stimuli zeigte sich auch in Durchgängen, in denen die Stimuli X und Y allein ohne Belohnung dargeboten wurden: Nach Darbietung des Stimulus X (dessen Verknüpfung mit der Belohnung ja nicht gelernt wurde) kam es nur
bei einem von 85 dopaminergen Neuronen zu einer Aktivitäts-
verminderung, wohingegen 30 Neuronen eine Aktivitätsvermin-
derung bei ausbleibender Belohnung nach Stimulus Y aufwiesen.
Demgegenüber erhöhte sich die Aktivität dopaminerger Neuronen bei Durchgängen mit alleiniger Darbietung von Stimulus X
und anschließender Belohnung und es verminderte sich die Aktivität bei alleiniger Darbietung des Stimulus Y ohne Belohnung.

Dass diese Befunde bis auf die Änderung kortikaler Landkarten gleichsam durchschlagen, wurde in einer zur gleichen Zeit
publizierten Untersuchung aus der Arbeitsgruppe um Merzenich
[14] deutlich. Die Autoren konnten an sieben Ratten zeigen, dass
die direkte elektrische Stimulation dopaminerger Kerngebiete
die kortikalen Repräsentationen zu lernender Töne ändert. Mit
anderen Worten: Der Kortex erwies sich bei entsprechender
akustischer Stimulation nur dann als plastisch, wenn zugleich
das Dopaminsystem aktiviert wurde.

Schokolade im Kopf
Zur Positronenemissionstomographie
des Naschens

Es gibt immer wieder Sternstunden in der Wissenschaft, in denen
bahnbrechende Neuigkeiten einem staunenden Publikum von
Kollegen und Laien präsentiert werden. Wenn dann auch noch
die Methoden innovativ sind und die Forscher vor keinen persönlichen Opfern zurückschrecken, ist es wahrhaftig höchste

Zeit, dass der aufmerksame Herausgeber der Nervenheilkunde aktiv wird und die wie sooft dem anglo-amerikanischen Sprachraum entstammenden brandneuen Ergebnisse einem breiteren Publikum auch hierzulande bekannt macht.

Small und Mitarbeiter [19] gingen den neurobiologischen Grundlagen des Naschens von Schokolade mittels Positronenemissionstomographie ($H_2^{15}O$-PET) nach. Die Studie war von der lokalen Ethikkommission genehmigt worden und bereits die Schilderung der Pilot-Experimente macht Appetit auf mehr.

»Um zu untersuchen, welche Art von Schokolade für die Untersuchung verwendet werden sollte, wurde eine Pilot-Studie durchgeführt. Fünfzehn gesunde Versuchspersonen wurden gebeten, 20 Sorten Schokolade im Hinblick auf den Geschmack von der angenehmsten bis hin zur am wenigsten angenehmen einzustufen. Lindt Zartbitter (50% Kakao) und Lindt Milchschokolade wurden konsistent als am angenehmsten bewertet. Es zeigte sich jedoch, dass diejenigen Versuchspersonen, die Zartbitterschokolade bevorzugten, die Vollmilchschokolade ablehnten und wiederum diejenigen, die Vollmilchschokolade favorisierten, die Zartbitterschokolade nicht mochten. Im Hinblick auf die PET-Studie wurde daher entschieden, den Versuchspersonen die Wahl zwischen Lindt Zartbitter und Vollmilchschokolade zu lassen. Zwei Versuchspersonen wählten Zartbitter, sieben die Vollmilchschokolade«, kann man in der September-Ausgabe der renommierten neurowissenschaftlichen Zeitschrift *Brain* nachlesen [19].

Für die eigentliche PET-Studie wurden nicht etwa gewöhnliche Versuchspersonen ausgewählt, sondern solche, die sich selbst auf einer zehnstufigen Skala von »1. neutral gegenüber Schokolade« bis hin zu »10. Chocoholic« mit Werten von 8 bis 10 eingestuft hatten (insgesamt fünf Frauen und vier Männer). Als sie sich etwa viereinhalb Stunden nach dem Frühstück mittelgradig hungrig mit Werten von 5 bis 7 auf einer Hungerskala von 0 (zum Platzen satt) bis 10 (am Verhungern) einstuften, begann das eigentliche Experiment mit folgendem Ablauf: Es wurden insgesamt zehn PET-Bilder aufgenommen. Beim ersten und neunten Mal wurde den Versuchspersonen kurz zuvor Wasser in den Mund gegeben, so dass man eine affekt- und geschmacksneutrale Grundlinie der Gehirnaktivität zum Vergleich hatte.

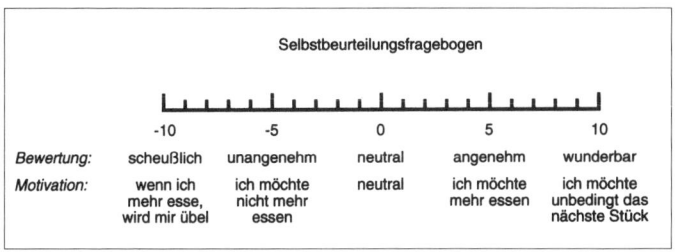

Abb. 14 Selbstbeurteilungsbogen zur Beantwortung der beiden Fragen nach 1. der Bewertung der Schokolade als angenehm bzw. unangenehm sowie 2. nach dem Verlangen nach mehr Schokolade.

Zwischen diesen waren sieben so genannte Schokoladen-Scans eingeschoben: Die Versuchspersonen bekamen zehn Sekunden vor dem Scan ein Stück Schokolade, das sie langsam im Munde zergehen lassen sollten. Danach sollten sie auf einer Skala, die von −10 bis +10 reichte (Abb. 14), erstens angeben, wie angenehm oder unangenehm sie dieses Stück Schokolade fanden, sowie zweitens, wie gern oder ungern sie ein weiteres Stück Schokolade haben würden.

Interessanterweise hatte sich in weiteren Pilotversuchen an 20 Versuchspersonen gezeigt, dass diese beiden Bewertungen keineswegs miteinander identisch sind. Vielmehr schmeckt die Schokolade auch dann noch, wenn kein weiteres Stück gewünscht wird. Das Verlangen nach mehr Schokolade nimmt also schneller ab als die positive Bewertung von deren Geschmack. Nach dem ersten Schokoladen-Scan mussten die Probanden so lange kästchenweise Schokolade essen, bis ihr Verlangen nach dem nächsten Stück um 2 Punkte auf der Bewertungsskala abgenommen hatte. Dann wurde fünf Minuten Pause gemacht und anschließend erhielten sie das nächste Kästchen Schokolade und den nächsten PET-Scan. Sieben solcher Schokoladen-Scans stellten sicher, dass im Verlauf der Untersuchung die Bewertung der Schokolade von positiv bis negativ reichen musste, was tatsächlich auch der Fall war (Abb. 15). Während des Experiments aßen die Versuchspersonen insgesamt eine halbe bis gut zwei Tafeln Schokolade.

Als weitere Kontrolle wurde ganz am Ende der Untersuchung noch ein Scan durchgeführt, währenddessen die Probanden

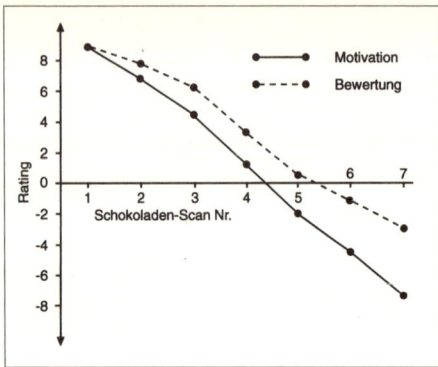

Abb. 15 Auswertung der Selbstbeurteilungen zur Bewertung (Frage: wie angenehm oder unangenehm fanden Sie dieses Stück Schokolade? – durchgezogene Linie) und zur Motivation (Frage: wie gern oder ungern möchten Sie ein weiteres Stück Schokolade haben? – gestrichelte Linie). Beide Variablen verlaufen vom positiven zum negativen Bereich, wobei die Motivation (ein weiteres Stück Schokolade zu essen) rascher abnahm als die Bewertung (der Schokolade als angenehm oder unangenehm).

Lutschbewegungen mit der Zunge ohne Schokolade durchführen mussten. Der gesamte Ablauf des Experiments ist in Abbildung 16 dargestellt.

Die so gewonnenen Daten wurden auf unterschiedliche Weise analysiert. Man suchte zum Beispiel nach Hirnregionen, deren Aktivität sich mit der Bewertung bzw. Motivation änderte, und fand unter anderem eine subkallosal in der Mittellinie des Gehirns gelegene Region sowie den medialen orbitofrontalen Kortex beidseits. Je schlechter den Versuchspersonen die Schokolade schmeckte und je weniger sie ein weiteres Stück essen wollten, desto geringer war die Aktivierung in diesen Regionen (Abb. 17). Ein weiteres Areal, das in dieser Weise aktiviert wurde, war die Insel beidseits, von der bereits die Reizversuche Penfields gezeigt hatten, dass bei deren elektrischer Stimulation gustatorische Halluzinationen auftreten können. Da alle genannten kortikalen Areale bekanntermaßen zu den Gehirnregionen gehören, die Geschmacks- und Geruchsdaten verarbeiten, kann man hieraus ableiten, dass in diese Verarbeitung ganz offensichtlich auch Aspekte der Motivation und Bewertung mit eingehen. Der enge

Zusammenhang von Bewertung und Geruch (der sich umgangssprachlich auch in der Redewendung, dass man jemanden nicht riechen könne, äußert) zeigt sich damit in dieser Studie einmal mehr.

Betrachtet man die mit der Bewertung des Schokolade-Essens korrelierten Areale (Insel und medialer orbitofrontaler Kortex), so fällt auf, dass diese gut mit den Arealen übereinstimmen, die im Zustand des Verlangens (Craving) nach Suchtstoffen wie Kokain aktiviert sind [16, 20]. Hierzu passt der Befund, dass Schokolade dasjenige Nahrungsmittel ist, nach dem die Menschen am ehesten und am häufigsten »süchtig« sind [18]. Der Ausdruck »Chocoholic« ist somit wahrscheinlich gar nicht so falsch.

Es wurde jedoch auch ein Areal im rechten kaudolateralen or-

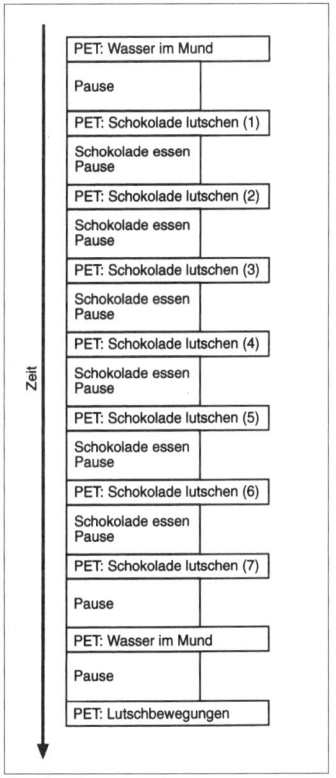

Abb. 16 Ablauf des PET-Experiments. Insgesamt wurden zehn PET-Scans der Gehirnaktivität durchgeführt.

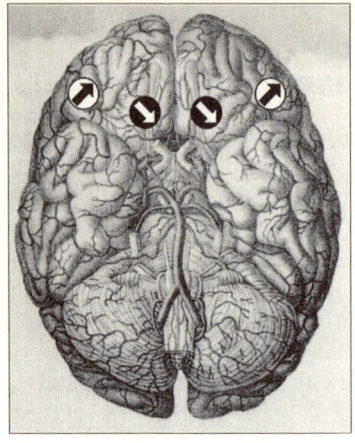

Abb. 17 Schematische Darstellung eines Teils der Ergebnisse von Small und Mitarbeitern [19]. Die in die Kreise eingezeichneten Pfeile geben an, ob die Aktivität des kortikalen Areals mit abnehmender Bewertung/Motivation ebenfalls abnimmt oder ob sie zunimmt.

bitofrontalen Kortex gefunden, dessen Aktivität mit abnehmender Bewertung und Motivation zunahm. Im orbitofrontalen Kortex, der bekanntermaßen mit Bewertung und Motivation in Verbindung steht, gibt es somit zwei Areale, die gegenläufig reagieren. Die Aktivität in einem eher medialen Areal verhält sich gleichsinnig zu Motivation und Bewertung, die in einem eher lateral gelegenen Areal verhält sich gegensinnig. Dieser Befund deckt sich mit einer kürzlich von O'Doherty und Mitarbeitern [17] publizierten Studie, die in einer emotionalen visuellen Lernaufgabe bei negativer Rückmeldung den lateralen und bei positiver Rückmeldung den medialen orbitofrontalen Kortex mittels funktioneller Magnetresonanztomographie (fMRT) aktiviert fanden. Im orbitofrontalen Kortex sind damit Aspekte der Bewertung ähnlich getrennt wie in anderen kortikalen Arealen entsprechende Aspekte der Außenwelt.

Um nichtlineare Zusammenhänge zwischen Bewertung und Gehirnaktivität zu ermitteln, wurde zudem ein Vergleich der Gehirnaktivität von erstem und letztem Schokoladen-Scan mit Schokoladen-Scan Nr. 4 durchgeführt. Dieser zeigte ein aktiviertes Gebiet im posterioren Gyrus cinguli, das offensichtlich sowohl auf negative als auch auf positive affektive Bewertung reagiert, also unabhängig von der Valenz ist.

Interessant ist schließlich auch, welche Areale man in dieser Studie nicht aktiviert gefunden hat, den olfaktorischen Kortex und den Mandelkern. Dies interpretieren die Autoren wie folgt: Die Amygdala wird bekanntermaßen durch aversive Reize aktiviert, jedoch möglicherweise nicht durch Reize, deren Aversivität kontextabhängig und somit variabel ist. Für eine solche flexible Evaluation scheint demgegenüber eher der orbitofrontale Kortex zuständig. Primäre olfaktorische Areale sind nach Meinung der Autoren möglicherweise aufgrund ihrer raschen Habituation an jegliche Stimuli mit PET schwer zu erfassen.

Zu guter Letzt konnten die Autoren durch eine weitere begleitende Pilot-Studie, in der neun Versuchspersonen wie beim PET-Experiment Schokolade aßen, jedoch an einem Tisch sitzend, nachweisen, dass die Selbstbeurteilung der Schokolade am Tisch ebenso erfolgt wie im PET-Scanner. Die Wissenschaft hat somit zur Beruhigung aller eindeutig festgestellt: Es gibt keine Interaktion zwischen PET und Schokolade.

Auf den Spuren von Gedächtnisspuren
Ereigniskorrelierte funktionelle Magnetresonanztomographie

Je länger und je tiefer man über etwas nachdenkt, umso eher bleibt es im Gedächtnis hängen. Diese alte Erfahrung wurde von der experimentellen Psychologie immer wieder bestätigt. Geht man eine Liste von Wörtern, die in großen oder kleinen Buchstaben geschrieben sind, danach durch, ob sie groß oder klein geschrieben sind, und wird hinterher gefragt, welche Wörter auf der Liste waren, so kann man sich an wesentlich weniger Wörter erinnern, als wenn man die gleiche Liste in der gleichen Zeit danach durchgeht, ob es sich bei den Wörtern beispielsweise um lebendige oder unlebendige Dinge handelt. Kurz, je »tiefer« ein Wahrnehmungsinhalt verarbeitet wird, desto besser wird er behalten. Auch Eselsbrücken funktionieren nach diesem Prinzip: Man denkt noch einmal völlig anders über die Dinge nach, schafft neue Verknüpfungen, und diese zusätzlichen gedanklichen Leistungen führen letztlich zu der Ausbildung von neuen und besseren Gedächtnisspuren als bloßes Wiederholen [22].

Wo werden solche Gedächtnisspuren angelegt? Sind sie mit unterschiedlicher Hirnaktivierung korreliert? Lässt sich Hirnak-

tivierung mit Behaltensleistung korrelieren? Welche Bedeutung
haben derartige Studien für ein weitergehendes Verständnis von
Gedächtnisprozessen? Haben diese Untersuchungen eine klinische Relevanz? Eine Publikation aus dem allgemeinen Wissen-
schaftsmagazin *Science* [21] bringt die Beantwortung dieser Fragen ein deutliches Stück voran und ist – wie gezeigt wird – in Zusammenhang mit anderen Ergebnissen aus der Aufmerksam-
keitsforschung unmittelbar klinisch relevant.

Die Forschergruppe aus Stanford setzte auf genial einfache
Weise einen methodischen Fortschritt im Bereich der funktionellen Magnetresonanztomographie (fMRT) um. Dieser Fortschritt
besteht darin, dass seit nunmehr gut einem Jahr nicht mehr nur
so genannte »geblockte« experimentelle Designs im Kernspintomographen durchgeführt werden können, sondern auch so genannte »randomisierte« experimentelle Designs. Dies bedeutet,
dass mittels der fMRT die Gehirnaktivität bei einzelnen Ereignissen gemessen werden kann, wie die genannte Untersuchung beispielhaft zeigt.

Sechs rechtshändige, gesunde Versuchspersonen (3 Frauen
und 3 Männer im Alter von 22 bis 32 Jahren) hatten im Scanner
eine recht einfache Aufgabe zu bewältigen: Es wurden ihnen insgesamt 96 Farbbilder, je zur Hälfte Innenaufnahmen und Außenaufnahmen, gezeigt, woraufhin die Versuchspersonen durch Tastendruck angeben sollten, ob die Bilder drinnen oder draußen
fotografiert worden waren. Eine halbe Stunde nach dem Experiment wurden die Versuchspersonen unerwarteterweise einem
Gedächtnistest unterzogen: Sie bekamen die 96 zuvor gesehenen
Bilder vermischt mit 32 neuen Bildern noch einmal per Computer präsentiert und sollten bei jedem Bild entscheiden, ob sie es
zuvor gesehen hatten oder nicht. Bei den Bildern, bei denen die
Versuchspersonen angegeben hatten, dass sie diese schon gesehen hatten, wurden sie weiterhin gefragt, ob sie sich klar erinnern können oder ob ihnen das Bild nur irgendwie bekannt vorkommt. Für jedes der während der funktionellen magnetreso-
nanztomographischen Untersuchung gesehenen und beurteilten
Bilder wurde somit im Nachhinein festgelegt, ob es erinnert
wurde (dies war im Durchschnitt bei 25 % der Bilder der Fall),
irgendwie bekannt vorkam (27 %) oder vergessen wurde (48 %).
Keines der Bilder wurde besonders gut behalten, und es gab kei-

nen Unterschied zwischen den Innen- und Außenaufnahmen im Hinblick auf die Behaltensleistung.

Um herauszufinden, welche Hirnareale bei der Einspeicherung von Gedächtnisinhalten eine Rolle spielen, wurden für jede einzelne Versuchsperson die bei ihr gemachten Hirnaktivationsbilder aufgeteilt in diejenigen, die während des Betrachtens eines später erinnerten Bildes gemacht worden waren und diejenigen, die während des Betrachtens eines später vergessenen Bildes gemacht worden waren. Durch statistischen Vergleich dieser beiden Bildgruppen erhielt man eine Karte von Gehirnarealen, die beim Betrachten von später erinnerten Bildern aktiver waren im Vergleich zu dem Betrachten von später nicht erinnerten Bildern. Durch diese Technik wurde nachgewiesen, dass sowohl parahippocampale Areale beidseits als auch der rechte präfrontale Kortex für die Einspeicherung von Bildern von Bedeutung sind. Es zeigte sich weiterhin, dass für jede Versuchsperson die Aktivität in den parahippocampalen Arealen bei den erinnerten Bildern am größten und bei den vergessenen Bildern am geringsten war. Die Aktivität bei Bildern, die im Nachhinein bekannt vorkamen, lag dazwischen. Die Autoren schließen daraus: »Die während der Untersuchung gemessene parahippocampale Aktivierung sagte nicht nur voraus, ob die Bilder behalten oder vergessen werden würden, sondern auch, ob sie mehr oder weniger sicher behalten werden würden.«

Von besonderem Interesse ist weiterhin der zeitliche Verlauf der Aktivierung in den gedächtnisrelevanten Gehirnarealen. In Abbildung 18 ist dieser im rechten Frontalhirn beim Betrachten von später erinnerten, als bekannt eingeschätzten und nicht erinnerten Bildern dargestellt. Die Zeitachse entspricht der Präsentation eines Bildes für knapp 3 Sekunden (schwarzer Balken in der Abbildung) sowie dem anschließenden Intervall zwischen den Bildern, das etwa 13 Sekunden lang dauerte. Man sieht deutlich, dass auch vergessene Bilder zur Aktivierung des rechten Frontalhirns geführt hatten, jedoch nicht in dem Maße, wie im Nachhinein als bekannt eingestufte Bilder. Zur stärksten Aktivierung hatten die Bilder geführt, die später erinnert wurden.

Im Lichte der referierten Studie sind die Ergebnisse einer ganzen Reihe von Untersuchungen zu den Effekten von Aufmerksamkeit von besonderer Bedeutung. Eine solche Studie ist in die-

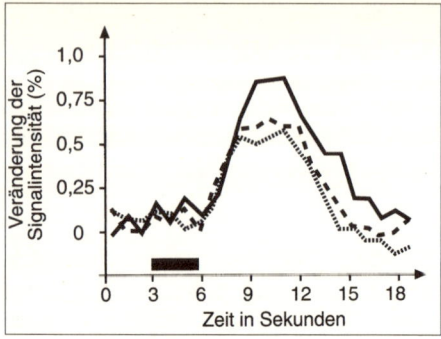

Abb. 18 Zeitlicher Verlauf der Aktivierung im rechten Frontalhirn beim Betrachten von später erinnerten (schwarze Linie), als bekannt einge- schätzten (gestrichelte Linie) und nicht erinnerten Bildern (gepunktete Linie), (nach [16]).

sem Buch auf den Seiten 84/85 zitiert. Wie dort zu sehen ist, gibt es einen Aufmerksamkeitseffekt auf die Hirnaktivierung, der allerdings nicht besonders stark ausgeprägt zu sein scheint. Ver- gleicht man die Größen der Effekte der Aufmerksamkeit in die- ser Studie mit der unterschiedlichen Aktivierung bei behaltenen und nicht behaltenen Bildern, so liegen die jeweiligen Effekte etwa in der gleichen Größenordnung. Insofern kommt der Studie von Brewer und Mitarbeitern besondere Bedeutung zu, denn sie zeigt, dass bereits gering erscheinende kortikale Aktivitätsunter- schiede einen großen Einfluss auf die Verarbeitung bzw. die nach- folgende Erinnerungsleistung haben können.

In klinischer Hinsicht bedeutet dies, dass Maßnahmen, die die Aufmerksamkeit verbessern, zu messbaren Veränderungen der neuronalen Aktivität in aufgabenrelevanten kortikalen Arealen führen und dass diese Veränderungen für das Einspeichern der bearbeiteten Inhalte entscheidend sein können. Die Bedeutung von Aufmerksamkeit und Motivation für therapeutische Be- mühungen kann daher nicht hoch genug eingeschätzt werden.

Ketchup und das kollektive Unbewusste
Prolegomena zu einer Neurobiologie
von Universalität und Idiosynkrasie des guten Geschmacks

Über Geschmack, so eine weit verbreitete Ansicht, lasse sich nicht streiten, und zwar deshalb nicht, weil er rein subjektiv erlebt werde und es keine intersubjektiv gültigen Prinzipien, Regeln, Argumente oder Daten gäbe, die in einem solchen Streit ins Feld geführt werden könnten. Eine Diskussion über ästhetische Urteile sei damit sinnlos, etwa gemäß dem folgenden Beispiel: »Mir schmeckt Vanilleeis.« – »Ich bevorzuge Erdbeereis.« – Ende der Debatte. So einfach sind die Dinge bei genauerer Betrachtung allerdings nicht, wie die Neurobiologie (und schon lange die Philosophie) lehrt. Wer glaubt, die Schönheit der Dinge sei eine ganz persönliche, weil rein subjektive Sache, der übersieht, dass beispielsweise auch deren Farben lediglich subjektiv erlebt sind; man könnte durchaus sagen, dass es Farben eigentlich gar nicht gibt, denn »eigentlich« gibt es doch nur »Energie und kleinste Teilchen«. Sofern man diesen Standpunkt einnimmt, übersieht man, dass es sich bei der Energie und den Teilchen um von Wissenschaftlern erdachte Strukturen, um Modelle handelt. Nicht nur sind diese – ebenso wie die Farben und die Schönheit – auch in deren Geist bzw. in deren Gehirn abgebildet, sondern sie sind auch lediglich als Beschreibung der Wirklichkeit – und nicht als deren Ersatz – gemeint. Damit aber ergibt sich Folgendes:

– Entweder man bleibt bei dem Standpunkt, dass es eigentlich nur Energie und Materie gibt. Dann aber hat das Schöne den gleichen Status wie das Farbige. Dann aber kann man sich über Schönes ebenso streiten wie über Farbiges (»das ist grün« – »nein, ich finde, es ist eher schon blau«).

– Oder man belässt es bei der phänomenalen Welt, d.h., man lässt die Farben und Formen, die Bewegungen und Muster, die Töne und Gerüche (also alles, was es nach obiger Auffassung *eigentlich* gar nicht gibt) in der Welt und versucht gar nicht erst, *hinter* diese Welt zu kommen oder diese Welt, wie sie uns immer schon umgibt, hinwegzuerklären. Dann aber könnte auch Schönheit draußen in der Welt sein, ebenso wie es die Farben sind.

Wenn wir uns also darauf einlassen zuzugeben, dass die Welt um uns herum wirklich bunt ist (womit wir keineswegs leugnen, dass die Farben – ebenso wie die wahrgenommenen Dinge überhaupt – Ergebnisse neurobiologischer Prozesse sind), dann könnte sie auch schön sein. Oder noch einmal anders formuliert: Sofern Farbe ein Aspekt der Dinge ist, dann könnte auch Schönheit ein Aspekt der Dinge selbst (d.h. nicht nur unserer Betrachtung von ihnen) sein.

Aber ist diese Position nicht zu extrem? Warum kommt sie uns so vor? Wohl deshalb, weil wir ästhetische Urteile grundsätzlich für *persönliche Werturteile* halten. Solche Urteile, könnte man weiter argumentieren, sind in der individuellen Person, deren Lebensgeschichte und Vorerfahrungen, vielleicht auch deren genetischer Ausstattung begründet und daher bei jedem Menschen anders, also idiosynkratisch.

Lebensgeschichtliche Bedingtheit einerseits und Universalität andererseits müssen sich jedoch keineswegs ausschließen. Betrachten wir hierzu einmal den Geschmack. Nicht umsonst stellt unsere Sprache, über eine Synonymität des Wortes Geschmack (gustatorische Sinnesqualität einerseits und individuelle Vorliebe andererseits), eine enge Verbindung zwischen dem Geschmackssinn und persönlichen ästhetischen Urteilen her. Der eine mag dies, der andere das; Geschmack ist etwas Individuelles, Persönliches, also gerade nichts Allgemeines. Er ist lebensgeschichtlich bedingt und im Hinblick auf das Gustatorische beispielsweise dadurch geformt, was jeder von uns früher essen durfte oder konnte, oder auch gerade nicht durfte oder konnte. Dennoch gibt es auch im Bereich der Geschmackswahrnehmung allgemeine Prinzipien: Bitterer Geschmack deutet auf das Vorhandensein möglicher Gifte hin und hat daher Abneigung zur Folge. Gewiss, viele Speisen sind bitter, die Vorliebe dafür stellt aber eher einen »acquired taste« dar, wie die Engländer sagen, sie ist gelernt, und bestätigt als Ausnahme gleichsam die Regel, dass wir Bitteres zunächst einmal nicht mögen.

Das Gegenteil gilt für süße Speisen (vgl. zum Folgenden auch [29]). Kinder lieben bekanntermaßen Süßes ganz besonders. Sie tun dies, weil die Geschmacksrezeptoren mitsamt der nachgeschalteten Verarbeitung über Jahrmillionen Gegenstand der evolutionären Entwicklung waren, die darauf hinauslief, dass süßer

Geschmack das Vorhandensein von Zucker – ein für uns wesentlicher Energielieferant – anzeigt. Die Vorliebe für Süßes ist daher für das Überleben wichtig und führt zu sinnvollem Verhalten. Der auf Süßes gerichtete gute Geschmack ist damit keineswegs eine persönliche Angelegenheit, sondern etwas Allgemeines, das – im Prinzip wenigstens – für alle Menschen und sogar für alle Primaten und wahrscheinlich die meisten höheren Organismen gilt. Interessanterweise sind die Süß-Rezeptoren bei kleinen Kindern unempfindlicher als die erwachsener Menschen. Dies bedeutet, dass Kinder auch noch Dinge gern mögen, die dem Erwachsenen aufgrund ihrer erdrückenden Süße eher Übelkeit bereiten. Dies ist wiederum keine Frage der individuellen, sondern eine der allgemeinen Entwicklung. Kinder benötigen mehr Energie für Wachstum und Entwicklung als Erwachsene. Entsprechend ist ihr Geschmack für Süßes darauf eingestellt (man könnte sagen: die Schwelle feinjustiert), auch Süßes in großen Mengen zu mögen.

In ihrer Arbeit *Ketchup und das kollektive Unbewusste* weist Rozin (vgl.[28]) darauf hin, dass der Siegeszug des Ketchup in den USA (gebrochen erst durch den Zuzug von Einwanderern spanischer Abstammung: 1992 überstieg der Verkauf von Salsa erstmals in der Geschichte der USA den von Ketchup; vgl. [26], S. 105) nicht nur mit dessen Geschmack, sondern auch mit dessen *Aussehen* in Verbindung gebracht werden kann. Ketchup vereint nicht nur eine jeweils sehr heftige süße, saure und salzige Geschmackskomponente und stimuliert die entsprechenden Rezeptoren maximal. Er ist zudem, wie auch eine ganze Reihe anderer Saucen pflanzlicher Herkunft, blutrot. Dies, so vermutet Rozin, mag seine Wurzeln darin haben, dass Saucen pflanzlicher Herkunft ihren Ursprung in einem Surrogat oder Ersatz des Lebenssafts im Rahmen verschiedener kultureller Handlungen haben. Der Erfolg von Ketchup als Zugabe zu allen nur erdenklichen Speisen ist also mitbedingt durch dessen ästhetische Qualitäten im Hinblick auf Farbe und Geschmack. Durch beide Sinnesqualitäten werden sehr alte, sicherlich »fest verdrahtete« und sehr allgemeine sinnliche Vorlieben und Reaktionsmuster angesprochen. Warum gibt es so etwas? Warum gibt es allgemeine Ästhetik?

Die *rasche bewertende Funktion* des Ästhetischen stellt das Erleben des Schönen – ähnlich wie und in Verbindung mit Emotionen – in einen evolutionären Zusammenhang, d.h., betrachtet dieses Erleben letztlich als Überlebensvorteil für den Organismus. Schönheit gibt es somit nicht als überflüssiges Anhängsel unseres Erlebens, sondern ist dessen integraler Bestandteil. Dass wir die Dinge als schön oder hässlich, angenehm oder unangenehm bewerten, kommt nicht von ungefähr, sondern hat letztlich einen Überlebensvorteil.

Gibt es Prinzipien der Schönheit? Anders gefragt, lassen sich grundlegende Funktionen der Bewertung in der Wahrnehmung finden, die in diese ebenso eingebaut sind wie beispielsweise die Mechanismen der Farb- und Formkonstanz, der automatischen Gruppierung oder der Wahrnehmung dreidimensionaler Formen aufgrund von Linien bestimmter Orientierung? – Dies ist eine empirische Frage, die oben für den Geschmackssinn bereits mit Ja beantwortet wurde.

Unter diesem Blickwinkel können auch die neurobiologischen Mechanismen des ästhetischen Erlebens in anderen Sinnesmodalitäten Gegenstand der Untersuchung werden. Das Erleben von Schönheit ist dann nicht mehr Privatsache, sondern gehört evolutionär betrachtet zu unserer »Grundausstattung«, wie Denken, Fühlen und Wollen auch. In diese Richtung weist eine ganze Reihe von Publikationen jüngeren Datums, die sich alle mit den neurobiologischen Grundlagen ästhetischer Erlebnisse beschäftigen (23, 24, 25, 27, 30). Diese Arbeiten beziehen sich auf das visuelle System, was nicht wundert, wenn man bedenkt, dass das Sehen die für uns Menschen mit weitem Abstand bedeutendste Sinnesqualität darstellt. Diese Arbeiten deuten alle in die gleiche Richtung: Auch für das Sehen muss man die Frage nach allgemeinen Prinzipien des Schönen mit Ja beantworten. Es gibt – prinzipiell – schöne Bilder.

Ästhetisches Erleben hat damit eine allgemeine Seite, die man durchaus mit dem auf C.G. Jung zurückgehenden Terminus des kollektiven Unbewussten bezeichnen kann. Schönheit wird uns zwar bewusst, ihr Erleben gehorcht jedoch allgemeinen Prinzipien, die uns weitgehend oder völlig unbekannt sind. Solche Prinzipien wurden in anderen Bereichen durchaus bereits untersucht: Man denke nur beispielsweise an das Sprechen, das den Prinzipien der Grammatik gehorcht, von der die meisten Sprecher keine explizite Kenntnis haben. Ja, viele Menschen wissen

gar nicht, was eine Grammatik ist, sprechen aber durchaus
grammatikalisch korrekt. Ebenso wie die Sprachwissenschaft,
die Linguistik und mittlerweile die Psycho- und die Neurolinguistik gezeigt haben, wie Sprache produziert und verstanden wird,
könnten Ästhetik und Neurowissenschaft allgemein zeigen, wie
wir Schönheit erleben und auch Schönes produzieren.

V. Lesen und Rechnen

Sprachmodule – typisch menschlich?
Japanisch versus Holländisch, vorwärts und rückwärts
bei Neugeborenen und Affen

Nur die Spezies Mensch verfügt über gesprochene Sprache. Was ist beim Menschen anders als bei allen anderen Arten, worin liegt genau der Unterschied im Hinblick auf das Sprachvermögen? Was ist es, was dem Menschen eigen ist, was Tiere nicht haben, weswegen ihnen die Fähigkeit zum Sprechen abgeht?

Seit den Arbeiten des Sprachwissenschaftlers Noam Chomsky zum Spracherwerb (vgl. [4]) wird immer wieder argumentiert, dass es so etwas wie ein angeborenes Sprachvermögen beim Menschen gibt. Worin aber genau liegt dessen Natur? Dieser Frage wurde in der Vergangenheit immer wieder in Studien an Neugeborenen sowie an Affen nachgegangen, um einerseits das, was beim Menschen angeboren ist ohne bereits stattgefundene Überformung durch Lernen, zu untersuchen, und um andererseits bei unseren nächsten Verwandten nachzusehen, was diese sprachlich können bzw. was sie gerade nicht können.

So weiß man beispielsweise, dass Neugeborene bereits Silben und den Sprachrhythmus verschiedener Sprachen unterscheiden können. Interessanterweise fand man weiterhin, dass diese Fähigkeiten auf Sprache, die vorwärts abgespielt wird, beschränkt sind; sie verschwinden, wenn man Sprache rückwärts abspielt. Hieraus lässt sich ableiten, dass es nicht nur um die Wahrnehmung von Frequenzmustern in der Zeit geht, sondern um recht spezifische sprachliche Eigenheiten wie Verschlusslaute etc., die eine bestimmte gerichtete zeitliche Charakteristik aufweisen. Die Wahrnehmungspräferenz für diese gerichteten zeitlichen Charakteristika wiederum kann nicht erlernt sein, denn man findet sie, wie bereits gesagt, schon bei Neugeborenen. Es scheint also, als wären Menschen mit bestimmten spezifischen Diskriminationsfähigkeiten im Hinblick auf akustische Wahrnehmungsmuster ausgestattet, die es ihnen erlauben, Sprache besonders gut zu erlernen. Gewiss geht es beim Sprachverstehen um mehr als um akustische Diskrimination, aber dennoch käme die Entdeckung einer entsprechenden spezifisch menschlichen Fähigkeit dem Nachweis eines Sprachmoduls, also einer spezifisch sprachlichen kognitiven Funktion, sehr nahe.

Ramus und Mitarbeiter [3] gingen genau dieser Frage nach der Natur des Sprachmoduls und dessen Spezifität für die Spezies Mensch auf recht ungewöhnliche Weise nach. So untersuchten sie insgesamt 165 Säuglinge im Alter von wenigen Tagen sowie 13 ausgewachsene Tamarin-Äffchen im Hinblick auf ihre Reaktionen auf jeweils 20 Sätze holländischer bzw. japanischer Sprache.

Wie aber studiert man Sprache bei Neugeborenen und Affen? Man kann ja niemanden fragen! Hier hat die empirische Entwicklungspsychologie jedoch in den vergangenen Jahrzehnten bedeutende Fortschritte gemacht und mittlerweile recht gut etablierte Verfahren zur Verfügung gestellt, mit denen genau dies eben doch geht (vgl. [4] zu einem auf ähnlichen Prinzipien beruhenden Sehtest für Neugeborene). Man verwendete ein so genanntes Habituierungs-Dishabituierungs-Experiment, das wie folgt funktioniert: Wann immer die Säuglinge an ihrem Schnuller heftig saugten, wurden ihnen die Sätze vorgespielt und wurde die Anzahl der heftigen Saugakte pro Minute (high-amplitude sucks) gemessen. Wie seit längerer Zeit bekannt ist, verhalten sich Säuglinge anders beim Saugen, wenn eine Änderung des Input auftritt: Sie saugen heftiger (denn die Änderung per se ist für sie interessant; Gehirne, besonders die von Säuglingen, lechzen gewissermaßen nach Abwechslung). Nun kann man die Argumentation umdrehen und das Saugen untersuchen, um festzustellen, ob ein Säugling eine Änderung wahrnimmt. Man gibt hierzu zunächst den gleichen Input für eine gewisse Zeit, wechselt dann und misst, ob sich das Saugen verstärkt hat. Wenn ja, hat der Säugling die Änderung offensichtlich registriert. Mit diesem Paradigma wurde nachgewiesen, dass Säuglinge den Unterschied zwischen zwei Sprachen bemerken: Werden zunächst 10 holländische Sätze vorgespielt und dann 10 japanische, so nimmt das Saugen nach dem Wechsel der Sprachen zu. Allein der unterschiedliche Klang oder Rhythmus dieser Sprachen erlaubt es also den Säuglingen, diese zu unterscheiden. Dass es in der Tat der Rhythmus ist und nicht der Klang, wurde dadurch gezeigt, dass man die Sätze rückwärts abspielte: Nun reagierten die Säuglinge nicht mehr auf den Wechsel der Sprachen.

Handelt es sich bei dieser rhythmussensitiven Wahrnehmung nun um das spezifisch menschliche Sprachmodul? Dieser Frage wurde dadurch nachgegangen, dass man im Prinzip das gleiche Experiment mit kleinen Äffchen durchführte. Anstatt des Saugreflexes wurde als abhängige Variable hier die Orientierung des Kopfes zu einem von zwei Lautsprechern gemessen. Zunächst wurden durch den einen Lautsprecher die 10 Sätze der einen Sprache (von zwei Sprecherinnen gesprochen) vorgespielt und dann durch den zweiten Lautsprecher entweder weitere Sätze der gleichen Sprache durch eine andere Sprecherin (speaker change condition) oder es wurde die Sprache gewechselt (language change condition). Die Orientierung der Äffchen zum zweiten Lautsprecher wurde gemessen und stellte damit ein Maß für das Feststellen eines neuen Stimulus dar. Es zeigte sich hierbei, dass die Äffchen den Wechsel des Sprechers nicht, den Wechsel der Sprache jedoch sehr wohl bemerkten. Sie konnten also die beiden Sprachen unterscheiden. Spielte man nun die Sätze rückwärts vor, war diese Unterscheidungsfähigkeit verloren; mit der Unterscheidungsfähigkeit zwischen holländischer und japanischer Sprache verhält es sich also bei den Äffchen nicht anders als bei den Säuglingen.

Diese Studie zeigt wieder einmal mehr, dass auch ein »Non-finding« ein interessantes Ergebnis sein kann: Sowohl Säuglinge als auch Tamarin-Äffchen können Holländisch von Japanisch unterscheiden, und sie benutzen dabei ähnliche abstrakte im Sprachrhythmus steckende Informationen, die beim Rückwärtsspielen der Sprachen verloren gehen. Da Tamarin-Äffchen der Sprache nicht fähig sind, muss man annehmen, dass ihre Unterscheidungsfähigkeit Bestandteil ihres auditorischen Apparates ist, der auch für die Verarbeitung der Laute von Primaten zuständig ist. Man muss weiter schließen, dass die Fähigkeit, komplexe rhythmische gestalthafte Muster wahrzunehmen, nicht spezifisch menschlich ist und dass es sich hierbei nicht um das spezifisch menschliche »Sprachmodul« handeln kann.

Vielleicht liegt dieses Modul weniger im Sprachverständnis als in der Sprachproduktion! Einen Hinweis hierauf liefert eine Arbeit, die nur eine Woche nach der von Ramus et al. [3] publizierten Arbeit ebenfalls in *Science* erschien [2].

Auch für das Sprechen von Sprache gibt es biologische Determinanten. Hinweise darauf ergaben sich aus Untersuchungen zur Universalität der Phonologie. So fand man beispielsweise,

dass alle Sprachen Stopkonsonanten (t, d) enthalten, nicht aber
Reibungslaute (s). Weiterhin gibt es zwar Konsonanten in allen
Sprachen, hintereinander hängende Konsonanten (gl, pr) jedoch
nicht in allen [1].

Bei manchen Wörtern, man nennt sie onomatopoetisch, ist
der Zusammenhang zwischen ihrer Bedeutung und ihrem Klang
offensichtlich, denn der Klang spiegelt einen akustischen Aspekt
des vom Wort gemeinten Sachverhalts oder Gegenstands wider.
So miaut die Katze, die Kuh muht (beides onomatopoetische
Verben), wohingegen Hunde nur bellen und Vögel nur singen. In
Norddeutschland spielen Kinder nicht mit Dreck, sondern mit
Klackermatsch, und Hunde im angloamerikanischen Sprachraum tönen »whow whow«.

Von den relativ seltenen onomatopoetischen Wörtern jedoch
abgesehen erscheint der Zusammenhang zwischen Wortklang
und Wortbedeutung zufällig. Dass dies jedoch nicht der Fall ist,
zeigt die Studie von MacNeilage und Davis, die auf folgendem
Sachverhalt der Sprachentwicklung basiert: Im Alter zwischen 7
und 10 Monaten beginnen Kinder damit, den Unterkiefer auf
und ab zu bewegen und gleichzeitig die Stimmbänder zu nutzen.
Da der Artikulationsapparat des Menschen sich von dem auch
unserer nächsten Verwandten deutlich unterscheidet, kommt es
zu typischen Vokalisationen, die jeder kennt, der schon einmal
einen Säugling auf dem Arm gehabt hat: Je nachdem, wo sich
dann die Zunge befindet und ob sie eher flach oder gekrümmt
ist, entsteht ein Lallen, das nach »jaja« oder nach »wawa«
klingt. Wird der Luftstrom durch Zunge oder Lippen unterbrochen, entsteht »dada« oder »baba«, hören dabei die Stimmbänder auf zu flattern, hört man »tata« und »papa«, und geht die
Luft zur Nase heraus, während die Stimmbänder weiterschwin-
gen, hört es sich je nach Stand von Zunge und Lippen wie
»mama« oder »nana« an. Es ist kein Zufall, dass die Römer die
weibliche Brust »mamma«, die Engländer den Babysitter »nan-
ny« oder die Deutschen den Vater »Papa« nennen, dass also die
ersten Wörter dadurch entstehen, dass Säuglinge Laute, die sie
ohnehin spontan artikulieren, bei entsprechendem Kontext mit
Bedeutung in Verbindung bringen.

Die Autoren untersuchten Konsonant-Vokal-Sequenzen daraufhin, ob sie zufällig verteilt auftreten oder ob es bestimmte

Konsonanten gibt, die bestimmte Vokale bevorzugt nach sich ziehen. Dies kann man vermuten, denn Vokale und Konsonanten werden durch bestimmte Stellungen der Artikulationsorgane hervorgebracht. Man unterscheidet labiale (b, p) von gutturalen (g, k) Konsonanten sowie bei den Vokalen solche, bei denen die Zunge eher frontal (a) oder dorsal (o) nach unten bewegt wird. Wenn es nun einen Einfluss der Anatomie und Physiologie der Artikulationsorgane auf den Klang von Wörtern gibt, dann sollten bestimmte Silben häufiger sein als andere, nämlich die Kombinationen von labialen Konsonanten (»dada« häufiger als »dodo«) mit frontalen Vokalen bzw. von gutturalen Konsonanten mit dorsalen Vokalen (»gogo« häufiger als »gaga«).

Als Datenbasis untersuchten die Autoren 12.471 Konsonant-Vokal-Sequenzen in bedeutungslosem Geplapper von sechs Säuglingen, 5.635 entsprechende Sequenzen in den ersten gesprochenen Wörtern bei zehn Kindern sowie 12.360 Konsonant-Vokal-Sequenzen in Wörtern aus zehn verschiedenen Sprachen. Sie fanden in allen drei Datensätzen mit überzufälliger Häufigkeit die genannten regelhaften Zusammenhänge zwischen Konsonant und Vokal in den Konsonant-Vokal-Sequenzen. Der Zusammenhang war dabei im Geplapper und in den ersten Wörtern höher als in den Sprachen (der Erwachsenen), hielt sich aber durch. Mit anderen Worten: Die Struktur von Wörtern ist nicht zufällig. Sie wird bestimmt von den Gegebenheiten der Artikulationsorgane, die beim Spracherwerb eine wichtige Rolle spielen und deren Einfluss sich auch nach dem Spracherwerb an gesprochener Sprache nachweisen lässt. Damit ist zwar kein Sprachmodul identifiziert; in jedem Falle aber eine weitere biologische Randbedingung, bei der es sich um eine typisch menschliche handelt.

Leseschwäche als Mikroverdrahtungsstörung
Zu den Möglichkeiten der Diffusions-Tensor-Magnetresonanztomographie

Kinder mit Leseschwäche galten lange Zeit als dumm, faul, unwillig oder irgendeine Kombination hiervon. Erst seit dem Nachweis, dass viele dieser Kinder – es sind immerhin je nach Schätzung 3–6, 4–8 oder gar 5–10% aller Kinder – eine Dysfunktion in der Wahrnehmung rascher Lautfolgen aufweisen, setzt sich die Erkenntnis durch, dass es sich bei der Leseschwäche um ein neurobiologisch charakterisierbares Defizit handelt [12]. In funktioneller Hinsicht besteht es darin, dass beispielsweise Verschlusslaute wie b und p, d und t, g und k sich akustisch nur durch Charakteristika unterscheiden, die im Bereich von etwa 20 Millisekunden ablaufen. Ist der Kortex im Bereich sekundärer Hörzentren zu langsam, klingen diese Laute gleich. Werden sie aber nicht mehr unterschieden, erreicht nur unzureichend differenziertes Material weitere, höhere Sprachzentren, weswegen es hier zu Verarbeitungsstörungen kommt. Wie aber lässt sich dieses Defizit näher charakterisieren? Worum genau handelt es sich?

Wegweisend für eine Beantwortung dieser Frage war eine bereits vor längerer Zeit durchgeführte Studie von Galaburda und Mitarbeitern [7], die Gehirne von Personen mit Leseschwäche post mortem untersuchten. Hierbei zeigten sich linkstemporale Auffälligkeiten als Hinweis darauf, dass es sich bei der Leseschwäche um eine neurobiologisch zu charakterisierende psychopathologische Erscheinung handelt. Hierzu passen auch die Befunde pathologischer Aktivierungsmuster beim Lesen in funktionellen Bildgebungsstudien [10, 11]. Bereits aufgrund dieser Studien wurde die Hypothese vorgeschlagen, dass es sich bei der Leseschwäche um ein Diskonnektionssyndrom handelt, d.h. um eine Störung der Mikroverdrahtung zwischen frontalen und temporalen Arealen der linken Hemisphäre. Hierfür spricht auch die von Horwitz und Mitarbeitern [8] berichtete verminderte Korrelation der metabolischen Aktivität frontaler, temporaler und okzipitaler kortikaler, beim Lesen involvierter Areale bei Personen mit Leseschwäche.

Eine kürzlich publizierte Untersuchung von Klingberg und Mitarbeitern [9] an sechs Probanden mit Leseschwäche und einer Kontrollgruppe (n = 11) ergab nicht nur eine weitere Bestätigung der Hypothese, sondern erscheint wegweisend für die Bedeutung einer neuen Technik im Bereich der Magnetresonanztomographie (MRT) für die Diagnostik neuropsychiatrischer Störungsbilder. Bekanntermaßen beruht die MRT auf der Tatsache, dass der unterschiedliche Wassergehalt verschiedener Gewebe sich in Änderungen magnetischer Eigenschaften dieser Gewebe zeigt, die gemessen und zum Bildaufbau verwendet werden. Bei der Diffu-

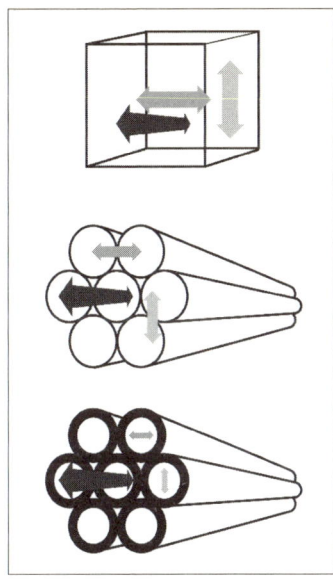

Abb. 19 Diffusionsrichtung (Beweglichkeit) von Wasser in einem nach allen Richtungen gleichförmigen – isotropen – Raum (oben). Marklose Nervenfasern (Mitte) schränken die Diffusion von Wasser weniger ein als markhaltige Fasern (unten), die bei gleicher Richtung ein Höchstmaß an Richtungsunterschied der Diffusion, d.h. an Anisotropie, bewirken.

sions-Tensor-Magnetresonanztomographie wird nun nicht der Wassergehalt, sondern die Beweglichkeit diffundierenden Wassers im Raum gemessen. Ist der Raum unstrukturiert, so können die Wassermoleküle in diesem Raum frei, d.h. nach allen Richtungen gleich *(isotrop)* diffundieren. Befinden sich die Wassermoleküle hingegen in Strukturen, die ihre Beweglichkeit in einer bestimmten Richtung einschränken, spricht man von einer *Diffusions-Anisotropie*.

Wie aus Abbildung 19 unschwer zu erkennen ist, handelt es sich bei der weißen Substanz des Gehirns, d.h. bei markscheidenhaltigen Nervenfaserbündeln, um solche die Beweglichkeit des Wassers richtungsspezifisch beeinflussende Strukturen. Gleichgerichtete markhaltige Nervenfasern führen somit zu einer Anisotropie der Diffusion von Wasser, wobei die Richtung der Nervenfasern durch die größte Beweglichkeit des Wassers gegeben ist. Diese lässt sich durch einen Tensor beschreiben, d.h. durch eine Art mehrdimensionalen Vektor, der das richtungsabhängige Ausmaß der Diffusion des Wassers angibt. So erklärt sich der zungenbrecherisch lange Name einer der neuesten Erweiterungen des Arsenals der Möglichkeiten struktureller Bildgebung. Die Diffusions-Tensor-Magnetresonanztomographie (DT-MRT) zeigt Myelinisierungsgrad, Ausmaß der Gerichtetheit und Richtung von Nervenfaserbündeln der weißen Substanz im ZNS an (vgl. [5], [6]).

Mit Hilfe der DT-MRT gingen Klingberg et al. [9] nun an fünf Männern und einer Frau mit Leseschwäche sowie an einer Kontrollgruppe von sechs Männern und fünf Frauen der Frage nach, ob sich in der Feinstruktur der weißen Substanz bei Probanden mit Leseschwäche Abweichungen von der Norm finden lassen. Ein Gruppenvergleich der im gesamten Gehirn gemessenen Werte für die Anisotropie ergab eine signifikant geringere Anisotropie im Bereich der Temporoparietalregion beidseits in der Gruppe der Probanden mit Leseschwäche. Ein Vergleich zusätzlich aufgenommener (T1-gewichteter) anatomischer MR-Bilder ergab keine signifikanten Unterschiede zwischen den Gruppen. Damit war ausgeschlossen, dass die nachgewiesenen mikrostrukturellen Unterschiede nicht sekundär durch gröbere anatomische Differenzen bedingt waren.

Da ein Gruppenunterschied noch keine Aussagen über die klinische Relevanz der Messwerte erlaubt, wurden die Korrelationen zwischen der (mittels standardisierter Methodik bestimmten) Lesefähigkeit und dem Grad der Anisotropie für jedes Voxel berechnet. Dies ergab eine Gruppe von Voxeln in der weißen Substanz der linken Hemisphäre, die zu 52% mit den zuvor bestimmten Voxeln verringerter Anisotropie übereinstimmte. Mit anderen Worten:

Eine strukturelle Störung der weißen Substanz lässt sich bei Probanden mit Leseschwäche beidseits finden. Nur die Störung in der linken Hemisphäre korreliert jedoch mit dem Ausmaß der Leseschwäche. Die Korrelation zwischen Mikroverdrahtungsstörung (gemessen als Verminderung der Anisotropie im DT-MRT) und Leseschwäche betrug in einem der Voxel für die Gesamtgruppe 0,84 (vgl. Abb. 20). Dieser Wert ist beeindruckend, handelt es sich doch um den Zusammenhang zwischen einem Maß für Fasermikrostruktur und einem Lesetest, also zwei konzeptuell bzw. kategorial sehr verschiedenen Variablen.

Durch weitere statistische Untersuchungen (u.a. schrittweise Regressionsanalysen) konnte zudem gezeigt werden, dass der

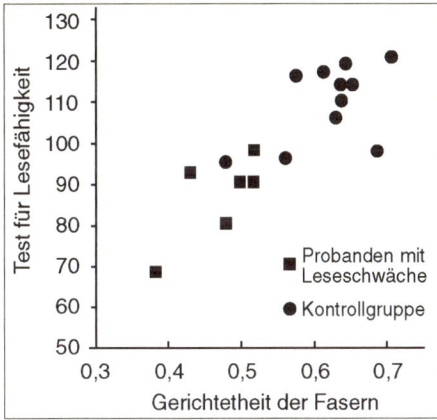

Abb. 20 Zusammenhang zwischen den Ergebnissen des Lesetests und der Anisotropie in einem Voxel im Bereich der linken temporoparietalen weißen Substanz. Probanden mit Leseschwäche sind durch Quadrate, Kontrollpersonen durch Kreise symbolisiert. Berechnet man die Korrelation der beiden Variablen (zum Ausschluss einer Scheinkorrelation durch Zusammenlegung zweier Gruppen mit unterschiedlichen Mittelwerten) für die Gruppen getrennt, bleiben signifikante Werte für beide Gruppen bestehen (Probanden mit Leseschwäche: r = 0,74; p <0,05; Kontrollgruppe: r = 0,53; p <0,05).

Zusammenhang zwischen Anisotropie und Leseschwäche nicht auf andere Variablen wie nichtverbale Intelligenz zurückzuführen und unabhängig vom Alter und Geschlecht der Probanden war. Der Faserverlauf in dem gefundenen Areal, dessen deformierte Mikrostruktur mit der Lesefähigkeit korreliert, ist anterior-posterior ausgerichtet, was mit der Hypothese einer Diskonnektion temporoparietaler und frontaler Areale bei Leseschwäche gut vereinbar ist. Läsionen in dem gefundenen Gebiet der gestörten Mikroverdrahtung führen zur erworbenen Dyslexie.

Wie jede gute wissenschaftliche Untersuchung, stößt auch die von Klingberg und Mitarbeitern eine Tür zu einem neuen Raum auf, in dem sich wiederum eine ganze Reihe weiterer noch verschlossener Türen befinden. Wir kennen das histologische Korrelat der verringerten Anisotropie bei Leseschwäche nicht, in Frage kommen so verschiedene Variablen wie Zahl, Verlauf, Dicke und Myelinisierung der Fasern und sogar Unterschiede der

Ursprungsneuronen der betreffenden Axone. Wir wissen auch noch nicht, welche anderen neuropsychiatrischen Krankheitsbilder Auffälligkeiten zeigen, wenn man die Patienten in der dargestellten Weise sorgfältig untersucht. Die Arbeit verweist jedoch auf die Möglichkeit, mikrostrukturelle Auffälligkeiten nichtinvasiv zu messen. Da man solche Mikroverdrahtungsstörungen mit einer Reihe bedeutender psychiatrischer Krankheitsbilder in Verbindung gebracht hat, ist ein künftiger breiter diagnostischer Einsatz der Methode der DT-MRT in der Psychiatrie nicht auszuschließen.

Genau rechnen versus grob abschätzen: Zur Neurobiologie der Mathematik

Drei mal drei ist »neun« bzw. »so etwa zehn« – es ist etwas anderes, ob man ein Ergebnis genau berechnet oder nur dessen Größenordnung abschätzt. Das genaue Berechnen erfordert die Durchführung entsprechender Prozeduren, eventuell das explizite Speichern von Zwischenresultaten (die »Eins im Sinn« bei der schriftlichen Addition von 106 und 17), wohingegen das grobe Schätzen eines Ergebnisses eher auf der Funktion des intuitiven Erfassens von Größe zu beruhen scheint. Wer jemals mit dem Rechenschieber gearbeitet hat, der weiß, dass die richtige Zehnerpotenz intuitiv abgeschätzt werden muss, da der Rechenstab nur das (einigermaßen) genaue nummerische Ergebnis liefert. Der in Ulm geborene Albert Einstein hat über den geistigen Prozess seiner Entdeckungen gesagt, er sehe bestimmte Zusammenhänge intuitiv vor sich und habe dann oft große Mühe, die Dinge in mathematischer Sprache auf den Punkt zu bringen.

Auch Tiere zählen

Die Fähigkeit, Anzahlen zu repräsentieren, ist keineswegs auf den erwachsenen Menschen beschränkt. Auch Tiere haben so etwas wie einen Zahlenbegriff, d.h. sie können die Anzahl von Objekten oder Ereignissen aus unterschiedlichen Modalitäten abstrakt generieren. So lässt sich beispielsweise ein Affe dahingehend dressieren, dass er den linken Knopf drückt, wenn er zwei Lichter oder zwei Töne wahrnimmt und den rechten Knopf, wenn er vier Lichter oder vier Töne wahrnimmt. Präsentiert man dann nacheinander zwei Töne und zwei Lichter, so drückt der Affe spontan den rechten Knopf, d.h. er reagiert auf die Anzahl der dargebotenen Ereignisse unabhängig von deren Modalität [16]. Eine nichtsprachliche Repräsentation von Größe ist offensichtlich bei verschiedenen Tierarten und auch beim Menschen in ähnlicher Weise ausgeprägt. Man kann sie sich als eine Art Zahlenstrahl vorstellen, dessen Maßstab sich jedoch mit zunehmender Größe der Zahl logarithmisch verändert (also dem Weberschen Gesetz gehorcht; vgl. [14]). Zusätzlich zu diesem bei vielen Lebewesen in ähnlicher Weise vorhandenen Zahlenstrahl gibt es beim Menschen eine genaue sprachliche Repräsentation von Zahlen. Angemerkt sei, dass Ausfälle beider Funktionen offenbar unabhängig voneinander auftreten können, was zu entsprechenden neuropsychologisch fassbaren mathematischen Defiziten führt, die mit dem allgemeinen Terminus der »Akalkulie« nur unzureichend beschrieben sind.

Schätzen und rechnen

Eine kürzlich erschienene Arbeit von Dehaene und Mitarbeitern [15] geht dieser Intuition, wonach das genaue Berechnen von Werten einerseits und deren überschlagsmäßiges Schätzen andererseits zwei unterschiedliche geistige Prozesse darstellen, genauer nach. Die Arbeit liefert nicht nur interessante Einsichten, wie unser Gehirn Mathematik treibt, sondern ist auch beispielhaft dafür wie, aufbauend auf Ergebnissen der experimentellen Psychologie, die Methoden der modernen kognitiven Neurowissenschaft zur Aufklärung der neurobiologischen Grundlagen höherer geistiger Prozesse eingesetzt werden können.

In einem ersten Verhaltensexperiment lernten drei weibliche und fünf männliche zweisprachige Versuchspersonen (Russisch-Englisch) im Alter von 18-32 Jahren zwölf Additionsaufgaben jeweils zweistelliger Zahlen. In jedem Versuchsdurchgang wurden zunächst die Additionsaufgabe (z.B. »siebenundfünfzig + einundsechzig«) und dann zwei mögliche Ergebnisse auf einem

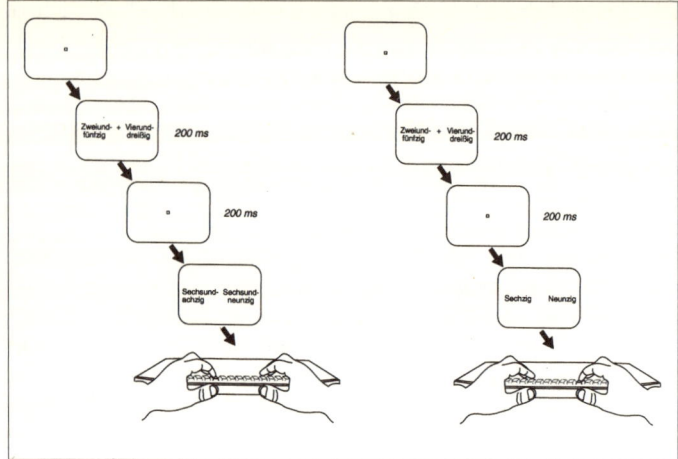

Abb. 21 Versuchsdesign und -aufbau der genauen und ungefähren Berechnung von Summen [15]. Nach Zeigen eines Fixationskästchens werden zwei zu addierende Zahlen in Worten (in einer von zwei Sprachen) für 200 Millisekunden dargeboten. Dann erscheint erneut für 200 ms das Fixationskästchen, wonach eine richtige und eine falsche Lösung auf dem Bildschirm dargeboten werden. Die Versuchsperson soll dann durch Tastendruck angeben, auf welcher Seite (rechts oder links) die richtige Lösung steht.

Computerbildschirm in Wortform entweder in Russisch oder in Englisch dargeboten. Die Versuchspersonen lösten die Aufgabe dadurch, dass sie mit der rechten oder linken Hand durch Drücken einer Taste auf der Tastatur des Computers anzeigen mussten, welches der beiden Ergebnisse, die rechts oder links von der Mitte des Bildschirms erschienen, zutraf (Abb. 21). Das Experiment enthielt zwei Bedingungen:

– In der exakten Bedingung bestanden die beiden vorgegebenen Antworten zum einen in dem (richtigen) exakten Ergebnis und zum anderen in einer (falschen) Zahl, die durch Abwandlung der Zehnerstelle um eine Eins nach oben oder unten gebildet wurde.

– In der ungefähren Bedingung wurde als richtiges Ergebnis eine auf den nächsten Zehner auf- oder abgerundete Zahl dargeboten, sowie eine Zahl, die von diesem einigermaßen korrekten Ergebnis um dreißig nach oben oder unten abwich. Es reichte also zur Lösung der Aufgabe aus, eine ungefähre Vorstellung von der Größe des exakten Resultats zu haben.

Jede Versuchsperson wurde zwei Tage lang in einer der beiden Sprachen (entweder Russisch oder Englisch) und in einer der beiden Bedingungen (entweder exakt oder ungefähr) in randomisierter Weise durch sechs Wiederholungen der zwölf Additionen pro Tag trainiert. Drei Tage später wurden die Versuchspersonen jeweils zweimal erneut mit den gleichen Aufgaben untersucht und die Reaktionszeiten gemessen. Zudem wurden ihnen zwölf ähnliche, jedoch neue Aufgaben gestellt, und diese wurden ebenfalls zweimal durchgeführt. Darüber hinaus wurden die Tests in der Sprache des Trainings sowie in der anderen Sprache durchgeführt.

Die Trainingsprozedur brachte bei allen Versuchspersonen eine deutliche Besserung ihrer Leistung in den Additionsaufgaben, d.h. die Zeit, die sie zur Lösung brauchte, reduzierte sich von etwa viereinhalb auf etwa zweieinhalb Sekunden. Dies traf sowohl für Versuchspersonen, die in Englisch, als auch für diejenigen, die in Russisch trainiert wurden, zu. Wurden die Aufgaben in der jeweils anderen Sprache dargeboten, so zeigte sich folgendes Muster bei den Reaktionszeiten: In der exakten Bedingung bewirkte der Wechsel der Sprache eine Verlangsamung der Reaktionen um etwa eine Sekunde, wohingegen der Sprachwechsel in der ungefähren Bedingung keinen Effekt auf die Reaktionszeit hatte. »Dies gab einen Hinweis darauf, dass die während der Übungssitzungen angeeigneten arithmetischen Kenntnisse bei exakten Aufgaben in einem sprachspezifischen Format gespeichert wurden [...] Für das ungefähre Addieren war demgegenüber die Leistung in beiden Sprachen äquivalent, was einen Hinweis darauf gibt, dass die Kenntnisse, die beim Üben von ungefähren Additionen erlangt werden, in einer sprachunabhängigen Form abgespeichert wurden.« [14]

Einen weiteren Hinweis für die unterschiedliche Repräsentation exakter versus ungefährer mathematischer Problemlösungen lieferte der Vergleich der Reaktionszeiten der Versuchspersonen auf die trainierten Aufgabenbeispiele mit den jeweils neuen Aufgabenbeispielen: In der exakten Bedingung waren die Ver-

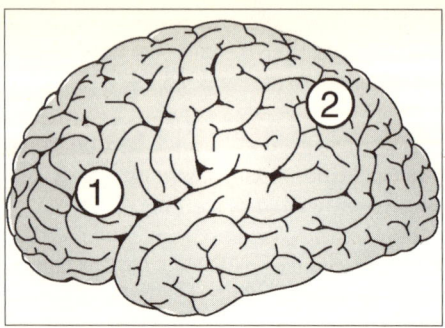

Abb. 22 Schematische Darstellung der Ergebnisse von Dehaene et al. 1999 ([15], vgl. auch [13]). Links frontal sind Zahlen genau und sprachlich repräsentiert, wohingegen sie parietal beidseitig (hier nur links dargestellt) approximativ (ungenau) und räumlich repräsentiert sind.

suchspersonen bei den neuen Aufgaben etwa eine Sekunde langsamer als bei den bereits bekannten Aufgaben, wohingegen in der ungefähren Bedingung neue und alte Aufgaben etwa gleich schnell beantwortet wurden. Es liegt nahe, dass beim exakten Aufgabenlösen die Ergebnisse diskret, möglicherweise sogar als Worte abgespeichert werden, unabhängig von der Größe, die durch das Zahlwort jeweils repräsentiert wird, wohingegen in der ungefähren Bedingung das Training auf Größenverhältnisse gerichtet ist, die nicht sprachlich gespeichert sind, sondern möglicherweise räumlich.

Bildgebung und Rechenfunktionen

Den Hinweisen auf das unterschiedliche Format der Repräsentation von Zahlen – zum einen genau und sprachlich und zum anderen ungefähr und in Form einer räumlich-abstrakten Größe – wurde in einem zweiten Schritt mit Hilfe der funktionellen Magnetresonanztomographie (fMRT) nachgegangen. Sieben rechtshändige Studenten im Alter von 22 bis 28 Jahren mussten im Scanner entweder exakte oder ungefähre Additionsaufgaben lösen, prinzipiell auf die gleiche Weise wie bei dem oben beschriebenen Verhaltensexperiment. Wie in Abbildung 22 dargestellt, wurde bei den exakten Rechenaufgaben eine eindeutig links lateralisierte Aktivierung des inferioren Frontalhirns beobachtet, d.h. einer Region, von der aus früheren Studien bekannt ist, dass sie auch bei verbalen Assoziationsaufgaben sowie anderen sprachlichen Aufgaben aktiviert wird. Dies lieferte einen klaren Hinweis darauf, dass die Kodierung exakter Rechenaufgaben sprachlich erfolgt. Das ungefähre Lösen von Rechenaufgaben führt dagegen zu einer Aktivierung des Parietalhirns beidseitig, d.h. von Arealen, die bei visuo-spatialen Leistungen (wie z.B. der mentalen Rotation von Gegenständen), visuell geführten Handbewegungen, Fingerbewegungen (Zählen Kinder nicht auch mit den Fingern? – vgl. [13]) oder räumlichen Orientierungsaufgaben ebenfalls aktiviert werden. Dadurch wurde gezeigt, dass die ungefähre Größe von Zahlen in einer räumlichen Form kodiert vorliegt.

Elektrophysiologie des Rechnens

Es scheint zunächst, als sei durch die Verhaltensexperimente und die zusätzlichen Brain-imaging-Studien die Frage der Repräsentation von Zahlen gelöst. Man könnte jedoch einwenden, dass die Unterschiede in der funktionellen Aktivierung nicht auf eine unterschiedliche Repräsentation von Zahlen bei genauem versus geschätztem mathematischen Problemlösen zurückgehen, sondern auf unterschiedliche Entscheidungsprozesse, die erst nach dem Lösen der Aufgabe erfolgen. Um diesem Argument (die unterschiedliche Gehirnaktivierung spiegele nur unterschiedliche Antwortstrategien, nicht jedoch unterschiedliche Lösungswege und Zahlenformate wider) zu begegnen, wurde eine dritte Methode verwendet, die zwar keine gute räumliche Auflösung, aber dafür eine sehr gute zeitliche Auflösung bietet, die Methode der ereigniskorrelierten Potenziale (EKP). Verglich man die bei entsprechenden Aufgaben abgeleiteten Potenziale der Versuchspersonen, die exakte Berechnungen gelernt hatten, mit denen, die ungefähres Abschätzen gelernt hatten, so zeigte sich, dass sich das elektrische Signal bereits 216 Millisekunden nach der Darbietung der Additionsaufgabe über linksfrontalen Elektroden unterschied. 272 Millisekunden nach dem Beginn der Darbietung der Additionsaufgabe gab es weiterhin einen Unterschied bei beidseitig parietal

gelegenen Elektroden. Zu beiden Zeitpunkten konnten die Versuchspersonen jedoch noch keine Antwortentscheidung vorbe-
reiten, da die Lösungsalternativen erst nach 400 ms dargeboten
wurden (wie aus Abb. 21 klar ersichtlich ist). Der zeitliche Verlauf der EKP-Signale und das frühe Abweichen der beiden Kur-
ven machten damit deutlich, dass es sich bei den in der funktionellen Bildgebung gemessenen Unterschieden um Effekte der
Problembearbeitung und nicht um Effekte der anschließenden
Entscheidung handelte (vgl. hierzu auch die Untersuchung von
Kiefer und Dehaene [17] für Multiplikationsaufgaben).

Die Untersuchungen von Dehaene und Mitarbeitern zeigen
deutlich, dass unser Gehirn Zahlen in unterschiedlichen Forma-
ten repräsentiert: zum einen diskret und sprachlich und zum anderen approximativ und räumlich. Da unser approximativ-räum-
liches Zahlenverständnis entwicklungsgeschichtlich sicherlich
wesentlich älter ist als unser exakt-sprachliches (wir teilen es mit
Ratten, Tauben, Affen und Neugeborenen), lassen sich aus den
Ergebnissen von Dehaene et al. weitreichende Konsequenzen für
einen vernünftigen Mathematikunterricht ziehen. Dieser sollte –
wie die Autoren vermuten – in der Integration beider mathematischen Zugangsweisen bestehen.

In methodischer Hinsicht zeigt die Arbeit eindrücklich, wie
geeignete Verhaltensexperimente mit der guten räumlichen Auflösung funktionell bildgebender Verfahren einerseits und der guten zeitlichen Auflösung elektrophysiologischer Verfahren andererseits kombiniert werden können, um eindeutige und klar
interpretierbare Ergebnisse im Hinblick auf die Struktur mentaler Repräsentationen und die Funktion mentaler Prozeduren zu
erhalten. Wir können mit Spannung abwarten, welche geistigen
Prozesse man in naher Zukunft auf ebenso elegante Weise näher
aufklären wird.

Lebendige Sprache

Sprache lebt. Sie ist Ausdruck unseres dem ständigen Wandel
unterliegenden Verhältnisses zur Welt und zu unseren Mitmen-
schen. Neue Wörter kommen auf, nicht nur wenn neue Dinge
entdeckt oder erfunden werden, sondern auch, wenn sich unsere

Sicht der Welt, unsere Einstellungen und Bewertungen ändern. Wenn vor zehn Jahren jemand *surfte*, dann auf einem See, aber nicht *im Netz*, und selbst wem es damals sehr gut ging, fehlte noch die *wellness* von heute.

Versucht man, allgemeinere Trends in dieser Entwicklung auszumachen, dann besteht der auffälligste in einer Art Inflation. Getragen von der Werbebranche (*das weißeste Weiß, weißer geht's nicht*; ich erspare mir und dem Leser weitere Beispiele) hat dieser Trend uns alle erfasst, meist unbemerkt. Wir haben aufgehört, in Räumen zu leben und zu arbeiten, und bevölkern stattdessen *Räumlichkeiten*. Technik ist alt und langweilig, weswegen man sie *Technologie* nennt (obgleich es Technik ist), Moral heißt heute *Ethik*, obgleich sich die Begriffe eigentlich klar unterscheiden und sich etwa so zueinander verhalten wie Essenszubereitung und Ernährungsphysiologie. Ein Auto hat nicht einfach gute Bremsen, sondern vertritt eine *Sicherheitsphilosophie*, und wenn der Wetterfrosch keinen Schimmer hat, was er uns erzählen soll, gibt er uns die profunde Auskunft *vorübergehend leicht unbeständig*.

Es ist an der Zeit, den Term der sprachlichen Inflation zu präzisieren: Ebenso wie man beim Geld immer mehr braucht, um das Gleiche einzukaufen (wirtschaftliche Inflation), so wird im Bereich der Sprache mit immer mehr Buchstaben und Wörtern das Gleiche gesagt. Die Inflation bezieht sich also auf die Zunahme von Redundanz. Um beim obigen Beispiel zu bleiben: Die Bedeutung von *unbeständig* wird durch *vorübergehend* nicht klarer, vom *leicht* einmal ganz abgesehen (oder hat der Leser schon einmal die Vorhersage *bleibend schwer unbeständig* vernommen?).

An einer relativ neuen Variante sprachlicher Inflation, dem Syndrom der redundanten Akronyme [18], lässt sich dies sehr einfach erläutern: Wir sprechen von *PIN-Nummer*, obwohl der letzte Buchstabe der Abkürzung von *personal identification number* ja für Nummer steht. Das HIV-Virus verursacht das AIDS-Syndrom und Microsoft wirbt für seine neue *NT-Technologie* gleich mit doppelter Redundanz.

Selbst vor dem ansonsten so verträumt-konservativen Ulm hat dieser Trend nicht Halt gemacht: Hier gibt es ein *Haus für Schlafsysteme* (wo man Betten kaufen kann), eine *Back-Zentrale*

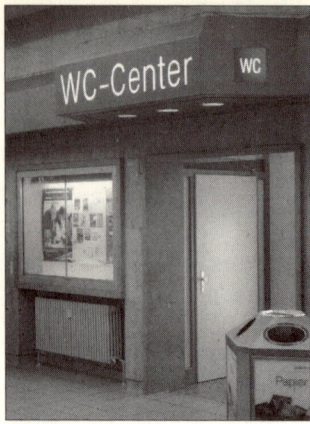

Abb. 23 Postmodern sprachlich ein-geholtes Lebensgefühl im Ulmer Hauptbahnhof, illustriert an einem eher mesokosmisch-menschlichen Detail innenarchitektonischer Inno-vationsfreude im Bereich kommuni-kativer Zeichensysteme.

(früher: Bäckerei), und wer auf dem Hauptbahnhof ein eher ru-higes Örtchen aufsuchen will, begibt sich trendy und selbstbe-wusst ins *WC-Center* (für ungläubige Skeptiker: vgl. Abb. 23), was sehr an das *Car Beauty Center* (eine Autowaschanlage) am Ortseingang im hessischen Babenhausen erinnert.

Gerade im Psychobereich hat dieser Trend zuweilen enorme Blüten getrieben. Aus miteinander reden wird *themenzentrierte Kommunikation*, aus einem Rat wird eine *lösungsorientierte konfliktfokussierte Interventionsstrategie*, und aus Psychopa-then wurden längst Menschen mit *soziopathischer Persönlich-keitsstörung, autistischen Tendenzen, Aggressionsneigungen oder narzisstischen Zügen*. Manche Diagnosen gehen über mehr als drei Zeilen und lesen sich eher wie Beschreibungen von epi-scher Breite, wobei man den Eindruck hat, dass die Länge einer Diagnose mit deren Güte eher invers korreliert ist. Zuweilen scheinen die Menschen im Hinblick auf ihre Seele so verwirrt zu sein, dass sie im Grunde gar nicht mehr wissen, was sie reden. »*I'm really focussing on building the relationship with myself*«, sagt beispielsweise ein dot.com-Crash-geschädigter Internet-Unternehmer zu seiner gescheiterten Beziehung im Wall Street Journal. Was er wohl damit meint? Auf jeden Fall wird es kaum klarer, wenn er dann noch hinzufügt: »*I'm trying to put that to-gether before I get together with another human being*« [25].

In Anbetracht dieser andauernden sprachlichen Inflation stellt sich die Frage, warum wir nicht längst im Sumpf der redundanten Unverständlichkeit versunken sind. Ganz offensichtlich gibt es gegenläufige, deflationäre Tendenzen, die für eine Erhöhung sprachlichen Informationsgehaltes zuständig sind, also für eine Verminderung der Redundanz sorgen. Sie laufen den ins Kraut schießenden Auswüchsen adulter Kommunikation gewissermaßen entgegen, verjüngen die Sprache permanent und bauen sie damit um. Sie wird von denen geleistet, die Sprache *für sich* neu erfinden müssen, weil sie einerseits über eine Fähigkeit zum Sprechen verfügen (die beim Menschen angeboren ist) aber andererseits nicht über eine voll entwickelte Sprache in ihrer Umgebung. Aber entwickeln wir das Argument lieber der Reihe nach aus den Fakten und greifen ihm nicht vor.

Sprachliche Innovation findet vor allem dort statt, wo Heranwachsende mit Sprache auf neue Weise umgehen. Am klarsten lässt sich dies anhand der Entstehung so genannter *Kreolsprachen* verdeutlichen. Ein *Kreol* ist eine Form der Kommunikation, die dann entsteht, wenn Menschen verschiedener sprachlicher Herkunft miteinander kommunizieren müssen, ohne die Sprache richtig zu erlernen. Eine zweite Form solch reduzierter Kommunikation ist als *Pidgin* bekannt. Eine Pidgin-Sprache hat ein stark reduziertes Vokabular (meist zwischen 700 und 1500 Wörtern) und ist auch strukturell extrem einfach: komplizierte Sätze kommen nicht vor (ein Beispiel hierzulande wäre etwa der Taxifahrer ausländischer Herkunft mit seinem sprichwörtlichen »Wo du wolle?«). Pidgin-Sprachen werden definitionsgemäß von niemandem als Muttersprache gesprochen. Wachsen jedoch Kinder in einer Pidgin-Sprachumgebung auf, so lernen sie nicht nur das Pidgin, sondern bilden es beim Lernen zu einer richtigen voll funktionierenden Sprache um. Es trifft sozusagen der angeborene Sprachapparat auf einen reduzierten zu lernenden Sachverhalt und macht das Beste daraus, d.h., er *erfindet* selbst aus den vorhandenen Bruchstücken eine Sprache neu. Genau dies sind Kreolsprachen [21]. Kinder und Jugendliche können neue Sprachen gleichsam erfinden, Erwachsene dagegen nicht [24], und es gibt mittlerweile Modelle neuronaler Netzwerke (also Computersimulationen von Gehirnfunktionen), die diese Tatsache sehr plausibel erklären (für eine Einführung vgl. [20], für eine detaillierte Darstellung vgl. [26]).

Menschen sprechen mit anderen Menschen und Sprachent-wicklung findet immer in der Gemeinschaft statt. Der Philosoph Ludwig Wittgenstein hat in seinen *Logischen Untersuchungen* (Abschnitt 241) mit Recht festgestellt, dass Sprache immer auch eine *Lebensform* ist und das Sich-Verhalten zur Umwelt und ins-besondere zu anderen Menschen mit einschließt. Diese Verhal-tensmuster sind komplex, und zwar auch dann, wenn der zu-nächst verfügbare Sprachschatz (wie im Falle des Pidgin) einfach ist.

Man nahm lange Zeit an, dass sich der Übergang einer Pidgin-in eine Kreolsprache langsam und kontinuierlich vollzieht. De-taillierte linguistische Untersuchungen haben jedoch gezeigt, dass es zum Hervorbringen einer Kreolsprache lediglich heran-wachsender Kinder bedarf, die unter bestimmten Bedingungen aufwachsen. Wenn diese Kinder zum Zeitpunkt des Spracher-werbs (also des Erwerbs ihrer Muttersprache) keine andere Spra-che hören als eine Pidginsprache, so kommt es spontan zur Bil-dung komplexer Strukturen und Sprachformen, vor allem durch den subtilen Gebrauch der Pidgin-Sprache.

Pinker [24] beschreibt linguistische Untersuchungen an Kin-dern, die um die Jahrhundertwende in Zuckerplantagen auf Ha-waii arbeiten mussten und zum Teil nur von Aufsehern betreut wurden, die mit ihnen Pidgin-Englisch sprachen. Diese Kinder entwickelten spontan eine komplexe Sprache nicht nur im Hin-blick auf den Wortschatz, sondern auch im Hinblick auf gram-matische Strukturen. Erwachsene sind hierzu nicht in der Lage (sie bleiben beim Pidgin), da sie nicht die Fähigkeit haben, ohne Lehrer komplexe Strukturen aus einem Sprach- und Verhaltens-gewühl zu extrahieren. Weitere Beispiele sind die Entwicklung einer neuen Zeichensprache in Nicaragua oder die Kreolspra-chen im Süden der USA sowie auf Kuba.

Im Prinzip sind alle Menschen mehr oder weniger Zeuge sol-cher Entwicklungen, die nicht selten zu Verständigungsschwie-rigkeiten zwischen Jung und Alt geführt haben. Sprache ändert sich durch den Gebrauch in einer sich ändernden Welt. Wir sind derzeit Zeuge einer solchen Entwicklung in einem Teilbereich unserer Sprache, nämlich derjenigen, die zur Kommunikation mittels Kurznachrichten über mobile Telefone verwendet wird. Die Entwicklung ist so rasant, dass der entsprechende Short

Message Service (SMS) im vergangenen Jahr zu einer der stärksten Wachstumszweige überhaupt gehörte. Die Anbieter hatten sich für das Jahr 2000 verschätzt und weltweit mit nur (!) drei Milliarden Nachrichten gerechnet, wohingegen das tatsächliche Aufkommen mehr als 15 Milliarden Nachrichten betrug. Eine solch große Zahl von Sprachnachrichten, übermittelt über eine Tastatur, die gar keine Buchstaben aufweist und daher das Tippen nicht gerade vereinfacht (einmal die 2 für ein a, 2 zweimal gedrückt für b, dreimal für c; die 9 viermal für z, etc.) konnte nicht ohne Folgen für die Verwendung von Sprache bleiben. Diese werden in einem Artikel von Ellison [19] für den englischen Sprachraum sehr plastisch beschrieben: Mit »RUOK?« fragt man nach dem Befinden eines anderen (are you o.k.?), »CUL8R« heißt »auf Wiedersehen«, und mit »WER R U« erkundigt man sich danach, wo sich jemand gerade befindet. Mittlerweile bedient sich die Werbebranche dieser im Grunde dem Hebräischen entlehnten Art des Schreibens mit geringer Redundanz (dort lässt man die Vokale gleich ganz weg und hat dadurch sogar noch mehr Freiheit) und wirbt für großen Geschmack mit »tastes GR8«. Wer übrigens glaubt, diese Art zu schreiben sei neu, der sei an »usw.«, »bzw.« oder »mfg« erinnert. Letztgenanntes Beispiel zeigt, dass eine Abkürzung gelegentlich nur kontextabhängig richtig verstanden wird, denn in »MFG gegen BKB« geht es nicht um einen redundanzlosen Abschiedsgruß, sondern um ökonomisches gemeinsames Reisen.

Im Bereich der Psychiatrie sind die Amerikaner (die weltweit sicherlich zu den Meistern im redundanten Übertreiben wie auch im Abkürzen gehören) wie so oft Vorreiter: Die Patienten leiden heute an ADS (früher ADHD), OCD oder PTSD, wie man im DSM (oder der ICD) nachlesen kann. Auch daran haben wir uns gewöhnt.

Der Telegrammstil ist sprichwörtlich und legt zunächst rein ökonomische Gründe deflationärer Sprachverwandlung nahe. Das ehrwürdige Oxford English Dictionary gibt jedoch einen Hinweis darauf, dass es nicht unbedingt die älteren reicheren geschäftlichen Vieltelegraphierer waren, die den Telegrammstil erfunden haben, sondern eine andere Personengruppe mit ganz anderer Motivation.

Dort nämlich ist »SWALK« als Relikt der Telegramme des

Zweiten Weltkriegs aufgeführt. Die Abkürzung bedeutet »sealed with a loving kiss« und gibt zur Vermutung Anlass, dass es vor allem die verliebten sprachbegabten jungen Leute sind, die für linguistische Innovation sorgen. Im Falle der SMS-Nachrichten ist dies sehr offensichtlich: Die technisch mögliche zeitliche Unmittelbarkeit, erkauft mit starken Limitierungen einer im Grunde sehr reduzierten Kommunikationsweise (oder ist die Begrenzung auf 160 Zeichen vielleicht sogar ein Vorteil?), jedoch vereint mit tief verwurzelten menschlichen Verhaltensmustern im Bereich intimer Beziehungen und der geballten sprachlichen Innovationskraft von Millionen heranwachsender Nutzer, bedingt sprachliche Neuerungen in ungeahnter Geschwindigkeit (der Skeptiker vgl. die Bücher hierzu von Mandler [22] und O'Mara [23]). Das Beispiel macht einmal mehr deutlich, dass es die jungen Menschen sind, die sprachliche Innovation leisten. Mit einem flinken Daumen unter dem Tisch wird in der Schule munter darüber kommuniziert, wer mit wem und warum, oder gerade nicht etc.

Wir Erwachsene stehen zuweilen recht verständnis- und machtlos daneben, abgehängt von der Entwicklung durch die Jungen. Da wir selbst zur Inflation neigen (irgendwie wird es ja sonst langweilig!), sollten wir jedoch froh sein über solche Gegenströmungen. Im professionellen Bereich der Medizin und vor allem in der Psychiatrie sollten wir – in wohltuender Absetzung von anderen P-Fächern – Augenmaß bewahren, gemäß dem Goethewort: »Verstand und rechter Sinn trägt mit wenig Kunst sich selber vor.«

VI. Schlafen und Träumen

Prolog: Träume, Schäume, Freud und REM

»Wer schläft, sündigt nicht«, sagt der Volksmund und fügt allerlei über den Traum hinzu: Träume sind Schäume. Wie wichtig Schlaf und Traum sind, sieht man daran, dass es den Schlaf überhaupt gibt, obgleich »nature's soft nurse« (Shakespeare) allein in den USA für 56.000 Verkehrsunfälle und 1.500 Verkehrstote sorgt. Auch die Tiere schlafen, und auch ihnen macht es zuweilen Probleme. Wale, Delphine und Vögel besitzen daher die im Tierreich ansonsten nicht vorkommende Fähigkeit zum einseitigen Schlaf: Die Tiere schlafen mit einem offenen Auge und mit einer wachen Hirnhälfte, wohingegen das andere Auge geschlossen ist und die korrespondierende Hirnhälfte schläft. Gelegentlich wird dann einfach die schlafende Gehirnhälfte gewechselt. Bei den im Meer lebenden Tieren hat diese eigentümliche Weise des Schlafes die Funktion, das Auftauchen und damit das Atmen zu sichern, wohingegen bei Vögeln die Funktion des einseitigen Schlafes offensichtlich darin besteht, feindliche Tiere früh genug zu erkennen und vor ihnen zu fliehen.

Warum schlafen Menschen und höhere Tiere jedoch überhaupt? Niedere Tiere tun dies nicht, d.h. irgendwann im Verlauf der Evolution müssen Schlaf und Traum entstanden sein, trotz aller offensichtlichen Nachteile, die solches Verhalten für den Schläfer bringt. Lebt er im Wasser, muss er wegen des Schlafes auftauchen und Luft holen, lebt er in einer Gruppe und ist Raubtieren ausgesetzt, muss er auf der Hut sein. Schlaf und Traum müssen ganz wichtige Funktionen haben, sonst gäbe es sie nicht.

Wer gerne abends im Bett schmökert, der darf dieses Buch gerne danach unters Kopfkissen legen. Die nachfolgenden Tiefschlafphasen sorgen dann für die Übertragung des Gelernten vom eher kleinen und flüchtigen Speicher Hippocampus in den großen Langzeitspeicher Großhirnrinde. – So ähnlich wird die Funktion des Schlafens heute beurteilt [2, 5]. Zwar ist diese Sicht keineswegs unumstritten [3], sie kristallisiert sich jedoch mit zunehmender Deutlichkeit gleichsam als Bodensatz einer Vielzahl von Untersuchungen an Tieren und Menschen heraus (vgl. auch [1]).

Das geordnete Wechselspiel von Tiefschlaf und Traumschlaf dient dem Transfer und der Off-line-Verarbeitung von neu erlernten Inhalten. Welcher Art diese Prozesse im Einzelnen sind, ist gegenwärtig noch Gegenstand heftiger Diskussionen. Aus der Sicht der Datenverarbeitung geht es sicherlich um das Kopieren, Komprimieren, Umkodieren, Sortieren, Assoziieren und Gruppieren von Daten. In psychologischer Hinsicht werden die Konsolidierung von Gedächtnisinhalten, deren emotionale Neubewertung sowie das Ausbilden neuer Verknüpfungen als Funktionen des Schlafes diskutiert. Da während des REM-Schlafes der Input zum Gehirn und der Output aus dem Gehirn heruntergefahren werden, bei gleichzeitiger Aktivität des Gehirns wie im Wachzustand, war eine solche offline stattfindende Informationsverarbeitungsleistung im Grunde seit Jahrzehnten anzunehmen.

Und warum sind Träume so eigenartig, dass sich die Menschen seit langer Zeit über sie Gedanken machen? – Gehen wir dieser Frage einmal nach, indem wir die Funktion der Informationsverarbeitung betrachten und das Gehirn mit einem Computer vergleichen (vgl. [4]). Stellen wir uns also einen Computer vor, der abgeschaltet wird. Vor zehn Jahren zog man den Stecker oder klickte den Schalter. Heute »fährt man ihn herunter«, was bedeutet, dass er noch eine ganze Reihe von Dingen selbsttätig erledigt, bevor er sich selbst ausschaltet. In zehn Jahren wird der Computer noch komplizierter sein, noch mehr Daten verarbeiten und daher auch noch mehr erledigen müssen, wenn er gerade eigentlich nichts tut. Daher wird er auch nachts gar nicht mehr ausgeschaltet. Im Gegenteil: Wenn wir mit der Arbeit am Computer aufhören, dann fängt er erst so richtig an: Er versendet nachts die Post (die Miete von Datenleitungen ist günstiger), schaltet Spül- und Waschmaschine ein (Strom ist schon lange nachts billiger) und macht vor allem Ordnung in seinen diversen Speichern: Er komprimiert Daten, die am Tag davor neu abgespeichert wurden, legt Back-up-Dateien an, vernetzt die Daten neu zwecks schnelleren Zugriffs am nächsten Tag und löscht, was er nicht mehr braucht. All dies ist notwendig, damit nicht innerhalb kurzer Frist das Chaos entsteht, mit dem sich die meisten heute lebenden Menschen auf ihrer Festplatte herumplagen.

Nehmen wir nun weiter an, dass diese Routinen plötzlich unterbrochen werden. Dies könnte geschehen, weil der Computer über einen Detektor für Diebe verfügt, der alle Systeme einschließlich einer Alarmglocke sofort aktiviert, oder weil er bei plötzlichem Stromausfall über eine kleine Batterie verfügt, die ihn für fünf Minuten mit Strom versorgt, währenddessen er sich per Internet um einen neuen Stromanbieter kümmern kann, oder einfach weil dem Benutzer noch eingefallen ist, dass er seiner Freundin die letzten Urlaubsfotos per E-Mail senden wollte und der Computer wieder eingeschaltet wurde. Wir brauchen jetzt nichts weiter zu tun, als zusätzlich anzunehmen, es gäbe ein kleines »Programmchen« (vielleicht als Bildschirmschoner vermarktet), das die gerade in dem Moment verarbeiteten Inhalte auf den Bildschirm wirft und dabei versucht, eine nette Kollage zu erzeugen. Was würden wir sehen? – Wahrscheinlich ein rechtes Kauderwelsch aus Geschäftspost, Memos, Internetseiten, Fotos, E-Mails und Videoclips. Eben Teile dessen, was am Vortag am Computer geschah und gerade dabei war, off-line nachverarbeitet zu werden. Mit etwas Mühe würden wir es wahrscheinlich schaffen, aus dem Kauderwelsch Sinn zu erzeugen. Vielleicht würden uns sogar, wenn wir diese Unterbrechung spaßeshalber jede Nacht einmal durchführten, gelegentlich Dinge auffallen, die wir tagsüber vor lauter Arbeit und »Tagesgeschäft« nicht bemerkt haben. Vielleicht hat der Computer beispielsweise einen Ordner mit Dateien einer Kundin angelegt, deren Geschäftspost dort abgelegt und dann die Festplatte nach weiteren assoziierten Dateien abgesucht, diese komprimiert und ebenfalls dort abgelegt. Wir haben ihn jedoch dabei unterbrochen, schauen auf den Bildschirm und – werden zum ersten Mal gewahr, dass wir vielleicht mehr mit der Kundin verbinden als nur Geschäftsinteressen.

Vielleicht hatten wir auch gestern Kopfschmerzen, vorgestern Verdauungsprobleme, heute Herzklopfen, seit zwei Wochen Schlafstörungen und haben über eine Apotheke im Internet Medikamente eingekauft. Zudem hat der Computer registriert, dass wir seit fünf Tagen morgens weniger Anschläge pro Stunde auf der Tastatur ausführen und die Online-Zeit am Netz sowie der Kontostand rückläufig sind. Sein cleveres Betriebssystem nutzt zum Ordnen neuer Daten das Internet, findet also über die Suchmaschine »Google« die Gemeinsamkeit der Auffälligkeiten der letzten Tage und informiert den Benutzer darüber, dass er mit 87-prozentiger Wahrscheinlichkeit an einer Depression, mit 4-prozentiger Wahrscheinlichkeit an einer Schilddrüsenunterfunktion, mit je 2-prozentiger Wahrscheinlichkeit an Vitaminmangel oder Blutarmut, mit einprozentiger Wahrscheinlichkeit an einem Hirntumor und mit jeweils sehr geringer Wahrscheinlichkeit an einer anderen seltenen Krankheit leidet. Auch diese Nachrichten werden vom Bildschirmschoner am nächsten Tag angezeigt. Vielleicht in der Form: »Du wirst dich zu einem Psychiater begeben.« Kann der Computer deswegen die Zukunft vorhersagen? Wohl kaum! Wenn er jedoch Dinge neu verknüpfen, mit alten gespeicherten Informationen verbinden und daraus neue Bedeutungen generieren kann, dann wird man gelegentlich den Eindruck haben.

Träume sind gar nicht so eigenartig, wie man zunächst denkt. Sie sind eine Eigenschaft von uns Menschen. Wir haben nun einmal den Drang, Geschichten zu erfinden und in unserem Gehirn befindet sich hierfür reichlich Material. Wenn wir träumen und uns Träume erzählen, gehen wir einer sehr menschlichen Tätigkeit nach.

Nicht im Traum: Lernen im Schlaf

Schlaf und Lernen wurden immer wieder in Verbindung gebracht, wenn es wohl auch nur ein alter Traum war, ohne Anstrengung zu lernen, etwa dadurch, dass man sich ein Buch unter das Kopfkissen legt. Wissenschaftlich unbegründete Gerüchte vom Lernen während des Schlafs durch Präsentation der Lerninhalte über Tonband taten das ihrige, um die Idee des Lernens im Schlaf völlig in Verruf zu bringen: Kein vernünftiger Wissenschaftler würde im Traum daran denken, dass man tatsächlich im Schlaf lernen kann – oder etwa doch?

Zwei kürzlich publizierte tierexperimentelle Studien – eine an Ratten [7] und eine an Zebrafinken [6] – vervollständigen ein sich in der Neurobiologie seit wenigen Jahren abzeichnendes Bild, demzufolge Lernen und Schlafen keineswegs so weit voneinander entfernt sind, wie es dem aufgeklärten Zeitgeist scheinen mag.

Den Hintergrund der neuen Untersuchungen stellen Arbeiten zur Funktion des Hippocampus bei Gedächtnisprozessen dar [8].

Experimente zum räumlichen Gedächtnis der Ratte hatten ergeben, dass neu gelernte Inhalte in nachfolgenden Nickerchen selektiv aktiviert werden. Nachdem Ratten neue Orte ausgekundschaftet hatten, wurden im Tiefschlaf genau diejenigen neuronalen Assoziationen, die während der Wachphase zuvor gelernt worden waren, im Hippocampus erneut aktiviert. Dies wurde im Sinne einer erfahrungsbedingten nachfolgenden Off-line-Verarbeitung im Tiefschlaf interpretiert. Bekanntermaßen bestehen engste Verbindungen vom Hippocampus zu weiten kortikalen Arealen. Durch diese Verbindungen zwischen Hippocampus und Kortex bewirkt die erneute Aktivierung gelernter Inhalte für den Kortex praktisch eine erneute Präsentation eben dieser Inhalte. Mit anderen Worten: der Hippocampus fungiert als Trainer des Kortex. Immer dann, wenn der Hippocampus etwas (vorläufig) gelernt hat, wird nachfolgend offline das Gelernte zum Kortex übertragen. Dies geschieht im Schlaf, genau genommen im Tiefschlaf.

Tiefschlaf ist u.a. durch die koordinierte Aktivität einer Reihe zentralnervöser Strukturen gekennzeichnet. Im Kortex finden sich hoch amplitudige Wellen von 1–4 Hz (Delta-Wellen) und so genannte Schlafspindeln (kurzzeitige Wellen einer Frequenz von 7–14 Hz), wohingegen man im Hippocampus während des Tiefschlafs hoch frequente (200 Hz) neuronale Oszillationen ableiten kann. Beides, nicht jedoch der Zusammenhang zwischen beidem, war bekannt.

Oszillationen zur Kopplung

Vor dem Hintergrund der oben genannten Arbeiten zum Hippocampus als Trainer des Kortex gingen Siapas und Wilson genau diesem Zusammenhang nach. Sie konnten an Ratten zeigen, dass die hippocampalen 200-Hz-Oszillationen und die kortikalen Schlafspindeln zeitlich korrelieren. An Einzelzellableitungen konnte zudem nachgewiesen werden, dass die Aktivität einzelner Neuronen in Kortex und Hippocampus zeitlich korreliert. Die Autoren sind der Auffassung, dass durch diesen Mechanismus Kortex und Hippocampus gleichsam funktionell verbunden, synchronisiert, werden. Dies dient dazu, die Gedächtnisspuren im Kortex zu organisieren und zu verfestigen: Man weiß, dass rasch feuernde hippocampale Neuronen einen starken depolarisierenden Effekt auf präfrontale kortikale Neuronen aufweisen, was über den Mechanismus der Langzeitpotenzierung zu einer Veränderung von Synapsenstärken führt. Dies wiederum ist die Basis für Lernen und Gedächtnis [8]. Der hippocampale Input kann somit ganz bestimmte Neuronengruppen voraktivieren, so dass diese dann die raumzeitlichen Aktivierungsmuster thalamisch getriggerter Schlafspindeln beeinflussen können. »Auf diese Weise sind hippocampale Oszillationen in der Lage, basierend auf Informationen, die vergangene Erfahrung in hippocampale Netzwerke platziert hat, neokortikale Neuronen vorzubahnen bzw. auszuwählen, welche neokortikalen Neuronen an einer bestimmten Spindelepisode beteiligt sind. Die wiederholte und selektive hippocampal beeinflusste Aktivierung kohärenter neuronaler Zustände im gesamten Neokortex während Schlafspindeln dürfte ideale Bedingungen für die plastische Modifikation von Schaltkreisen herstellen, die für die Reorganisation der Konsolidierung von Gedächtnisinhalten bedeutsam sind.« [7]

Die Studie von Dave und Mitarbeitern an Zebrafinken klärt ein weiteres Stück des Schlaf-Lern-Puzzles auf. Männliche Vertreter dieser Singvogelart lernen ihre Lieder von männlichen Artgenossen: Man(n) singt zunächst einmal, was man hört; erst später verfeinern die Männchen ihre Lieder zu den unverwechselbaren Brautgesängen, mit denen sie die Weibchen umwerben. Dies geschieht – so die Studie von Dale und Mitarbeitern – zumindest teilweise im Schlaf.

Man weiß seit Jahren, dass es bei Singvögeln gesangsspezifische Neuronen in mindestens zwei verschiedenen Kerngebieten (genannt HVc und RA) des Gehirns gibt, etwa entsprechend den Sprachzentren beim Menschen. HVc entspricht dabei dem sensorischen Sprachzentrum und projiziert zu RA, das dem motorischen Sprachzentrum entspricht. Die Neuronen in beiden Zentren sind immer dann aktiv, wenn das eigene Lied vom jeweiligen Individuum gesungen wird. Man geht u.a. davon aus, dass Rückkopplungsschleifen zwischen den Kerngebieten beim Erlernen des jeweils eigenen Liedes bedeutsam sind, denn die Neuronen sind auch beim Hören des jeweils eigenen Gesangs am stärksten aktiviert.

Die Autoren leiteten simultan von solchen Neuronen während Wach- und Tiefschlafphasen ab, während den Vögeln jeweils »ihr Lied« vorgespielt wurde. Es zeigte sich dabei, dass die zwei Kerngebiete am Tage nicht miteinander kommunizieren, wohingegen gesangspezifische Informationen während des Schlafs ungehindert ausgetauscht werden. »Eine faszinierende Möglichkeit (der Interpretation dieser Befunde) besteht darin, dass das am Tage verarbeitete akustische Feedback die Aktivierungsmuster in HVc modifiziert, was dann während der Nacht an RA weitergegeben wird. [...] Die in den Aktivierungssalven (von HVc) kodierten Informationen dürften die vokalen Motorprogramme (in RA) stabilisieren, die als neuronale Populationsaktivierungsmuster gespeichert sind.« [6] Die Autoren vergleichen diesen Vorgang explizit mit den oben beschriebenen Interaktionen von Hippocampus und Neokortex.

Beide Studien klären somit wesentliche Aspekte des Lernens im Schlaf auf. Es geht ganz offensichtlich darum, dass die gekoppelte geordnete Aktivierung unterschiedlicher Informationsspeicher den Austausch zwischen diesen verbessert und damit zu einer Verfestigung und Ordnung von Gedächtnisinhalten führt, die während des Tages gleichsam zwischengespeichert wurden.

Das Buch kann man also durchaus unter das Kopfkissen legen – sofern man zuvor darin gelesen hat. Die nachfolgenden Tiefschlafphasen sorgen dann für den Transfer des Gelernten vom eher flüchtigen Speicher Hippocampus zum Langzeitspeicher Kortex. Kurz, jede Nacht lernen wir im Schlaf, aber (hätten) nicht im Traum (daran gedacht).

Lernen im Schlaf
Off-line-Reprocessing von Gelerntem

Vielleicht hat der eine oder andere Leser bei sich selbst schon beobachtet, dass man eine Sache übt bzw. lernt und sie dennoch einfach nicht richtig kann. Enttäuscht vom Ergebnis der eigenen Bemühungen wendet man sich ab, um dann erstaunt festzustellen, dass einige Zeit später die Sache »wie geschmiert« klappt. Ganz offensichtlich spielen sich also nach dem Lernen noch weitere Verarbeitungsschritte des Gelernten ab, die zu einer Verbes-

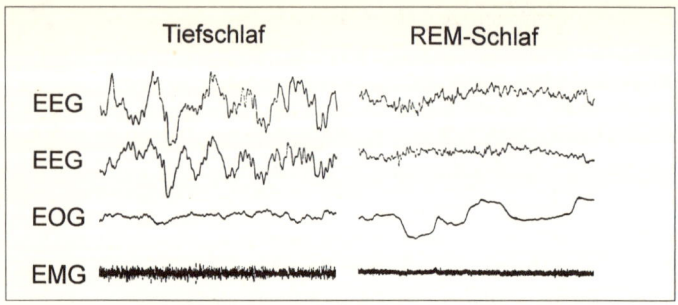

Abb. 24 Polygraphische Registrierung von Elektroenzephalogramm (EEG), Elektrookulogramm (EOG) und Muskeltonus im Elektromyogramm (EMG) im Tiefschlaf (links), der durch langsame Wellen hoher Amplitude im EEG gekennzeichnet ist, und REM-Schlaf (rechts). Der REM-Schlaf zeichnet sich durch ein EEG aus, das dem im Wachzustand sehr ähnelt, sowie durch rasche Augenbewegungen (daher der Name: rapid eye movement, REM) und einen sehr niedrigen Muskeltonus (nach [12]). Da Versuchspersonen beim Aufwecken aus REM-Phasen zu einem hohen Prozentsatz von lebhaften Träumen berichten, wird REM-Schlaf oft (und nicht ganz korrekt) mit Traumschlaf gleichgesetzt.

serung der Lernleistung führen. Man bezeichnet diese Nachverarbeitung des Gelernten, die ganz offensichtlich zu dessen Verfestigung im Gedächtnis dient, als *Konsolidierung*. Seit Jahrzehnten bringt man diesen Vorgang mit dem Schlaf in Verbindung, da Schlafentzug *nach* dem Lernen das Behalten beeinträchtigt.

Tierexperimentell gestützte Vermutungen zur Beteiligung bestimmter Hormone am Mechanismus der Konsolidierung im Schlaf führten zu meiner Dissertation über mögliche endokrine Effekte unterschiedlicher Schlafphasen [9, 12]. Man unterscheidet hier im Wesentlichen den vor allem in der ersten Hälfte der Nacht auftretenden Tiefschlaf vom REM-Schlaf, der in den frühen Morgenstunden der zweiten Nachthälfte auftritt (vgl. Abb. 24).

Zusammen mit der Arbeitsgruppe um Allan Hobson und Robert Stickgold ging ich den zentralnervösen Zustandsveränderungen bei REM- und Tiefschlaf dann sechs Jahre später im Rahmen von Bahnungsuntersuchungen nach dem Aufwecken aus diesen Schlafstadien nach.

Wir fanden damals vermehrte indirekte Bahnungseffekte nach dem Aufwecken aus dem REM-Schlaf [13] und konnten dies spä-

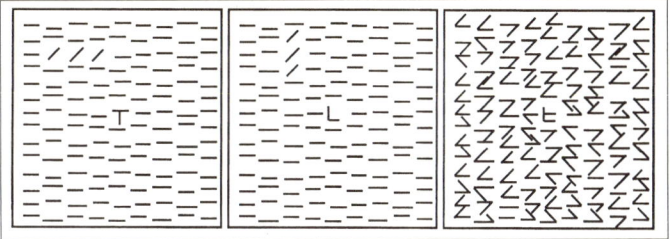

Abb. 25 Stimulationsmaterial in einer einfachen visuellen Unterscheidungsaufgabe [10]. Man sieht, eingebettet in kleine horizontale Striche,
drei schräg stehende Striche (links im linken oberen Quadranten nebeneinander, in der Mitte im linken oberen Quadranten untereinander) und
muss angeben, ob die Striche nebeneinander oder übereinander ange-
ordnet sind. (Damit die Versuchspersonen immer genau in die Mitte des
Bildes schauen, müssen sie darauf reagieren, ob sich dort ein T oder ein
L befindet.) Das Erkennen der Striche im Quadranten kann dadurch beliebig erschwert werden, dass nach der ohnehin sehr kurzen Darbietung
des Stimulus für eine hundertstel Sekunde eine so genannte Maske (rechtes Bild) gezeigt wird, d.h. ein Stimulus, der so aufgebaut ist, dass er die
Wahrnehmung des ersten Stimulus stört. Das Ausmaß dieser Störung der
Wahrnehmung hängt von der Zeit ab, die zwischen dem ersten zu erken-
nenden Stimulus und der Maske verstreicht. Ist diese Zeit (man spricht
von »stimulus-to-mask-onset asynchrony«, SOA) kurz, so hat das visuelle System nicht genügend Verarbeitungszeit zur Verfügung und man
sieht den Stimulus (die schrägen Linien) nicht. Ist sie länger, steht genügend Verarbeitungszeit zur Verfügung und man sieht die Striche und
kann ihre Orientierung angeben. In einer solchen Aufgabe zeigt sich Lernen in einer Abnahme der zum Erkennen der Linien notwendigen Verarbeitungszeit.

ter auch in deutscher Sprache replizieren [14]. Wir interpretierten
diese Ergebnisse im Sinne einer verglichen mit dem Wachzustand
diffuseren Aktivierung semantischer Netzwerke im Traum. Weitere Studien dieser Art sowie tierexperimentelle Befunde veran-
lassten Stickgold [16] zu der Hypothese, dass die allnächtliche
Abfolge unterschiedlicher Schlafstadien einen neuroinformati-
schen Sinn hat dahingehend, dass wir im Tiefschlaf Daten abspeichern und sie im Traumschlaf reanalysieren. Vor einem guten Jahr hatte ich bereits über tierexperimentelle Untersuchungen an Zebrafinken und Ratten berichtet [15], die den Nachweis

erbringen konnten, dass die gekoppelte geordnete Aktivität zweier unterschiedlicher Informationsspeicher (Hippocampus und Neokortex) den Austausch zwischen diesen und damit das verbesserte Abspeichern, also die Konsolidierung neuer Gedächtnisinhalte im Schlaf herbeiführt.

Am Menschen durchgeführte Studien konnten die Bedeutung des Schlafs für das Lernen weiter klären und verdeutlichen [10, 17, 18]. Zur Untersuchung von Lernvorgängen verwendeten Stickgold und Mitarbeiter eine visuelle Unterscheidungsaufgabe. Solche Aufgaben bestehen beispielsweise darin, dass man die Orientierung ganz rasch im peripheren Gesichtsfeld präsentierter kurzer Linien erkennen muss (siehe Abb. 25).

Seit etwa zehn Jahren ist bekannt, dass man in diesen Aufgaben durch Training besser wird und dass sich diese Verbesserung auf den Teil des visuellen Feldes beschränkt, in dem das Training stattfindet [11]. Es verhält sich also mit dem Sehen wie mit dem Krafttraining: Wird beispielsweise der rechte Bizeps trainiert, dann wird auch nur der rechte Bizeps dicker. Wird der linke obere Quadrant des visuellen Feldes trainiert, dann nimmt auch hier (und nur hier!) die Fähigkeit zur Unterscheidung rasch dargebotener Stimuli, die Diskriminationsleistung, zu.

Interessanterweise wird die Leistung nicht gleich nach dem Training besser, sondern erst einige Stunden danach, wobei der Zeitpunkt der maximalen Verbesserung im Bereich von Stunden bis Tagen nach dem Training liegt. Richtig spannend wurde es, als man Hinweise dafür fand, dass zur Verbesserung der Leistung nach dem Training Schlaf erforderlich ist, dass es also nicht einfach darauf ankommt, dass nach dem Training nur Zeit verstreicht. Vielmehr deutete eine Reihe von Experimenten darauf hin, dass es der Schlaf nach der Trainingsphase ist, der für die Verbesserung der Leistung sorgt (siehe Abb. 26).

In ihrer neuesten Untersuchung konnten Stickgold und Mitarbeiter durch ein geschickt gewähltes Untersuchungsdesign zeigen, dass es nicht nur einfach auf genügend Schlaf irgendwann nach dem Lernen ankommt, sondern vor allem darauf, dass der Schlaf *in der Nacht nach dem Training* erfolgt. Verschiedene Gruppen von Versuchspersonen wurden entweder in der Nacht nach dem Training wach gehalten (Schlafentzugsgruppe) oder konnten schlafen. Das Ausmaß der Verbesserung im Test wurde

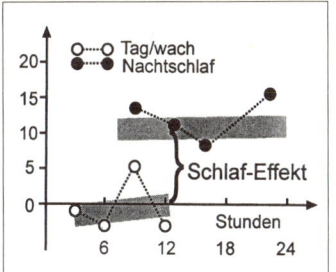 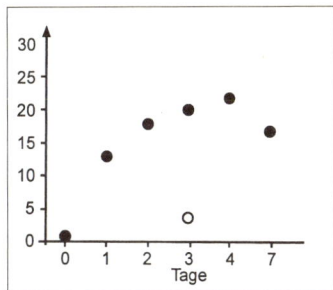

Abb. 26 Ergebnis einer Untersuchung zum Lernen einer visuellen Unterscheidungsaufgabe (nach [17]). Verstreicht zwischen Lern- und Testphase
einfach nur Zeit (Kreise), so ist keine Verbesserung der Leistung im Test
nachweisbar. Schläft hingegen die Versuchsperson zwischen Lern- und
Testphase, kommt es zu einer signifikanten Verbesserung. Die grauen
Balken repräsentieren die Regressionsgeraden durch die vier Daten-
punkte. Man sieht, wie es durch den Schlaf zu einer Verbesserung der
Testleistung (in Millisekunden) kommt, der hier als »Schlafeffekt« bezeichnet ist.

Abb. 27 Verbesserung der Diskriminationsleistung in Millisekunden an
den Tagen nach dem Lernen (schwarze Punkte). Wenn in der Nacht nach
dem Lernen nicht geschlafen wurde, nützen auch zwei weitere Nächte,
in denen geschlafen wurde, nichts (offener Kreis; Test am dritten Tag
nach der Lernepisode, also nach zwei Nächten mit Nachtschlaf, nach
[18]).

jeweils an verschiedenen Tagen nach dem Lernen bestimmt. Um
zusätzliche Trainingseffekte durch die notwendigen Testwieder-
holungen zu vermeiden, erfolgte dies in verschiedenen Gruppen.
Es zeigte sich, dass in der Gruppe mit Schlafentzug nach Training
selbst zwei weitere Nächte mit vollem Nachtschlaf die Leistung
nicht verbessern konnten. Demgegenüber kam es bei den Versuchspersonen, die in der Nacht unmittelbar nach dem Training
schlafen konnten, zu einer signifikanten und anhaltenden Verbesserung der Leistung (vgl. Abb. 27). Lernen bzw. Trainieren
und irgendwann schlafen ist somit weniger effektiv als Schlafen
direkt nach dem Lernen. Und man mag hinzufügen: Wer seinen
natürlichen Tag-Nacht-Rhythmus mit viel Kunstlicht, Schichtar-
beit oder durchgemachten Nächten beständig durcheinander
bringt, der deoptimiert damit nicht nur sein Immunsystem sondern eben auch sein Gedächtnis.

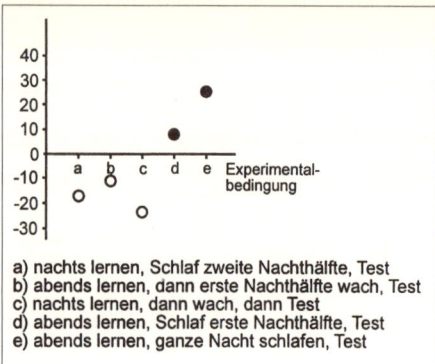

a) nachts lernen, Schlaf zweite Nachthälfte, Test
b) abends lernen, dann erste Nachthälfte wach, Test
c) nachts lernen, dann wach, dann Test
d) abends lernen, Schlaf erste Nachthälfte, Test
e) abends lernen, ganze Nacht schlafen, Test

Abb. 28 Verbesserung der Diskriminationsleistung in Millisekunden in Abhängigkeit davon, wann gelernt und wann geschlafen wurde. Wie man sieht, findet das Lernen nur dann statt, wenn es abends (und nicht nachts) erfolgt und wenn dann mindestens in der ersten Nachthälfte (oder die ganze Nacht) geschlafen wird [10].

Wenn der Schlaf ein differenziertes Geschehen der Off-line-Verarbeitung tags- über aufgenommener Informationen darstellt, und wenn insbesondere der Tiefschlaf und der Traumschlaf unterschiedliche Funktionen haben, dann sollten sich Unterschiede in der Behaltensleistung in Abhängigkeit von der Schlafarchitektur finden lassen. Da der Tiefschlaf vor allem in der ersten Nachthälfte und der Traumschlaf in der zweiten Nachthälfte auftritt, sollte es also einen Unterschied machen, ob man abends etwas lernt und dann bis halb zwei Uhr morgens schläft oder ob man nachts zwischen halb drei und halb vier lernt und dann von vier bis sieben schläft. Genau dieser Frage gingen Gais und Mitarbeiter in einer Studie an 15 gesunden Probanden im Schlaflabor nach [10]. Sie verwendeten ebenfalls die einfache visuelle Unterscheidungsaufgabe von Stickgold und wählten ein entsprechendes experimentelles Design. Wie sich zeigte, kam es nur unter den Bedingungen, die frühen Schlaf einschlossen (entweder die erste halbe Nacht oder die ganze Nacht nach abendlichem Training), zu einer Verbesserung der Leistung in der visuellen Unterscheidungsaufgabe (vgl. Abb. 28).

Meine Großmutter pflegte uns Kindern, wenn wir wieder einmal wie alle Kinder abends nichts ins Bett wollten, zu sagen, dass der Vormitternachtsschlaf der Beste sei. Ich weiß nicht, woher sie diese Information hatte. Auf jeden Fall hatte sie offenbar Recht!

Was Ratten träumen
Tierexperimentelle Befunde
zur Neurobiologie der Tagesreste

Es ist schon etwa ein halbes Jahrhundert her, dass man herausfand, wie man einem Menschen und auch einem Tier von außen ansehen kann, ob er/es träumt. Dies war damals eine kleine wissenschaftliche Sensation, gelten doch Träume als zu den privatesten Dingen gehörend, über die ein Mensch berichten kann. Weckte man jedoch Menschen aus einem Schlafstadium, das durch rasche Augenbewegungen, schlaffen Muskeltonus und rasches EEG gekennzeichnet ist, so berichteten sie in 80–90% der Fälle über lebhafte Träume. Im Gegensatz dazu wurden beim Aufwecken aus anderen Schlafstadien wie beispielsweise dem Tiefschlaf nur selten Träume berichtet (und wenn, dann waren sie auch nicht so lebhaft). Seit Jahrzehnten wird daher REM-Schlaf mit Traumschlaf identifiziert und entsprechend beforscht. Im Januar 2001 machte nun die Wissenschaft wieder einen großen Schritt vorwärts, indem es im Tierversuch erstmals gelang, nicht nur zu sagen, *dass* die Ratte träumt, sondern auch *wovon*. Louie und Wilson [19] trainierten Ratten, ihren Weg durch einen kreisförmigen Irrgarten zu finden (siehe Abb. 29 oben). Die Tiere bilden unter solchen Bedingungen im Hippocampus ortssensitive Zellen (place cells) aus, d.h. Neuronen, die immer dann feuern, wenn sich das Tier an einer ganz bestimmten Stelle des Irrgartens befindet. Bereits vor acht Jahren wurde publiziert, dass man durch Implantation feiner Elektroden und Ableitung von mehreren Dutzend bis zu über 100 Neuronen im Hippocampus aufgrund der Aktivität der Zellen den Ort der Ratte im Raum bestimmen kann (vgl. die zusammenfassende Darstellung in [23]). Damit war nachgewiesen, dass diese Zellen tatsächlich Ortsinformation repräsentieren und diese Ortsinformation ausreicht, um sogar von außen per Computer den Aufenthaltsort der Ratte zu berechnen.

Ein Jahr später war mit gleicher Ableitetechnik und etwas

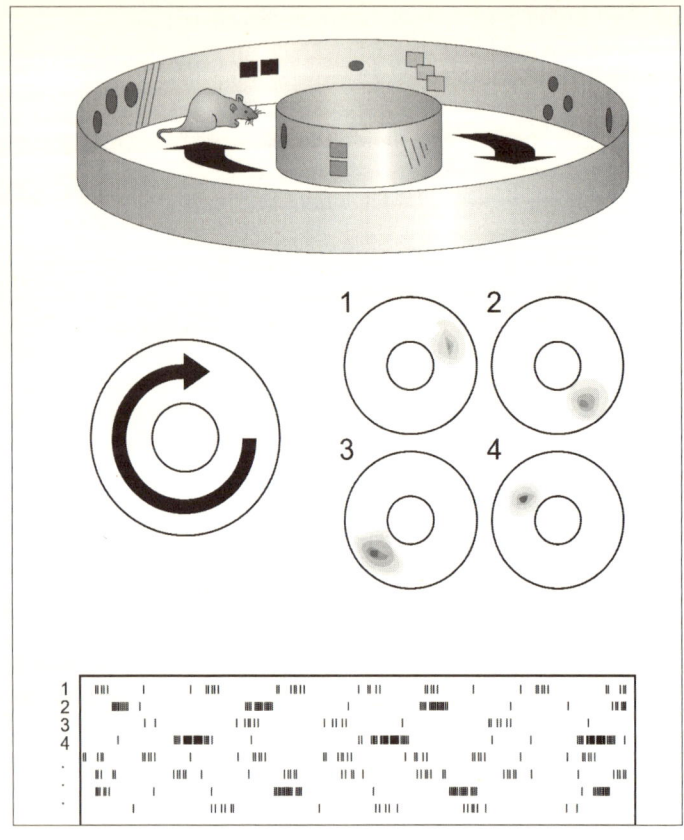

Abb. 29 Oben und Mitte links: Irrgarten, in dem sich die Ratte zurecht-finden und im Kreis herumlaufen musste (schematische Darstellung des Versuchsaufbaus). In der Mitte rechts ist die Aktivität von vier Neuro-nen, jeweils über den Irrgarten geplottet, schematisch dargestellt. Man sieht beispielsweise, dass Neuron Nummer 1 immer dann aktiv wird, wenn sich die Ratte gerade etwa in der Position 2 Uhr im Irrgarten be-findet. Die Neuronen 2, 3 und 4 werden jeweils entsprechend beim Durchlaufen einer anderen Position aktiv. Ganz unten ist schematisch die Aktivität dieser Neuronen über die Zeit hinweg aufgetragen. Man sieht deutlich die rhythmische Aktivierung einzelner Zellen, die durch den kreisförmigen Pfad der Ratte zustande kommt.

komplizierterer Auswertemathematik gezeigt worden, dass in den nachfolgenden Tiefschlafepisoden der Tiere diejenigen Verknüpfungen, die zuvor im Wachzustand gelernt wurden, noch einmal aktiviert werden. Dies führte zur Hypothese, dass im Tiefschlaf zuvor neu gelernte Repräsentanzen vom Hippocampus zum Kortex übertragen werden. Da neu gelernte Episoden zunächst im Hippocampus abgespeichert werden, diese Struktur aber zu klein ist, um alle Gedächtnisepisoden zu speichern, macht dies Sinn: Das Gehirn lädt gleichsam neu gelernte Informationen vom RAM (dem hippocampalen Zwischenspeicher mit rascher Aufnahmeleistung, aber geringer Kapazität) auf die Festplatte (den Kortex, der langsam lernt, aber eine große Kapazität hat).

Nun weiß man seit der Entdeckung des REM-Schlafs, dass dieser durch eine hirnelektrische Aktivität gekennzeichnet ist, die dem Wachzustand entspricht: Das Gehirn ist gleichsam wach, schottet sich jedoch aktiv gegenüber der Außenwelt ab, denn sowohl Input (die Weckschwelle durch beispielsweise laute akustische Signale ist während des REM-Schlafs am höchsten) als auch der Output (der Muskeltonus und damit die Aktivität des motorischen Systems) sind im REM-Schlaf maximal unterdrückt. Das Gehirn arbeitet also – aber nicht verbunden mit der Welt, sondern gewissermaßen *off-line*. Es ist nun unsere Erfahrung, dass Träume Erfahrungsfetzen enthalten, von Freud Tagesreste genannt, die im Traum verzerrt auftreten. Genau um diese Tagesreste geht es in der Untersuchung von Louie und Wilson.

Ratten lernten, entlang eines kreisförmigen Irrgartens zu laufen. Man fand wie erwartet Nervenzellen, die bestimmte Stellen des Irrgartens kodierten, also immer dann aktiv wurden, wenn die Ratte sich an einer bestimmten Stelle des Irrgartens befand. Die Aktivität solcher ortssensitiver Zellen lässt sich dadurch klar darstellen, dass man sie über den gesamten der Ratte während des Experiments zur Verfügung stehenden Raum graphisch darstellt (vgl. Abb. 29 Mitte rechts). Drehte die Ratte ihre Runden im Irrgarten (vgl. Abb. 29 oben und Mitte links), ging damit ein ganz bestimmtes Aktivierungsmuster einer ganzen Reihe solcher bestimmte Orte kodierender hippocampaler Neuronen einher. Diese periodischen Muster neuronaler Aktivität beim Durchlaufen des Irrgartens sind in Abbildung 29 unten zu sehen.

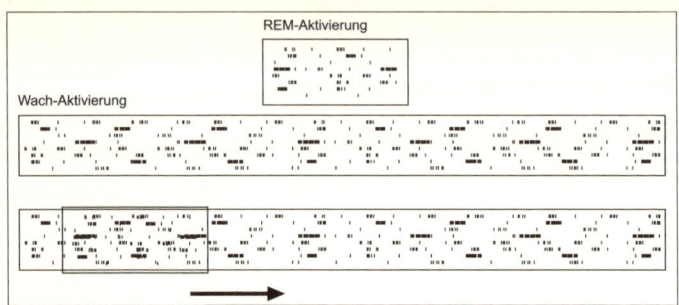

Abb. 30 Technik der Korrelationsanalyse mit sich bewegendem Fenster. Das während des REM-Schlafs aufgezeichnete Aktivierungsmuster (kleines Rechteck) wird von links nach rechts über die während der Explorationsphase aufgezeichnete Aktivierung bewegt, um auf diese Weise nach Übereinstimmungen zu suchen.

Durch kontinuierliche weitere Ableitung aus dem Hippocampus der Tiere bis in den Schlaf hinein stellte sich heraus, dass die ortssensitiven Neuronen auch in nachfolgenden Traumschlafphasen aktiv waren. Damit ergab sich die Frage, ob die Aktivierungsmuster während des Durchlaufens des Labyrinths und die Aktivierungsmuster im REM-Schlaf miteinander zusammenhängen. Um dies herauszufinden, entwickelten die Autoren ein komplexes mathematisches Verfahren, das letztlich darauf hinausläuft, die Aktivität von Nervenzellen in einer bestimmten REM-Schlaf-Episode mit der Aktivität während des zuvor erlernten Verhaltens zu korrelieren. Man kann sich die Funktion des Verfahrens wie folgt veranschaulichen (vgl. Abb. 30): Nach der Art eines sich bewegenden Fensters wurde die REM-Episode mit der neuronalen Aktivität während des zuvor aufgezeichneten Wachzustands verglichen. Man kann sich die Technik so vorstellen, als würde man die Aktivität während der REM-Episode auf eine Folie kopieren und diese Folie dann auf die während des Verhaltens registrierten Aktivierungsmuster legen. Wenn man die Folie dann in kleinen Schritten von links nach rechts verschiebt, lassen sich so Verhaltenssequenzen bzw. deren elektrophysiologische Korrelate identifizieren, die mit den Aktivitätsmustern im Traum übereinstimmen: In diesem Fall passt plötzlich die Folie mit der REM-Aktivität auf das darunter liegende Muster.

Man kann weiterhin vermuten, dass die Zeitachse im Traum und die Zeitachse im realen Verhalten nicht genau übereinstimmen, d.h. dass die Sequenzen im Traum langsamer oder schneller abgespielt werden. Deswegen wurde die beschriebene Methode des Vergleichs von REM-Schlaf-Aktivierung und Aktivierung während des Verhaltens noch dadurch ergänzt, dass man durch entsprechende Korrekturfaktoren die Zeit entweder dehnte oder stauchte.

Der gewaltige Rechenaufwand hat sich gelohnt: Man fand tatsächlich Aktivierungsmuster im REM-Schlaf, die mit Aktivierungsmustern während vorheriger Lernepisoden im wachen Verhalten hoch korrelierten. Eine ganze Reihe von Kontrollexperimenten sowie Kontrollrechnungen stellten sicher, dass diese Korrelationen nicht durch Artefakte oder bestimmte triviale Ursachen zustande kamen, sondern sich in der Tat auf das *gesamte Muster* der neuronalen Aktivität im Wachzustand über längere Zeiträume bezogen. Damit war erstmals nachgewiesen, dass *im Traum ganze Aktivierungssequenzen, deren Dauer in der Größenordnung von 1 Minute oder mehr liegt, wiederholt werden,* die zuvor im Wachzustand entsprechendes Verhalten begleitet hatten.

Insgesamt wurden 45 REM-Episoden auf diese Weise untersucht, deren Länge zwischen 60 und 250 Sekunden (Mittelwert 114 Sek.) betrug. Von diesen zeigten sehr viele eine signifikante Korrelation zur Verhaltensaktivität während des vorherigen Durchlaufens des Irrgartens. Die besten Korrelationen wurden ermittelt, wenn die Zeitachse um Faktoren zwischen 0,55 und 2,49 (Mittelwert 1,4) gestaucht bzw. gedehnt wurde, wobei bei etwa zwei Drittel der REM-Episoden die Zeitachse gleich lang wie beim Verhalten oder länger war. Die Zeit läuft also – zumindest im Rattentraum – verglichen mit der Wirklichkeit eher langsamer als schneller ab.

Man konnte weiterhin zeigen, dass durchaus eine gewisse Zeit zwischen dem Verhalten und den REM-Episoden verstreichen konnte, was zu der Beobachtung passt, dass vermehrt auftretende REM-Episoden nach Lärmdurchgängen noch bis zu 24 Stunden später auftreten können und dass bestimmte zu lernende Aufgaben bzw. Inhalte nur dann tatsächlich gelernt werden, wenn REM-Schlaf Stunden oder sogar Tage nach dem Training erfolgen kann [22].

Zu fragen ist, wie das komplexe raum-zeitliche Aktivierungs-muster, das während des Traums im Hippocampus auftritt, ab-gespeichert ist. In Frage kommen hier mehrere Mechanismen. Zum einen ist seit kurzem bekannt, dass ortssensible Zellen im Hippocampus auch eine bestimmte Richtungssensibilität haben können. Die Zelle feuert also ortsabhängig, aber anders in Ab-hängigkeit davon, ob sich die Ratte dem Ort von links oder von rechts nähert. Eine Reihe solcher nicht nur orts- sondern auch annäherungsrichtungsabhängiger Zellen könnten die Aufgabe übernehmen, eine Sequenz von Orten zu kodieren [21]. Einzelhei-ten dieses Prozesses sind jedoch noch unklar.

In jedem Fall zeigt die Untersuchung, dass es prinzipiell heute möglich ist, Muster neuronaler Aktivität im Traum mit solchen Mustern während des wachen Verhaltens in Verbindung zu brin-gen und daraus abzuleiten, dass im Traum zuvor gelernte Infor-mationen erneut aktiviert werden. Kurz: Tagesreste kommen auch bei Ratten in nachfolgenden Träumen vor. Da man zudem weiß, welches Aktivierungsmuster bei welchem Verhalten (bzw. Durchlaufen welchen Teils des Käfigs) auftritt, kann man aus dem Aktivierungsmuster im REM-Schlaf auf das Erleben schlie-ßen. Kurz: Man kann nicht nur sagen, dass die Ratte träumt, sondern auch wovon.

Über den Zweck dieser erneuten Aktivierung kann man bis-her nur Vermutungen anstellen. Die Autoren nennen Gedächt-niskonsolidierung (vgl. hierzu auch [24]) und weitergehende Ana-lyse der Gedächtnisinhalte als wahrscheinliche Ursachen: »Im Gedächtnis bereits gespeicherte Informationen, die (mit den neu gelernten Inhalten) Gemeinsamkeiten aufweisen, *beispielsweise auf einer emotionalen Dimension,* könnten diesen gegenüberge-stellt und im Hinblick auf gemeinsame kausale Verknüpfungen analysiert werden.« ([19], S. 154, Übersetzung und Hervorhe-bung durch den Autor) Hierzu passt eine kürzlich publizierte Untersuchung an 300 Studenten [20], deren Bindungssituation und deren Traumerleben untersucht wurden. Wie sich zeigte, träumen diejenigen Versuchspersonen mehr und lebhafter, die nur unsicher gebunden sind. In jedem Fall wird durch Unter-suchungen wie diese unser Verständnis der Funktionen von Schlaf und Traum vorangetrieben.

VII. Forschen

Frei reden dürfen
und sich nicht reinreden lassen müssen

Die Freiheit der Meinungsäußerung ist im Artikel 1 des Grundgesetzes garantiert. Auch im akademischen Bereich ist sie deshalb besonders wichtig, da es nicht zuletzt oft Wissenschaftler sind, die neue und kreative Ideen haben, die oftmals eine veränderte Sicht der Dinge mit sich bringen. Für die meisten Menschen – und wir nehmen der Einfachheit halber einmal an, Politiker und Verwaltungsbeamte gehören in diese Gruppe – ist Veränderung jedoch mindestens unbequem; nicht selten wird sie als bedrohlich erlebt, wird doch Bekanntes und Bewährtes in Frage gestellt. Entsprechend ist man auf Menschen, die neue und ungewohnte Gedanken äußern, nicht selten eher schlecht zu sprechen.

Damit Wissenschaft funktioniert, ist es unerlässlich, dass Wissenschaftler ihre Ideen frei und ungehindert äußern können. Sie setzen sich und ihre Gedanken damit der Kritik durch andere Wissenschaftler und durch die Öffentlichkeit aus. Diese Freiheit ist der tiefere Grund dafür, warum es einen Sinn hat, einem Wissenschaftler eine garantierte Lebensstelle zu geben, was – nebenbei bemerkt – gerade auch von den besten (und meist privaten) US-amerikanischen Universitäten gesehen wird. Tenure (gesprochen: »tenjir«), d.h. eine unkündbare Stelle, gehört zu den wesentlichen Ingredienzien des universitären Systems in den USA, und »Tenure-track positions«, also Stellen für Assistenten (die in den USA »Assistant Professor« heißen und wie Professoren, nicht wie hierzulande Assistenten behandelt werden) mit Option auf eine Dauerstelle, sind wesentlicher Bestandteil der Stellenausstattung einer Universität.

Gewiss, die Meinungsfreiheit von Professoren treibt manchmal seltsame Blüten: Dem Psychiater John Mack, Professor an der Harvard Medical School, selbst wahnkrank und der Überzeugung, dass Patienten, die behaupten, von Ufos entführt worden zu sein, Recht haben, versuchte man vergeblich zu kündigen. Es ist jedoch besser, man lässt ein paar Verirrungen zu (sie schaden meist wenig), als Wissenschaftlern einen Maulkorb umzuhängen.

Genau dies geschah erst kürzlich in Österreich (vgl. [2]): Ein Professor, Anton Pelinka, äußerte sich kritisch über den Politiker Jörg Haider, wurde von Haider verklagt und daraufhin zur Zahlung von umgerechnet etwa 4500 US-Dollar (auf Bewährung) verurteilt. Vor Gericht wurde Haider von einem Anwalt, Dieter Böhmdorfer, vertreten, der mittlerweile Justizminister in Österreich ist. An diesem Vorgang ist vor allem beunruhigend, dass er junge Wissenschaftler ohne Dauerstelle davon abschreckt, sich frei zu äußern, wie Pelinka mit Recht feststellt: »Ich habe keine Angst davor zu sagen, was ich denke. Aber derartige Urteile könnten den Willen meiner jüngeren Kollegen zu sagen, was sie denken, stark beeinträchtigen.« (zit. nach [2], S. 847; Übersetzung durch den Autor)

Zur Freiheit der Wissenschaftler gehört auch deren Selbstbestimmung. Es mag heute sehr veraltet klingen, aber Wissenschaftler müssen die Freiheit haben, ihrer Neugier nachzugehen, denn nur dann kann Kreativität wirklich Neues hervorbringen (vgl. hierzu auch den Brief von Schimmel [4], der dies erst jüngst prägnant formuliert hat). Anders gewendet: Wissenschaftler dürfen nicht zu Dienstleistern verkommen, die ihre Fähigkeiten und Fertigkeiten auf einer Art Basar an finanzkräftige Auftraggeber – allen voran der Staat in Form von Politikern und Verwaltungsbeamten – verkaufen. Wissenschaftler müssen ihre Prioritäten selbst setzen können, im Kleinen (d.h. im eigenen Labor) wie im Großen (d.h. innerhalb der Gemeinschaft der Wissenschaftler eines Faches). Dies scheint zunächst auf Verschwendung von Ressourcen hinauszulaufen und manche mögen fragen, ob wir uns denn wirklich viele »geniale Irre« leisten sollten, die sich mit so eigenartigen und scheinbar völlig nutzlosen Dingen wie den Augen von Fruchtfliegen, dem elektrischen Widerstand von sehr kalten Metallen oder dem Stromfluss durch einzelne Membranporen beschäftigen. Wie ein paar Nobelpreise belegen, waren diese Beschäftigungen jedoch höchst sinnvoll und generierten Wissen, auf dem jetzt ganze Wissenschafts- oder sogar Wirtschaftszweige beruhen. Wer kann ahnen, dass die Erforschung eines etwas absonderlichen Flusskrebsauges zunächst der Astronomie [1] und dann der Strahlentherapie in der Medizin zugute kommt? – Ein Wissenschaftler vielleicht, ein Verwaltungsbeamter oder Politiker vielleicht eher nicht!

Dass politisch motivierte geplante Forschung viel Geld kostet und wenig einbringt, lässt sich vielleicht am besten am Beispiel der bemannten Raumfahrt zeigen, die viel gekostet hat bzw. noch immer kostet und deren wissenschaftlicher Wert sehr fragwürdig ist. Es sei hier auf ein anderes Beispiel, die Erforschung biologischer Effekte elektromagnetischer Wechselfelder, etwas genauer eingegangen.[2]

Vor mehr als 20 Jahren fiel einer Epidemiologin in Denver auf, dass einige der Häuser, in denen Familien mit leukämiekranken Kindern wohnten, in der Nähe von Transformatoren gelegen waren. Zusammen mit einem Physiker ging sie dieser Beobachtung etwas systematischer nach und fand tatsächlich ein etwa *dreifach* erhöhtes Risiko, an Leukämie zu erkranken, wenn ein Kind in der Nähe eines Transformators wohnte. Weitere Studien brachten widersprüchliche Ergebnisse und der Effekt war allgemein umso geringer, je methodisch sauberer die Studien durchgeführt worden waren. (Zum Vergleich: Rauchen führt zu einem etwa *30fach* erhöhten Risiko, an Lungenkrebs zu erkranken.) Populärwissenschaftliche Bücher wie *The Zapping of America* und *Currents of Death* spielten jedoch gerade in den USA geschickt mit der Angst eines wissenschaftlich nicht sehr gebildeten Publikums, dem ein Komplott energieproduzierender Konzerngiganten einfacher nahe zu bringen ist als die Tatsache, dass elektromagnetische Felder mit der dritten Potenz der Entfernung an Stärke verlieren, elektrische Felder den Körper nur sehr oberflächlich und magnetische Felder diesen zwar sehr wohl, aber auch natürlicherweise durchfluten. Auf den Druck von Politikern hin wurden weitere Studien durchgeführt, die entweder gar keinen oder nur einen verschwindend kleinen Effekt zum Ergebnis hatten. Den Abschluss bildeten dann zwei sehr große in Kanada und in den USA durchgeführte Studien an mehreren hunderttausend Fällen. Diese Studien zeigten sehr klar und endgültig, dass es kein erhöhtes Krebsrisiko durch Hochspannungsleitungen und Transformatoren gibt. Das Traurige an dieser Forschung ist die Tatsache, dass sehr viel Geld für die Untersuchung eines von vornherein sehr kleinen Risikos ausgegeben

---

2 Die verkürzte zusammenfassende Darstellung ist dem sehr lesenswerten Buch *Voodoo Science* des amerikanischen Physikers Robert L. Park (vgl. [3] S. 140-171) entnommen.

wurde. Es wurden also nicht rational Prioritäten gesetzt (Motto: »Wie viel Geld für die Erforschung von wie viel Risiko?«), sondern es wurde politisch motiviert Agitation betrieben oder betriebener Agitation begegnet. Ein die Veröffentlichung der amerikanischen Studie im *New England Journal of Medicine* begleitendes Editorial stellt daher mit Recht fest:

»Es ist traurig, dass hunderte von Millionen Dollar in Studien geflossen sind, die nie eine große Chance hatten, die Tragödie von Krebs bei Kindern zu verhindern. Die vielen unschlüssigen und inkonsistenten Studien haben Beunruhigung und Angst erzeugt und niemanden beruhigt. Die 18 Jahre Forschung haben eine beachtliche Paranoia generiert, aber wenig Einsicht und keinerlei Prävention. Es ist höchste Zeit, dass wir damit aufhören, unsere Ressourcen zu verschwenden.« (zitiert nach [3], S. 160; Übersetzung durch den Autor)

Mit geschätzten 25 Milliarden Dollar Folgekosten hat die Hysterie um die vermeintlichen Gefahren von Transformatoren und Überlandleitungen viel Schaden angerichtet. Wären die Forschungsplanungen in den Händen von Wissenschaftlern geblieben, wäre es eher nicht zu dieser Verschwendung gekommen, denn man kann annehmen, dass Wissenschaftler ihre Forschungen mehr inhaltlich und weniger politisch geplant hätten. Wissenschaft lebt nur dort, wo die Freiheit zu reden vorhanden ist. Sie gedeiht umso günstiger, je weniger den Wissenschaftlern hineingeredet wird. (Ich danke Herrn Dr. Thomas Kammer vom MPI für biologische Kybernetik in Tübingen für konstruktive Kritik und wertvolle Hinweise.)

Draufkommen versus Rechtfertigen
Warum Medizin mehr ist als Wissenschaft

Der Gedanke an Wissenschaftstheorie ist nicht gerade dazu geeignet, Medizinstudenten oder fertige Mediziner mit Enthusiasmus zu erfüllen. Zu trocken scheint das Gebiet, zu abgehoben die Überlegungen, zu praxisfern die Inhalte. Ein Blick hinter die zugegebenermaßen recht opaken wissenschaftstheoretischen Kulissen aus Methodenlehre, Sprachjargon und Schulenstreit lehrt jedoch, wie nützlich manches begriffliche Rüstzeug zum Verständnis medizinischen Handelns sein kann. Betrachten wir beispielhaft die Begriffe der *Genese* und der *Rechtfertigung*, die zur Beschreibung wissenschaftlichen Erkenntnisfortschritts immer wieder herangezogen werden.

Die mit dem Begriffspaar gemeinte Unterscheidung ist eine einfache: Es geht bei der Genese um die Frage, wie man auf eine Idee kommt, wohingegen es bei der Rechtfertigung darum geht, wie man zeigt, dass sie zutrifft.

Die Entstehung von Ideen wird in aller Regel kaum untersucht, was durch die Ausnahmen psychologischer Untersuchungen zu Kreativität und Phantasie nur zu gut bestätigt wird. Gemessen an der Bedeutung des Sachverhalts – die gesellschaftlich (über)lebensnotwendige Rolle von Innovation wird von Politik und Wirtschaft gleichermaßen gebetsmühlenhaft betont – ist die Zahl wirklich guter wissenschaftlicher Untersuchungen hierzu geradezu lächerlich gering. Es ist sehr zu hoffen, dass sich dies, nicht zuletzt dank der Erweiterung des Methodenarsenals der Psychologie um kognitiv-neurowissenschaftliche Verfahren, in naher Zukunft deutlich ändert.

Wissenschaftstheorie im strengen Sinn beschäftigt sich nur mit Rechtfertigung; wie jemand auf eine Idee gekommen ist, ist für den Nachweis ihres Wahrheitsgehaltes irrelevant. Beim Rechtfertigen geht es um Begründung, d.h. um inhaltliche Zusammenhänge. Beide Vorgänge – eine Idee haben und ihre Richtigkeit nachweisen – sind nicht nur systematisch, sondern durchaus im subjektiven Erleben verschieden. Von Albert Einstein wird dies, wie von vielen anderen auch, regelmäßig berichtet: Seine bahnbrechenden Ideen zur Natur von Licht, Raum, Zeit, Materie und Energie kamen ihm spontan und leicht. Ihre Rechtfertigung war jedoch nach seinen eigenen Angaben für ihn eine Quälerei: Die Mathematik war kompliziert, die Einzelheiten vertrackt.

Ganz offensichtlich hat ein guter Wissenschaftler sowohl neue Ideen als auch die Fähigkeit und Disziplin zu deren Rechtfertigung. Wissenschaftler unterscheiden sich jedoch durchaus darin, wie sehr die Anteile in ihnen verwirklicht sind. Es gibt kreative Menschen, die vor Ideen sprudeln und die einen ganzen Stab von Mitarbeitern brauchen, um diese Ideen in Projekte, d.h. in kontrollierte Erfahrungen zur Rechtfertigung dieser Ideen, umzuset-

zen. Es gibt demgegenüber den (ebenso wichtigen) Methodiker,
der sich vor allem mit der Prüfung bekannter Hypothesen beschäftigt und selten (oder vielleicht auch nie) eine wirklich eigene
neue Idee hat. Der Wissenschaftsbetrieb lebt von beidem, d.h. ist
weder ohne neue Ideen noch ohne deren Rechtfertigung denkbar.
Nicht anders die Wirtschaft: Wer beim Brainstorming viele Ideen
hat, ist nicht unbedingt derselbe, der hieraus die guten aussucht,
und wieder ein anderer mag über Kraft und Durchsetzungsver-
mögen verfügen, eine dieser guten Ideen in die Realität umzusetzen. Wissenschaftshistoriker gehen gerne dem psychologischen
Kontext der Genese von Ideen nach: Wie viel Wein hat Riemann
wirklich bei seinen Entdeckungen zur Integralrechnung getrunken? Warum träumte der Entdecker des Benzolrings Kekulé gerade in jener Nacht von sechs tanzenden, sich an den Schwänzen
packenden Affen? Mit wem schlief Einstein, als es ihm däm-
merte, dass nicht die Zeit, sondern die Lichtgeschwindigkeit
konstant ist? – Fragen wie diese können durchaus von Interesse
sein, wenn es darum geht, wie Menschen das zuvor Undenkbare
und Unvorstellbare plötzlich denken und sich vorstellen. Aber
die Antworten auf diese Fragen – wenn es denn welche gibt – sagen uns nichts (wirklich gar nichts!) über den Wahrheitsgehalt
der Ideen.

Wann immer es um die Wahrheit einer Aussage geht, geht es
um die Angabe von Gründen. Seit Aristoteles bemühen sich Lo-
giker, die Struktur von Argumenten, Begründungsgängen und
damit von Rechtfertigungsfiguren zu klären. Wissenschaftstheorie und Logik haben hier sehr viel Detailarbeit geleistet, die bis
heute nicht abgeschlossen ist. So ist beispielsweise die grundlegende Frage nach der Letztbegründung einer Aussage (ähnlich
wie Kinder fragen Wissenschaftler immer weiter) zwischen Ab-
bruch, unendlichem Regress und Zirkularität keineswegs entschieden. Dennoch gibt es in jeder Einzelwissenschaft eine in
aller Regel hoch entwickelte Kultur des Rechtfertigens und Über-
prüfens, die von dem Gegenstand angemessenen Beobachtungs-
und Messverfahren über Auswertungsstrategien bis hin zur Organisation von Publikationsorganen, Peer-review-Evaluationssys-
temen und Fachgesellschaften reicht. Diese Wissenschaftskultur
ist eine Kultur der Rechtfertigung. Es gibt in der Wissenschaft
keine Kultur der Genese von Ideen. Wenn Naturwissenschaftlern

aus Großbritannien nachgesagt wird, dass sie sich während des Zweiten Weltkriegs, bar jeder Räume und Mittel für Forschung, Mut damit machten, dass sie ja noch immer ihre drei B für die Forschung hätten – bar, bathroom und bedroom –, so zeigt gerade das karikierende Moment die Abwesenheit einer Kultur der Ideengewinnung. Die Entstehung von Ideen, so scheint allgemeiner Konsens zu sein, ist in der Wissenschaft Privatsache.

Medizin ist Wissenschaft, sofern sie Krankheiten zum Gegenstand hat, deren Erforschung prinzipiell ebenso funktioniert wie jede andere Forschung auch und allgemeine, elegant-einfache wahre Aussagen zum Ziel hat. Sofern es in der Medizin jedoch um *Kranke* geht, ist sie mehr als Wissenschaft. Zum einen liegt dies an der seit Hippokrates als besonders definierten würdevollen *Begegnung* zwischen Arzt und Patient, zum zweiten an den Aspekten des *Leidens* und der *Handlung* zu dessen Linderung, also der *Anwendung* von Wissen. Hierüber wurde nicht erst seit dem Aufkommen des Fachs der Medizinethik viel geschrieben. Ein dritter ebenso grundlegender und häufig nicht klar gesehener Unterschied zwischen Medizin als Wissenschaft und Medizin als Arbeit mit Patienten ist ein logischer und lässt sich nach den obigen Ausführungen zur Genese und Rechtfertigung von Ideen leicht in den Blick nehmen: In der Medizin geht es sehr oft ums Draufkommen. Ist ein Datenhaufen erst einmal zu einem Befund destilliert und die Diagnose (hier im weitest möglichen Sinn zu verstehen) aufgrund einer Reihe von Befunden gestellt, so folgt der Rest nach allgemeinen Regeln der Wissenschaft. Ob aber ein Patient ein »Fall von X« oder ein »Fall von Y« ist und welche Möglichkeiten für X und Y überhaupt in Frage kommen, ist prinzipiell keine Frage der Rechtfertigung einer Idee, sondern eine Frage nach ihrer Entstehung.

In kleinen Ansätzen wurde diese Frage in der Medizin u.a. durch Begriffe wie »klinischer Blick«, »Gegenübertragung« oder »Praecox-Gefühl« zu thematisieren versucht, ohne dass man hier weit gekommen wäre. Wenn man sagt, dass der eine den klinischen Blick habe und der andere nicht, gesteht man sich lediglich die aus dem Wissenschaftsbetrieb bekannte Tatsache interindividueller Unterschiede in der Kreativität der Menschen ein. Das Praecox-Gefühl hat in der Psychiatrie insofern für Verwirrung und diagnostische Streitereien gesorgt, als es zwar wegweisend sein mag, um auf die Diagnose Schizophrenie zu kommen, zur Begründung dieser Diagnose jedoch völlig ungeeignet ist. Wenig anders steht es um die Gegenübertragung: »Weil ich aggressiv bin, ist der Patient depressiv«, ist ebenso falsch wie, »weil mir alles so fremdartig ist und ich nichts verstehe, hat der Patient eine Schizophrenie«. Dabei ist der Psychoanalyse durchaus zugute zu halten, dass sie den möglicherweise elaboriertesten und klinisch brauchbarsten begrifflichen Rahmen zur Beschreibung der Genese diagnostischer Ideen geliefert hat. Ja, man muss bei aller derzeitigen Kritik an der Psychoanalyse sogar davor warnen, das Kind des klinisch Brauchbaren mit dem Bade einer zumindest teilweise veralteten Theorie auszuschütten. Womit beginnt denn der diagnostizierende Arzt, wenn nicht mit seinen Gefühlen dem Patienten gegenüber, seinen klinisch geschulten Beobachtungen und seinen freien Assoziationen hierzu, wenn er eine Idee zu generieren versucht, woran der Patient wohl leidet? Mit Kriterienlisten, Entscheidungsalgorithmen und apparativen Verfahren jedenfalls nicht, denn diese gehören in den Kontext der Rechtfertigung, der immer voraussetzt, dass schon eine Idee da ist! Wer glaubt, man könne den Prozess der Genese, das Draufkommen, dadurch aus der Medizin eliminieren, dass man ihn durch Force brute ersetzt (man macht einfach alles bei allen), der übersieht nicht nur die praktischen Probleme begrenzter Ressourcen, sondern auch die prinzipiellen Probleme menschlicher Endlichkeit – zumal bei Kranken.

Vielleicht führt gerade die derzeit so heftig diskutierte Ressourcenknappheit nicht nur zu Überlegungen der Umverteilung, Qualitätskontrolle und ökonomischen Begrenzung, sondern auch zu einer vermehrten Reflexion auf das, was medizinische Praxis ausmacht. Eine Kultur des Draufkommens und deren Vermittlung an Studenten könnte helfen, den diagnostischen Prozess rationaler (durch klare Trennung von Genese und Rechtfertigung), effizienter (durch Förderung eines Brainstorming-freundlichen Klimas) und nicht zuletzt menschlicher (durch ein klareres Selbstverständnis der handelnden Personen) zu gestalten.

Wie viele H$_2$O-Moleküle sind nass?
Über vermeintliche Kategorienfehler
und die Reichweite empirischer Forschung

Wer einen gebildeten Menschen fragt, wie viele Wassermoleküle man braucht, damit es nass wird, bekommt wahrscheinlich etwa folgende Antwort:

a) H$_2$O-Moleküle sind begriffliche Konstruktionen aus dem Bereich der Chemie zur theoretischen Durchdringung von Sachverhalten und Prozessen, die mit der Umsetzung von Stoffen in Zusammenhang stehen. Man kann mit solchen Formeln beispielsweise erklären, wie viel Wasserstoff und Sauerstoff man braucht, um Wasser herzustellen oder umgekehrt, wie viel der genannten Gase man mittels Energiezuführung aus Wasser herstellen kann.

b) Nässe hingegen ist eine subjektiv erlebte phänomenale Qualität, die direkt oder indirekt aus dem Kontext des unmittelbaren Erlebens abgeleitet ist. Sie tritt auf, wenn wir Wasser auf der Haut spüren, und andere Formen von Nässe (z.B. die nassen Straßen etc.) leiten wir hiervon ab. Wir wüssten nicht, was Nässe ist, wenn wir nicht über das subjektive Erleben der Qualität der Nässe verfügten.

c) Aus den unter a) und b) gemachten Ausführungen ergibt sich, dass die gestellte Frage Seinsbereiche miteinander in Verbindung bringt, die man nicht verbinden kann: Bei der Anzahl der Moleküle geht es um begriffliche Konstruktionen zur Erklärung von Stoffumsetzungen, bei der Nässe geht es um eine letztlich erlebte Qualität.

d) Die Antwort auf die Frage kann damit nur heißen, dass die Frage einen Kategorienfehler beinhaltet (etwa analog der Frage, welche Zahl süßer ist, 3 oder 5) und daher keinen Sinn macht.

Diese Argumentation, so plausibel und reflektiert sie zunächst zu sein scheint, ist falsch. Die Antwort auf die in der Überschrift gestellte Frage lautet vielmehr in Wahrheit schlicht – 6, wie Gregory und Mitarbeiter [5] durch Modellrechnungen und Experimente zeigen konnten. Das Beispiel macht deutlich, wie sehr man sich bei der Reichweite empirischer Forschung verschätzen kann und wie leicht man zur Schwarzweißmalerei neigt (ein Problem ist *entweder* begrifflich oder empirisch zu lösen), wo die Dinge vielleicht komplizierter liegen: Unser semantisches Gedächtnis enthält begriffliches und empirisches Wissen und es ist nicht immer von vornherein klar, zu welcher Kategorie eine bestimmte Aussage gehört, weswegen man auch mit der Aufdeckung von vermeintlichen Kategorienfehlern vorsichtig sein sollte.

Gewiss, wer fragt, ob es schwarze Schimmel gibt, ein grünliches Rot oder eine für zwei Wochen bestehende Persönlichkeitsstörung, der hat nicht etwa Bedarf an Fakten, sondern bestimmte Begriffe aus den Bereichen der Pferde, der Farben und der Psychiatrie nicht verstanden. Wie aber steht es z.B. mit den Fragen, ob es auch Sekt aus der Champagne, erfolgreichen Sex zwischen verschiedenen Arten oder inhaltlich richtigen Wahn geben kann? Die raschen und scheinbar ebenso plausiblen wie einzig möglichen begrifflichen Antworten – Schaumwein aus der Champagne ist kein Sekt, sondern Champagner; eine Art ist dadurch definiert, dass ihre Vertreter sich untereinander paaren (und verschiedene Arten werden durch genau dieses Kriterium voneinander abgegrenzt); Wahn ist definitionsgemäß falsch – sind allesamt unzutreffend![3]

Warum ist dies gerade für den Psychiater von besonderer Wichtigkeit? Jeder Wissenschaftler sollte sich gelegentlich mit den methodischen und begrifflichen Voraussetzungen seines

---

3 Schaumwein aus dem Gebiet der Champagne ist nicht ebenso automatisch Champagner, wie etwa Wein aus der Pfalz Pfälzer Wein ist. Der Name Champagner bezieht sich vielmehr sowohl auf ein bestimmtes Herstellungsverfahren als auch auf ein Anbaugebiet, weswegen es durchaus deutschen Champagner geben kann (gemeint ist dann nur das Herstellungsverfahren), man aber auch von echtem Champagner spricht, wenn sowohl Ort und Verfahren stimmen (vgl. [6]).
Es gehört zu den unerwarteten Befunden der biologischen Feldforschung, dass Paarungen zwischen Vertretern verschiedener Arten viel häufiger – man schätzt bei 10 bis 20% aller Arten – vorkommen als bisher angenommen. Die bekannten unfruchtbaren, von Esel und Pferd abstammenden Maultiere haben damit nicht mehr den Status der die Regel bestätigenden Annahme.
Wahn wird in nahezu allen Lehrbüchern der Psychiatrie als »fixed false belief« definiert.

Faches bzw. von Wissenschaft überhaupt beschäftigen, so kann man argumentieren. In einem Fachgebiet jedoch, das sich im Umbruch befindet, ist methodische Reflexion kein Luxus für den Sonntag oder für Festreden, sondern muss zum ureigensten Tun des Psychiaters gehören [8]. Dies liegt daran, dass grundlegende Neuerungen innerhalb einer Wissenschaft immer auch deren Grundannahmen und damit auch deren Begrifflichkeit ändern – man denke nur etwa an die während der vergangenen 50 Jahre geänderten Antworten von Biologen auf die Frage, was Leben ist. Da die Psychiatrie, gleichsam im Schlepptau der Neurowissenschaften, erheblichen Veränderungen unterworfen ist, gilt dies auch für ihre begrifflichen Grundpfeiler.

Beispiele aus eigenen Publikationen mögen dies illustrieren. Noch 1987 war ich nach recht genauem Studium der entsprechenden Literatur zur Überzeugung gelangt, dass selbst die modernste Neurophysiologie nur wenig zur Aufklärung psychologischer und psychopathologischer Sachverhalte beitragen kann. Ich schrieb damals über Halluzinationen, »dass nicht alle Fragen, von denen es scheint, als seien sie durch Erfahrung zu beantworten, durch Erfahrung beantwortbar sind« [9] und führte Beispiele hierfür an. Dreizehn Jahre später sollte mich die Entwicklung der Neurowissenschaft eines Besseren belehren: Die Frage nach der Wahrnehmungsähnlichkeit von Halluzinationen lässt sich nicht nur durch genaue Beschreibung und begriffliche Klärung beantworten, sondern auch durch Positronenemissionstomographie und funktionelle Magnetresonanztomographie (vgl. [10]). Nicht anders steht es um die Frage, ob man feststellen kann, dass man selbst halluziniert, oder um die Frage nach Identitätskriterien für Halluzinationen. Gewiss ersetzt kein Scanner die kritische Reflexion oder das analytische Denken. Aber man sollte dennoch vorsichtig sein mit apodiktischen Behauptungen zum Wert oder vor allem zum Unwert empirischer Forschung, wie man sie noch immer manchmal unter Psychiatern hört. Dies wird durch die Kasuistik von Schönfeldt und Mitarbeitern (Schönfeldt, in Vorbereitung) eindrucksvoll belegt. Eine Patientin, die Stimmen zu hören angibt, wird durch repetitive transkranielle Magnetstimulation an verschiedenen sprachrelevanten kortikalen Arealen stimuliert, ohne dass sich die anfallsartig auftretende und sehr stark ausgestaltete Symptomatik ändert. Zu-

sammen mit der Psychopathologie liefert die äußere Unbeein-
flussbarkeit der Zielsymptomatik einen zusätzlichen Hinweis
darauf, dass möglicherweise gar keine Stimmen gehört, sondern
vielmehr halluzinatorisches Verhalten (vgl. [9]) produziert wurde.

Seit es die funktionelle Bildgebung ermöglicht, Gehirnfunktionen zu lokalisieren und Aktivitätsänderungen mit Funktions-
änderungen in Beziehung zu setzen, gibt es eine sehr komfortable
und breit anwendbare zweite Möglichkeit der Referenz auf mentale Zustände, einschließlich so privater Prozesse wie Wahrnehmung und bildhafter Vorstellung, neben der des subjektiven Erlebens. Dieser Zugang erlaubt empirische Antworten auf Fragen,
die man noch vor zehn Jahren sich nicht zu fragen traute, hätte
man damit doch nur das mangelnde eigene analytische Denkver-
mögen dokumentiert. Diese Situation hat sich grundlegend geändert. Wir können und müssen alte Fragen von neuem stellen: reflektiert, aber zugleich unbeschwert von Dogmen und Vorurtei-
len.

Descartes, Glutamat
und der fünfte Geschmack

Man stelle sich einmal folgendes Szenario vor: Physiologen behaupten, es gäbe die vier Farben Violett, Blau, Grün und Gelb.
Diese sehen wir und sonst nichts. Im Auge wurden zapfenför-
mige Lichtrezeptoren für diese Arten von Licht gefunden und damit sind die Grundfarben des Farbensehens klargelegt. Wir, die
Seh-Laien, glauben der Wissenschaft und sehen genau diese Farben. Manchmal allerdings sehen die Dinge irgendwie farbiger
aus, so richtig voll und schön – man denke nur an Sonnenunter-
gänge und manche Blumen – und manchmal wieder nicht. Man
versteht dies nicht richtig, leitet hieraus jedoch nicht die Existenz
einer weiteren Farbe ab, sondern spricht davon, dass es manchmal einen eigenartigen Farbverstärker gibt, der manchmal im
Licht vorhanden ist und manchmal nicht. Die bekannten Grundfarben und die Annahme des Farbverstärkers machen dann alle
erlebten Phänomene plausibel und die Welt ist in Ordnung.
Manche Japaner vertraten zwar schon vor etwa hundert Jahren
die Meinung, dass es eine weitere Farbe – Seki (was übersetzt so-

viel wie rot heißt) – gibt, wurden jedoch aufgrund der erdrückenden Sachlage (man kennt nur vier Typen von Lichtzapfen) und
unserer täglichen Erfahrung – wir sehen vier Grundfarben und
manchmal noch einen eigenartigen Farbverstärker – nicht ernst
genommen. Erst die Entdeckung von biochemisch definierten
Rezeptoren für rotes Licht führte dazu, dass es der Idee des
Lichtverstärkers ebenso ging wie dem Phlogiston und dem
Äther: Sie wurde als wissenschaftlicher Holzweg entlarvt.

Undenkbar? Man möchte es meinen. Es kann doch nicht an-
gehen, dass wir unsere unmittelbare Erfahrung der Farben, die
Rot selbstverständlich einschließt, auf solch schräge Weise mit
ganz offensichtlich inadäquaten Konzepten überformen. Ebenso
wenig kann es sein, dass unser unmittelbares Empfinden von
Qualitäten von einer empirischen Entdeckung abhängt, wie das
dargestellte Szenario nahe legt. Seit Descartes ist geklärt, dass ich
mich zwar täuschen kann, dass dort etwas Rotes ist, nicht aber
darin, dass ich die Empfindung Rot jetzt und hier habe. Zu Emp-
findungsqualitäten habe ich einen direkten, durch empirische
Wissenschaft nicht zugestellten bzw. zustellbaren Zugang zur Erkenntnis der Welt, wie sie mir eben nun einmal erscheint.

Es ist daher erstaunlich, dass sich das oben beschriebene Szenario tatsächlich vor einigen Monaten abgespielt hat. Es betraf
nicht das Sehen, sondern das Schmecken, war ansonsten jedoch
bis ins Kleinste analog zu der scheinbar völlig absurd dargestellten Situation. Hier kurz die Fakten:

Generationen von Physiologen haben Generationen von Ärzten beigebracht, dass sich auf unserer Zunge Rezeptoren für vier
grundlegende Geschmacksvarianten befinden: Süß, Sauer, Salzig
und Bitter. Jeder andere Geschmack, so haben wir gelernt, ist
eine Kombination aus diesen vieren und vor allem das Ergebnis
der ganzheitlichen Verarbeitung der mindestens eintausend unterschiedlichen, vom Menschen wahrnehmbaren Gerüche mit
dem Output des Geschmackssinns. »Wenn Sie Schnupfen haben
und die Nase verstopft ist, schmeckt Ihr Schnitzel nur noch nach
Salz«, klingen mir noch heute die Worte eines recht berühmten
Freiburger Physiologen im Ohr.

Es ist erstaunlich, dass diese Sicht der Dinge schon seit Beginn
dieses Jahrhunderts als falsch erwiesen ist, nachdem bereits zu
Anfang des letzten Jahrhunderts der Japaner Kikunae Ikeda eine

fünfte Geschmacksrichtung entdeckt hatte [16]. Er nannte sie
Umami, was übersetzt etwa »wohlschmeckend« heißt und am
ehesten den Geschmack von Fleisch, manchen Käsesorten oder
Pilzen meint. Viele proteinreiche Nahrungsmittel weisen diesen
Geschmack auf, der auf deren Gehalt der Aminosäure L-Gluta-
mat zurückgeht.

Dieser Geschmack blieb hierzulande – wahrscheinlich nicht
zuletzt aufgrund seines Namens – unbekannt, obgleich wir ihn
täglich schmecken. Dies führte u.a. dazu, dass viele Nahrungsmittel so genannte »Geschmacksverstärker« enthalten, bei denen es sich im Wesentlichen um L-Glutamat handelt. Man traute
sich gewissermaßen nicht, hier von einem Geschmack zu sprechen, denn es durfte nicht geben, wovon man nichts wusste und
was in den Lehrbüchern der Physiologie nicht vorkam: eben einen fünften Geschmack.

Die Tragweite dieses Sachverhalts für philosophische Diskussionen ist beträchtlich: Der Rekurs auf unmittelbar Erlebtes, auf
empfundene Qualitäten (Qualia, wie der philosophische Terminus technicus lautet), zur Rechtfertigung bestimmter Erkenntnis-
ansprüche oder zur Stärkung einer irreduziblen Behauptung
wird durch die Tatsache, dass sich das oben beschriebene Szenario wirklich abgespielt hat, deutlich geschwächt. Gestärkt wird
demgegenüber die alte und oft nicht mehr ernst genommene
Überlegung der Linguisten Sapir und Whorff, derzufolge unsere
Sprache einen starken Einfluss auf unser Wahrnehmen hat. Jeder
hat es gehört und man braucht es hier nicht näher zu erläutern:
Eskimos haben mehr Wörter für weiß, Urwaldbewohner für
grün etc. Mittlerweile werden solche Behauptungen eher belä-
chelt, z.B. mit dem Hinweis, dass auch die Bergler in den Alpen
rund zwanzig Ausdrücke für das kühle Nass kennen würden [15].
In der Tat wurde die Sapir-Whorffsche Hypothese gerade im
Hinblick auf Farben erst kürzlich empirisch gestärkt: In der
Sprache Setswana sowie in der Sprache des Stammes der Be-
rinmo auf Papua-Neuguinea gibt es jeweils nur ein Wort für Blau
und Grün. Entsprechend ist die Diskriminationsfähigkeit der
Menschen, die diese Sprachen sprechen, für Farben ohne eigenen
Namen vergleichsweise gering (13, 14). Mit anderen Worten:
Gleich mehrere Untersuchungen zeigen völlig unabhängig von-
einander die Bedeutung der Sprache für unsere Wahrnehmung.

Doch zurück zum kürzlich entdeckten Glutamatrezeptor auf der Zunge: Wirklich neu an seiner Entdeckung ist, dass es sich um den ersten molekularbiologisch charakterisierten Geschmacksrezeptor überhaupt handelt [12], sieht man einmal von der Entdeckung des Rezeptors für »Scharf« (die ketzerische Frage sei erlaubt: ein sechster Geschmack?) ab (vgl. [11]). Interessant ist im Hinblick auf die molekulare Struktur des Rezeptors vor allem die Tatsache, dass der Rezeptor durchaus Ähnlichkeit mit dem Rezeptor besitzt, der in unserem Gehirn für die rasche Neurotransmission durch L-Glutamat sorgt. Diese Aminosäure ist nicht nur Bestandteil der Nahrung, sondern eben auch wahrscheinlich der wichtigste erregende Neurotransmitter des Zentralnervensystems, der in den ihn verwendenden kortikalen Pyramidenzellen für die rasche punktgenaue und plastische Transmission von Informationen sorgt. Der Glutamatrezeptor im Gehirn (er hat die Bezeichnung mGluR4) besitzt allerdings eine etwa 1000fach höhere Affinität zu Glutamat als der Glutamatrezeptor in den Geschmackspapillen der Zunge (den man taste-mGluR4 genannt hat). Bei der Aminosäuresequenz des Geschmacks-Glutamatrezeptors handelt es sich um eine verkürzte Variante des Gehirnrezeptors, was insofern sinnvoll ist, als die Glutamatkonzentrationen in der Nahrung diejenigen im Bereich der Synapsen weit übersteigen können. Wären beide Rezeptoren identisch, würde unser Gehirn entweder ineffizient arbeiten oder wir würden einen überwältigend starken Glutamat-Geschmack empfinden, wann immer wir auch nur Spuren von Fleisch genießen (vgl. [12]).

Die Identität eines Geschmacksstoffs mit einem erregenden Neurotransmitter und die Homologien zwischen den entsprechenden Rezeptoren reihen sich schließlich mühelos in die bekanntermaßen bestehenden engen Beziehungen zwischen Darm und Gehirn ein: Man denke nur an die Entdeckung der Funktion von Cholezystokinin als Neurotransmitter, an die geistigen und Verdauungsfunktionen des vegetativen Nervensystems oder daran, dass beide Organe ektodermaler Herkunft sind. Man kann sich dem Fazit kaum entziehen, dass eine wissenschaftliche Entdeckung, die der Laienpresse allenfalls eine kleine Notiz wert war (vgl. Focus 5/2000; S. 172), sehr viele Facetten aufweist: Gleich ob man Neurobiologe oder Linguist, Psychologe oder Ernährungswissenschaftler, Philosoph oder Physiologe ist – die Entdeckung des Rezeptors für Umami hat etwas für jeden Geschmack.

VIII. Gesellschaft

Gewalt im Fernsehen:
Wir dürfen nicht zuschauen!

Während eines Forschungsaufenthaltes in den USA wohnten wir ganz in der Nähe des Campus der Harvard-Universität. Dies war praktisch, denn ich konnte zu Fuß ins Büro gehen und eine öffentliche Schule für die Kinder befand sich in der gleichen Straße etwa ein Dutzend Häuser weiter. Bald nach der Einschulung unseres ältesten Sohnes erreichte uns ein an die Eltern der neuen Schüler gerichteter Brief des Direktors der Schule, den wir zu Kenntnis nehmend unterschrieben zurücksenden mussten. In diesem Brief war u.a. die Mahnung enthalten, dem Kind keine Handfeuerwaffen mit in die Schule zu geben. Wir haben uns daran gehalten.

Die Episode macht vielleicht deutlicher als alle Statistiken, wie es sich mit der Neigung zu Gewalttaten in der von ihrem Präsidenten so genannten »unabdingbaren« Nation verhält. Eine der Ursachen dieser vergleichsweise extremen Gewaltbereitschaft in der Bevölkerung – die häufigste Todesursache für Männer mittleren Alters in den USA ist Mord – ist das Fernsehen. Dies ist keineswegs nur eine Vermutung oder unbewiesene Behauptung, sondern lässt sich aus der vorhandenen Datenlage eindeutig ableiten. Hierzu zunächst einige Fakten:

Der durchschnittliche amerikanische Schüler hat nach Abschluss der High-School (d.h. nach zwölf Schuljahren) nicht nur 13.000 Stunden in der Schule verbracht, sondern vor allem 25.000 Stunden vor dem Fernsehapparat. Hier sah er insgesamt 32.000 Morde und 40.000 versuchte Morde, eher vorsichtig geschätzt [2].

Langzeitstudien zum Einfluss der Einführung des Fernsehens als Medium auf die Gewaltbereitschaft der Bevölkerung zeigen immer wieder das gleiche Bild [4]. Drei seien kurz vorgestellt:

1. In einer von drei Gemeinden in Kanada wurde im Jahr 1973 das Fernsehen eingeführt, in den anderen beiden, die damit als Kontrollgruppe dienten, nicht. Es zeigte sich, dass innerhalb des nachfolgenden Zeitraums von zwei Jahren in der Gemeinde mit eingeführtem Fernsehen die Gewaltdelikte in der Bevölkerung um 160 % zunahmen und alle Bevölkerungsgruppen

betrafen. Im Gegensatz dazu war das Gewaltniveau in den beiden Kontrollgemeinden gleichbleibend.

2. Eine Langzeitstudie an 875 Kindern in einem Zeitraum von 1960 bis 1981 ergab, dass Kinder, die bei der ersten Untersuchung im achten Lebensjahr überdurchschnittlich häufig Gewaltszenen im Fernsehen sahen, im Alter von 19 Jahren mit größerer Wahrscheinlichkeit mit dem Gesetz in Konflikt gerieten und im Alter von 30 Jahren mit größerer Wahrscheinlichkeit wegen Gewaltkriminalität verurteilt waren. Die Studie zeigte eindeutig, dass die Anzahl der Gewaltszenen, die die Kinder im achten Lebensjahr im Fernsehen gesehen hatten, die Gewalttätigkeit der Menschen im späteren Leben beeinflusste. Es zeigten sich sogar Effekte auf die Folgegeneration in dem Sinne, dass Kinder, die im achten Lebensjahr mehr Gewalt im Fernsehen gesehen hatten, mit einer größeren Wahrscheinlichkeit später ihre eigenen Kinder schlugen.

3. Eine weitere Langzeitstudie [3] ging dem Zusammenhang zwischen der Einführung des Fernsehens einerseits und der Häufigkeit von Tötungsdelikten in der weißen Bevölkerung andererseits in drei Staaten nach, den USA, Kanada und Südafrika. Nachdem in den 50er-Jahren in den USA und Kanada das Fernsehen eingeführt worden war, kam es zu einer Verdopplung von Tötungsdelikten innerhalb von 10 bis 15 Jahren. Während des gleichen Zeitraums nahmen Tötungsdelikte in Südafrika um 7% ab. Nach der Einführung des Fernsehens in Südafrika im Jahre 1975 stiegen im Zeitraum bis 1987 die Tötungsdelikte um 130%. In dieser Studie konnten andere Ursachen des Anstiegs der Tötungsdelikte weitgehend ausgeschlossen werden.

Trotz der klaren Datenlage wird immer wieder die Meinung vertreten, das Betrachten von Gewalt im Fernsehen führe beim Zuschauer zu einer Art stellvertretendem Handeln und damit zu einer Art »Katharsis«, die letztlich der Abfuhr von Gewalt und damit der Verminderung von Gewalt diene. Dieser auf Aristoteles zurückgehende Gedanke mag plausibel klingen, ist jedoch eindeutig falsch. Bereits in den 60er-Jahren wies Bandura einen deutlichen Effekt der vorherigen Exposition durch Gewaltszenen in Filmen auf das nachfolgende Verhalten bei Kindern nach; kurz: Wer Gewalt sieht, wird selbst gewalttätig [1]. Entsprechendes gilt für das Fernsehen, wobei nach amerikanischen und kanadischen Untersuchungen vor allem Kinder im Grundschulalter besonders stark beeinflussbar sind. Der Effekt chronifiziert und bleibt bis ins Erwachsenenalter bestehen. Viele Heranwachsende in den USA beurteilen ihre Zukunft daher skeptisch: Eine im Jahr 1993 in den USA durchgeführte Umfrage ergab, dass 35% aller amerikanischen Schüler im zwölften Schuljahr glaubten, sie würden das Rentenalter nicht erleben, da sie zuvor erschossen würden.

Nicht nur die Gewaltszenen selbst, sondern auch deren Kontext muss als für die kindliche Entwicklung äußerst ungünstig eingestuft werden. So ergab eine Auswertung von 2.500 Stunden Fernsehprogramm mit Gewalt als Inhalt, dass der Täter in etwa drei Viertel der Fälle ungestraft davonkam. Etwa die Hälfte aller Gewaltakte wurden ohne jegliche negative Konsequenz für das Opfer im Sinne von Schädigung oder Schmerzen dargestellt. Nur 4% der Programme, die Gewalt enthielten, zeigten gewaltlose Alternativen der Problemlösung auf.

In neurobiologischer Hinsicht spricht Gewalt instinktähnliche Prozeduren der Aufmerksamkeitszuwendung an, weswegen gerade Kinder gar nicht anders können, als solche Inhalte wie gebannt anzuschauen. Die gerade im Kindesalter stark ausgeprägte Neuroplastizität des Gehirns bewirkt dann die Ausbildung entsprechender Repräsentanzen in den höherstufigen bedeutungstragenden kortikalen Landkarten heranwachsender Menschen, die genau deswegen angelegt werden, um zukünftiges Verhalten effektiv zu steuern. Weiterhin ist von Bedeutung, dass bei Organismen, die einem bestimmten Reiz oder einer bestimmten Reizklasse dauernd ausgesetzt sind, die emotionale Reaktion auf diesen Reiz immer mehr abnimmt. Man spricht von Desensibilisierung. Das Phänomen gilt für verschiedenste Spezies und verschiedenste Reizklassen, u.a. auch für den Menschen und für Gewalt. Empirische Studien konnten zeigen: 1. Wer immer wieder Gewaltfilme anschaut, reagiert weniger auf einzelne Gewaltszenen in einzelnen Filmen; 2. das Verhalten generalisiert vom Film auf die Realität; 3. das dauernde Anschauen von Gewalt im Fernsehen führt dazu, dass gewalttätige Verhaltensweisen dem Betrachter zunehmend normal vorkommen; 4. das Verhalten der Personen ändert sich entsprechend. Kurz: Gewalt im Fernsehen führt aufgrund unserer neurobiologischen Verfassung zu mehr Gewalt in der Welt.

Was folgt? – Es wird Zeit, dass wir damit aufhören, diese Zusammenhänge nicht systematisch zu sehen. Wir müssen verstehen, dass Gewalt im Fernsehen den gleichen Stellenwert in unserem Gesellschaftssystem hat wie Umweltverschmutzung: Werden Produktionsverhältnisse dem freien Markt überlassen, überlebt der, der am billigsten produziert, was oft gleichbedeutend damit ist, dass er auch am dreckigsten produziert. Keiner will eine verschmutzte Umwelt, aber ohne den politischen Willen aller und die dadurch möglichen Regelungen wird derjenige am Markt überleben, der am billigsten und damit am umweltschädlichsten produziert. Entsprechend verhält es sich mit Fernsehgesellschaften, die von Werbeerträgen leben, die wiederum durch die Einschaltquoten bestimmt werden. Gezeigte Gewalt treibt diese in die Höhe, was dazu führt, dass langfristig nur der am Markt überlebt, der die Aufmerksamkeit der Zuschauer mit entsprechenden Mitteln ködert.

Die westlichen Industrienationen haben erkannt, dass im Hinblick auf die Umwelt durch die Einführung von Regeln gehandelt werden muss: Treibhausgase, Mikrostaub oder DDT haben langfristige und komplexe, aber dennoch deutliche Auswirkungen auf die uns umgebende Landschaft und damit unser aller Leben. Die Folgen der Gewalt in den Medien auf die kortikalen Landkarten in uns sind nicht weniger dramatisch. Es wird daher Zeit, dass wir über Einschränkungen im Hinblick auf die visuell-geistige Diät unserer Kinder ernsthaft nachdenken. Wir dürfen nicht einfach weiter zuschauen.

Gewalt im Spiel:
Von der virtuellen Realität zum Gott-Modus

Immer zur Weihnachtszeit steigt in den Industrieländern der Umsatz an Spielzeug. Gegen Spiele ist ja auch prinzipiell nichts einzuwenden, steigern sie doch möglicherweise die Phantasie und bieten in jedem Fall die Möglichkeit, eben »spielerisch« zu lernen. Die Frage ist, was wir unseren Kindern so alles beibringen. Diese Frage stellt sich im Besonderen bei den immer beliebter

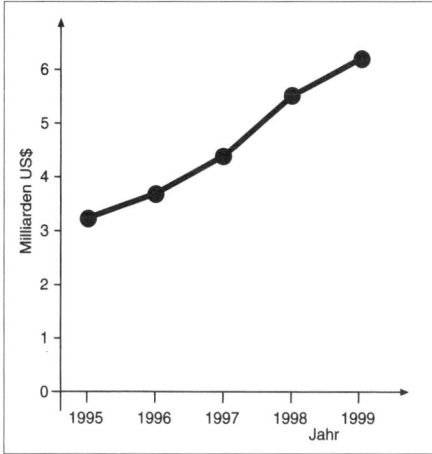

Abb. 31 Jährlicher Umsatz mit Videospielen in den USA in den vergangenen vier Jahren in Milliarden US$. Wie man sieht, hat sich der Umsatz von 1995 bis 1999 nahezu verdoppelt [6].

werdenden Videospielen. Im Jahr 1999 wurden allein in den USA 215 Millionen Video- und Computerspiele verkauft – das sind mehr als zwei je Haushalt –, Tendenz deutlich steigend (siehe Abb. 31).

Vor etwa 25 Jahren begannen Videospiele zunächst ganz harmlos. Auf den damals verbreiteten Atari-Rechnern konnte man Ping-Pong spielen, und nahezu jeder kennt *Tetris* (herabfallende, aus Würfeln zusammengesetzte Figuren müssen so gedreht und in der Horizontalen bewegt werden, dass aus ihnen eine möglichst lückenlose Wand wird) oder *PuckMan* (sich verfolgende und gegenseitig auffressende knabbernde Kekse in einem Irrgarten).

Mit der Entwicklung immer leistungsfähigerer Computergraphik änderte sich etwa im Jahr 1993 der Charakter der Spiele. Rechtzeitig zu Weihnachten des besagten Jahres wurde ein sehr realistisches gewalttätiges Videospiel in die Geschäfte gebracht und mit großem Gewinn verkauft. Der Held schießt nicht nur einfach auf virtuelle Raumfahrzeuge; nein, er köpft seinen Gegner, reißt ihm das Herz aus der Brust oder die Gliedmaßen vom Körper. In Spielen wie *Mortal Combat* ist die Tötung des realistisch dargestellten Gegners das erklärte Ziel. Wie eine vergleichende Analyse von 33 Nintendo- und Sega-Videospielen zeigte, haben etwa vier von fünf Gewalt und Aggression zum Inhalt, eines von fünf dieser Spiele beinhaltet explizit Gewalt gegenüber Frauen [7].

Es gehört zu den Ironien unserer Gesellschaft, dass durch jeweils neue Informationstechnik, wie beispielsweise 64-Bit-Rechner, schnelle Graphikkarten und entsprechende Software, es den zumeist männlichen Kindern und Jugendlichen ermöglicht wird, das jährlich wiederholte »Fest der Liebe« dadurch zu feiern, dass stundenlang bildhaft höchst realistisch vorgegaukelte Akte äußerster Brutalität ausgeführt werden. Man stelle sich einen außerirdischen Anthropologen vor, der vom Mars kommend zu Weihnachten auf der Erde landet und herausbekommen will, worum es bei diesem Fest geht. Durch Verhaltensbeobachtung käme er rasch zu dem Schluss, dass dieses Fest der Gewaltverherrlichung und dem Training der nächsten Generation im Ausführen von Gewaltakten dient. Wollten wir dem Anthropologen dann erklären, was das Fest der Liebe ist, würde er wahrscheinlich nur ungläubig den Kopf schütteln.

Immer wieder wird behauptet, dass spielerische Gewalt – per Video, Computer oder auch einfach nur passiv per TV konsumiert – nicht nur harmlos sei, sondern auch das stellvertretende Ausagieren und damit eine Verminderung von realer Gewalt herbeiführe. Diese Auffassung ist im Hinblick auf das Fernsehen empirisch eindeutig widerlegt (vgl. die kurze Zusammenfassung in [10]), wird jedoch bei Spielen noch immer vertreten. So schreibt Emes in einer im *Canadian Journal of Psychiatry* publizierten Übersicht des Titels *Isst Mr. PuckMan unsere Kinder?*, dass »das Spielen von Videospielen eine nützliche Sache sein könnte, um mit aufgestauten aggressiven Energien fertig zu werden« ([8], S. 413; Übersetzung durch den Autor). Im Gegensatz zu der mittlerweile großen Zahl empirischer Studien zu den Auswirkungen von Gewaltdarstellungen im Fernsehen ist die wissenschaftliche Literatur zu Computer- und Videospielen noch recht spärlich. Gerade vor diesem Hintergrund ist die im Folgenden näher beschriebene Untersuchung von Anderson und Dill [5] von großer Bedeutung, denn sie zeigt, wie sich eine der bedeutendsten Freizeitbeschäftigungen der jüngeren Generation auf deren Gedanken, Gefühle und Verhalten auswirkt.

Die Autoren gründeten ihre Untersuchungen auf ein Modell der Gewaltbereitschaft, das u.a. davon ausgeht, dass wiederholtes Spielen von Gewalt langfristig zum Erlernen entsprechender Emotionen, Gedanken und Verhaltensbereitschaften führt. Mit ihren eigenen Worten beschreiben sie dies wie folgt: »Langfristige Effekte von Gewalt in den Medien sind das Resultat der Entwicklung, des Überlernens und der Verstärkung aggressionsbezogener Wissensstrukturen. [...] Jedes Mal, wenn die Leute gewalttätige Videospiele spielen, wiederholen sie aggressive Verhaltensprogramme [sog. *Scripts*; Anmerkung des Übersetzers, M.S.], die Aufmerksamkeit gegenüber Feinden im Sinne einer veränderten Wahrnehmung [*perceptual bias*, M.S.] lehren und verstärken. Ebenfalls gelehrt und verstärkt werden aggressive Handlungen gegenüber anderen, Erwartungen, dass andere aggressive Akte ausführen werden, positive Einstellungen gegenüber Gewalt und Meinungen im Hinblick darauf, dass gewalttätige Konfliktlösungen effektiv und sinnvoll sind. Des Weiteren führt das wiederholte Ausgesetztsein gegenüber visuell eindrücklich dargestellten Gewaltszenen zu einer Abstumpfung [*desensitization*, M.S.] gegenüber Gewalt. Die Schaffung und Automatisierung aggressionsbezogener Wissensstrukturen sowie die Desensibilisierung führen letztlich zu einer Veränderung der Persönlichkeit.« ([5], S. 774, Übersetzung durch den Autor) In ihrer eigenen Sprache fassen dies die Autoren wie folgt zusammen: »Long-term video game players can become more aggressive in outlook, perceptual biases, attitudes, beliefs, and behavior than they were before the repeated exposure or would have become without such exposure.« ([5], S. 774)

Die Autoren führten zwei Untersuchungen mit unterschiedlicher, sich ergänzender Methodik durch. In einer ersten Untersuchung wurde mittels Korrelationsanalyse der Zusammenhang zwischen gewalttätigem bzw. nicht gewalttätigem Videospiel einerseits und einer Reihe von (mittels standardisierten Erhebungsinstrumenten erfassten) Variablen wie Irritabilität, Aggressivität, aggressive und nicht aggressive Delinquenz, subjektive Meinung im Hinblick auf Kriminalität und persönliche Sicherheit sowie Studienerfolg an 227 College-Studenten (78 Männer, 149 Frauen) mit einem mittleren Alter von 18,5 Jahren gemessen. Das Spielverhalten wurde über einen eigens hierfür entwickelten Fragebogen erfasst. Es zeigte sich, dass 207 (91%) Studenten um den Zeitpunkt der Untersuchung Videospiele in ihrer Freizeit spielten, wobei die hierauf wöchentlich verwendete Zeit 2,14 Stunden betrug. Dies war weniger als während der Schulzeit, für die die Probanden die folgenden Angaben machten: Sie spielten 5,45 Stunden während ihrer Zeit in der Junior High School, 3,69 Stunden zu Beginn der High School und 2,68 Stunden gegen Ende der High School. Von den 20 Nichtspielenden waren 18 Frauen. Die von den Studenten klassifizierten Spiele waren zu etwa einem Fünftel eindeutig gewalttätig und zu einem weiteren Fünftel deutlich gewaltbetont. Das Spielen von gewalttätigen Videospielen war signifikant positiv mit aggressiver Delinquenz ($r = 0,46$) und mit nicht aggressiver Delinquenz ($r = 0,31$) sowie mit dem Persönlichkeitszug (trait) Aggressivität ($r = 0,22$) korreliert. Auch das Spielen von Videospielen überhaupt (aggressiv und nicht aggressiv) war signifikant mit aggressiver Delinquenz ($r = 0,20$) und mit nicht aggressiver Delinquenz ($r = 0,15$) korreliert, jedoch waren diese Zusammenhänge deutlich geringer ausgeprägt. Es zeigte sich weiterhin, dass das Spielen gewalttätiger Videospiele gering und nicht signifikant negativ mit den Studienleistungen korrelierte ($r = -0,08$), die mit Videospielen verbrachte Zeit insgesamt ergab jedoch eine signifikant negative Korrelation ($r = -0,2$). Weitere multiple Regressionsanalysen ergaben, dass das Spielen gewalttätiger Videospiele vor allem bei Männern mit aggressiver Persönlichkeit zu aggressiven Verhaltensweisen führt (signifikante Dreifachinteraktion). Bei Frauen hingegen (und kaum bei Männern) zeigte sich, dass das Spielen gewalttätiger Videospiele mit dem Gefühl der Unsicherheit und der Meinung, selbst Opfer einer Gewalttat zu werden, korreliert war.

Korrelationen sagen nichts über Ursachen. Es könnte ja sein, dass Delinquenten zu gewalttätigen Videospielen neigen (und nicht umgekehrt diese Spiele delinquentes Verhalten hervorrufen). Zur Untersuchung kausaler Zusammenhänge bedarf es entsprechender experimenteller Studiendesigns. Daher wählten die Autoren für ihre zweite Studie an 210 College-Studenten (104 Frauen und 106 Männer) ein solches Design. In einem 2 x 2 x 2 faktoriellen Design mit Typ des Videospiels (gewalttätig: *Wolfenstein 3D* versus nicht gewalttätig: *Myst*), dem Persönlichkeitsfaktor Irritabilität (hoch versus niedrig) und Geschlecht als dichotome Gruppenfaktoren untersuchte man als abhängige Variablen sowohl aggressives Verhalten als auch aggressive Gedanken und Gefühle. Interessanterweise fand man einen Effekt des Spieltyps auf Verhalten und Gedanken, nicht jedoch auf das Gefühl der Feindschaft. Aggressives Verhalten wurde dadurch untersucht, dass die im Labor spielenden Versuchspersonen die Dauer und die Lautstärke eines Lärmgeräuschs im Raum eines vermeintlichen Gegenspielers einstellen konnten, wenn dieser vermeintlich verloren hatte. Unter bestimmten Umständen nahm diese Zeit zu, und zwar mehr beim Spielen des gewalttätigen Spiels. Aggressives Denken wurde mit einem Wortlese-Experiment gemessen, bei dem die Reaktionszeit beim Lesen von insgesamt 192 neutralen oder aggressionsgeladenen Wörtern ermittelt wurde. Es zeigte sich hierbei eine hoch signifikante Verkürzung der Reaktionszeit bei Wörtern mit aggressivem Gehalt nach dem Spielen aggressiver Spiele im Sinne eines Bahnungseffekts. In der experimentellen Studie fand man somit vor allem kognitive und Verhaltenseffekte, die klar für einen fördernden Effekt von aggressiven Videospielen auf die Gewaltbereitschaft der Spieler sprechen.

Es gibt gute Gründe zur Annahme, dass Videospiele Auswirkungen auf die Gewaltbereitschaft haben, die über die Auswirkungen des Fernsehens noch deutlich hinausgehen. So fanden Stickgold und Mitarbeiter [9], dass in den Schlafepisoden nach längerem Videospiel (gespielt wurde das nicht aggressive Spiel *Tetris*) vermehrt bildhafte Komponenten des Spiels auftreten. Dies betraf interessanterweise nicht die trivialen Aspekte des Spiels, wie beispielsweise Computerbildschirm oder Tastatur, sondern die spielrelevanten visuellen Charakteristika der Stimuli. Da man schon seit längerer Zeit vermutet, dass in den Schlafepisoden nach Lernvorgängen das Gelernte nochmals aktiviert und damit die Erinnerungsspuren gefestigt werden, spricht dieser Befund für ein besonders intensives »Durcharbeiten« und Festigen (man spricht von Gedächtniskonsolidierung) der Spielinhalte im Schlaf. Des Weiteren ist der Spieler beim Spielen mit dem Aggressor automatisch identifiziert, und man weiß aus Untersuchungen zu Gewalt im Fernsehen, dass der Grad der Identifikation mit dem Aggressor die Gewaltbereitschaft des Fernsehkonsumenten beeinflusst. Im Gegensatz zum passiven Betrachten setzt das Spielen die aktive Rolle des Spielers, dessen willentliches Beteiligtsein, voraus. Schließlich sind Videospiele auf eine Weise konstruiert, dass sie verstärkend wirken und zur Spielsucht führen. Man kann auch sagen, dass sich am Markt eben nur diejenigen Spiele durchsetzen, die (aus welchen Gründen auch immer) ein derartiges Potenzial haben, den Spieler zu belohnen und zu bestrafen, und ihn daher deutlich stärker beeinflussen als rein passiv betrachtetes Material.

Wer noch immer nicht glaubt, dass Videospiele verheerende Folgen haben können, für den habe ich den einleitenden Abschnitt aus der Arbeit von Anderson und Dill ([5], S. 772) übersetzt, der vielleicht deutlicher als Effektstärken in Experimenten und Statistik in Studien zeigt, wohin Gewalt in Videospielen führen kann:

»Am 20. April 1999 starteten Eric Harris und Dylan Klebold einen Terroranschlag auf die Columbus Schule in Littleton, Colorado, und ermordeten 13 bzw. verletzten 23 Mitschüler, bevor sie die Gewehre auf sich selbst richteten. Obgleich es unmöglich ist, genau zu wissen, was diese Teenager dazu veranlasst hat, ihre Lehrer und Klassenkameraden anzugreifen, waren wahrscheinlich mehrere Faktoren beteiligt. Ein möglicher solcher Faktor sind gewalttätige Videospiele. Harris und Klebold spielten gerne das blutige »Leg-sie-um«-Videospiel *Doom*, ein Spiel, das vom Militär der USA zur Ausbildung von Soldaten im tatsächlichen Töten des Gegners lizenziert und eingesetzt wird. In den Archiven des Simon-Wiesenthal-Zentrums, einer Institution, die das Aufspüren von Hass und Gewalt im Internet zum Ziel hat, wurde eine Kopie der Web-Seite von Harris gefunden, die eine von ihm personalisiert gestaltete Version des Spiels *Doom* enthielt. In dieser Version gab es zwei Soldaten, ausgestattet mit extra Waffen und unbegrenzter Munition, und die Gegner im Spiel waren wehrlos. Als Projektarbeit im Rahmen des Unterrichts hatten Harris und Klebold ein Video produziert, das der von ihnen personalisierten Version des Spiels *Doom* entsprach. In diesem Video tragen Harris und Klebold Trenchcoats, sind bewaffnet und ermorden sportliche Klassenkameraden. Weniger als ein Jahr später agierten sie ihre Video-Performance in der Realität aus. Ein mit dem Wiesenthal-Zentrum assoziierter Untersucher sagte aus, dass Harris und Klebold ›ihr Spiel spielten – im Gott-Modus‹.«

Lernen, Gedächtnis
und die Idee der Universität[4]

»An der Universität verwirklicht sich das ursprüngliche Wissen-
wollen. Es hat zunächst keinen anderen Zweck, als zu erfahren,
was zu erkennen möglich ist und was aus uns durch Erkenntnis
wird. Es vollzieht sich die Lust des Wissens ..., dann die Erfahrung der Grenzen im eigentlichen Nichtwissen, und schließlich
das Wagnis des Erkennens ... in dem Mute, ertragen zu wollen
und zu können, was sich zeigt, und dadurch anders zu werden.«
Mit diesen Worten charakterisierte der Heidelberger Psychiater
und Philosoph Karl Jaspers [25] vor etwas mehr als einem halben
Jahrhundert »die Idee der Universität«, über die er sich im Laufe
seines Lebens in mehreren Schriften dieses Titels immer wieder
Gedanken machte [23-25]. Die Worte machen bereits deutlich,
warum ein Psychiater vielleicht auch noch heute über die Universität sprechen sollte; ist diese doch seit jeher eine Institution, in
der junge Menschen dadurch, dass sie sich mit anderen Menschen, Meinungen, Fakten, Theorien und Weltsichten auseinan-
dersetzen, Erfahrungen über ihre Neigungen, Begabungen, Grenzen und Schwierigkeiten gewinnen. Kurz, die Universität ist ein
Ort der Selbsterfahrung im besten Sinne dieses Wortes. Diese
Kernthese meines Vortrags macht den Bezug zur Psychiatrie (der
einzigen medizinischen Fachrichtung mit Selbsterfahrung als
festem Bestandteil der Ausbildung) ebenso deutlich wie der folgende Sachverhalt:

Die Bedingungen von Lernen gehören zum ureigensten Ge-
schäft des Psychiaters, ist doch jede Psychotherapie eine Form
von Lernen. Sofern der Psychiater Spezialist für Selbsterfahrung
und Lernen ist und sofern an Universitäten beides stattfindet, erscheint es durchaus nicht ungewöhnlich, dass sich ein Psychiater
zur Idee der Universität äußert.

Ferner sei nicht unerwähnt, dass mich meine Lebensgeschichte an drei baden-württembergische und zwei US-amerikanische
Universitäten geführt hat, wo ich Unterschiedliches lernte und

---

4 Überarbeitete und gekürzte Fassung meiner Antrittsvorlesung an der Universität Ulm im Dezember 1997.

lehrte[5], also Gelegenheit hatte, mir Kenntnisse der Institution Universität gewissermaßen »von innen« anzueignen. Wenn es im Folgenden um Erfahrung, Lehren und Lernen geht, so kann dies ehrlicherweise nur vor dem Hintergrund meiner Lebensgeschichte geschehen. Dennoch sind die gelegentlich hieraus entnommenen Beispiele nicht sentimental, sondern als a) didaktische und b) paradigmatische Illustrationen zu sehen. (ad a) Gerade der Psychiater weiß, dass uns Menschen nicht Zahlen und Fakten, sondern Geschichten und andere Menschen umtreiben. (ad b) Ich kenne meinen eigenen Weg durch die Universität nun einmal am besten, und ist er auch nicht repräsentativ, so liefert er doch genug Material zur Verdeutlichung positiver und negativer Aspekte der Institution Universität.

Universität – damit ist zunächst, entgegen einem Vorurteil, nicht »alles« gemeint, sondern vielmehr »alle«, d.h. die Gemeinschaft von Lernenden und Lehrenden [31]. Wie aber funktioniert Lernen? Das gegenwärtige Jahrzehnt des Gehirns hat auf diese Frage auf unterschiedlichen Ebenen der Betrachtung eine ganze Reihe von Antworten hervorgebracht. Wenn die Universität als die Institution des Lernens Thema ist, macht es daher Sinn, die Überlegungen auf ein neurobiologisches bzw. kognitiv-neurowissenschaftliches Fundament zu stellen.[6]

Wenn hierzu nun einige Daten und Thesen vorgestellt werden, so ist dies Ausdruck der Überzeugung, dass neuere Erkenntnisse zur Funktionsweise des Gehirns es erstmals erlauben, im Hinblick auf die Bedingungen von Lernen wegzukommen von Mei-

---

5 Autobiographische Details sind für den vorgestellten allgemeinen Argumentationsgang unerheblich. Nur so viel: In Freiburg studierte ich Medizin (1977–1983), Psychologie (1978–1984) und Philosophie (1978–1985). Daneben besuchte ich Unterrichtsveranstaltungen in Mathematik, Biologie und Germanistik. Ich arbeitete dann an den Psychiatrischen Universitätskliniken in Freiburg (ab 1983 Assistenzarzt), Heidelberg (ab 1990 Oberarzt) und Ulm (ab 1997 ärztlicher Direktor). Insgesamt dreimal verbrachte ich längere Zeit in den USA, 1989/90 an der Harvard University (Visiting Associate Professor für Psychologie), 1992 an der University of Oregon (Visiting Scientist im Bereich Cognitive Neuroscience) und 1994 wieder an der Harvard University (Visiting Full Professor für Klinische Psychologie).

6 Für eine eingehendere Diskussion und weiterführende Originalliteratur zum Folgenden vgl. Spitzer 1996 (39).

nungen, Dogmen und Doktrinen und hinzugelangen zu einer wissenschaftlich fundierten Sicht des Phänomens und der Funktion Lernen. Anders gewendet: Was wir heute schon über das Lernen wissen, hat in der Tat unmittelbare praktische Auswirkungen auf die Art, wie wir die Rahmenbedingungen für Lernen gestalten sollten.

Lernen im Jahrzehnt des Gehirns

Es gibt verschiedene Zugangswege zu unserem Gedächtnis, je nachdem, welche Information wie verarbeitet wird. Jeder, der Klavierspielen gelernt hat, weiß, dass häufiges Üben hilft. Mit Einsicht ist beim Klavierspiel wenig gewonnen. Umgekehrt weiß jeder aus eigener Erfahrung, dass bestimmte einzelne Erfahrungsepisoden besonders gut »hängen geblieben sind«, andere hingegen sind für immer im Dunkel der Erinnerung verschwunden. Wie können wir eine Institution, deren oberstes Ziel das Lernen junger Menschen darstellt, so einrichten, dass sie dieses Ziel des dauerhaften »Hängenbleibens des Gelernten« in optimaler Weise verwirklicht? Hierzu gab und gibt es eine ganze Reihe interessanter und wichtiger Überlegungen.

Kortex und Hippocampus

Der mit Abstand größte und jüngste Teil des Gehirns, in dem Lernen stattfindet, ist die Gehirnrinde, der Cortex cerebri. Hierbei handelt es sich um eine sehr langsam lernende Struktur. Dies ist sinnvoll, denn wir wollen nicht jeden Tag alles völlig neu lernen, und wir wollen auch nicht, dass jede neue Erfahrung alle früheren Erfahrungen in Frage stellt oder gar auslöscht, wenn das der Fall wäre, würde der Kortex sehr rasch lernen. Die Erfahrungen unseres Lebens sollen sich vielmehr zu einem »Bodensatz« an Wissen verdichten, weswegen es erforderlich ist, dass jede einzelne Erfahrung nur relativ wenig Gewicht hat. Um es an einem einfachen Beispiel zu erläutern: Wir wissen, was ein Baum ist, weil wir viele einzelne Bäume gesehen haben und daraus eine allgemeine Vorstellung von Baum gleichsam herausdestilliert ha-

ben. Der Bodensatz des Wissens, das beispielsweise darin besteht, dass Vögel fliegen und Fische schwimmen können, soll
nicht dadurch völlig durcheinander gebracht werden, dass wir
lernen, dass ein Pinguin ein Vogel ist, der nicht fliegen, aber gut
schwimmen kann [29].

Jeder kann erfahren, dass der Kortex langsam und schrittweise lernt, da bestimmte Leistungen durch den Kortex nur
durch Repetition gelernt werden. Man denke beispielsweise an
den Spracherwerb[7] oder an das Klavier- oder Geigenspiel: Hier
bedarf es sehr vieler Wiederholungen, und nur dann, wenn diese
Wiederholungen erfolgen, geschehen entsprechende Veränderungen in der Gehirnrinde, die mit einer Verbesserung der jeweiligen Fähigkeit einhergehen [18]. Wirklich gute Musiker haben
bis zum ca. 16. Lebensjahr mindestens zehntausend Stunden mit
ihrem Instrument zugebracht. Man kann daher abschätzen, dass
beispielsweise ein Geigenspieler mehrere Millionen Töne auf der
Geige spielt, bevor er das Instrument vollständig beherrscht.
Auch bei Fließbandarbeitern konnte man nachweisen, dass die
Leistung, d.h. die Zeit, die für eine bestimmte Abfolge von
Handgriffen benötigt wird, kontinuierlich mit der Anzahl der gemachten Handgriffe abnimmt und dass eine optimale Leistung
erst nach 1 bis 2 Millionen solcher Handgriffe erreicht wird
(Abb. 32). Die menschliche Gehirnrinde lernt also sehr langsam.
Wenn der Kortex so langsam – durch häufiges Repetieren – lernt,
wie ist es dann möglich, dass ein einzelnes Ereignis von uns überhaupt behalten wird? Wie ist es möglich, dass wir uns nicht nur
»Bodensatz«, Allgemeines, merken, sondern auch Individuelles,
Partikulares, Fakten, Daten, einzelne Episoden? Dieses Problem
stellt sich dem Studenten täglich, insbesondere dem Medizinstudenten. Was weiß man über die Bedingungen, die dieses Lernen
fördern bzw. ihm abträglich sind?

Man unterscheidet heute episodisches (explizites) Lernen ei-
nerseits vom (impliziten) Erlernen von Fähigkeiten andererseits.
Wird eine einzelne Episode gelernt, so gelangt sie zunächst in den
Hippocampus, einer tief im Schläfenlappen des Großhirns gele-

---

7 Der Spracherwerb kann ohne den Hippocampus (siehe unten im Haupt-
   text) stattfinden, wie erst jüngst eindrucksvoll anhand von Fallbeispielen
   gezeigt werden konnte [42].

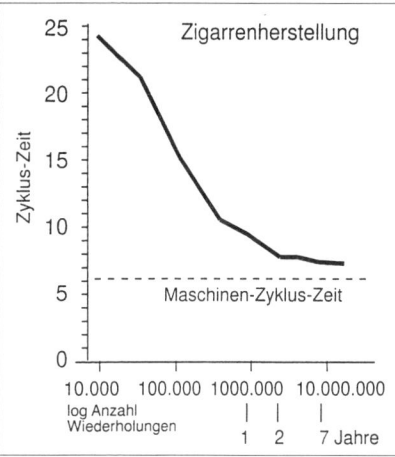

Abb. 32 Zeit, die für eine bestimmte komplexe manuelle Routinearbeit, eine Folge (Zyklus) von Handgriffen, benötigt wird in Abhängigkeit davon, wie oft diese Folge verrichtet wurde. Man sieht, dass sich die Fähigkeit auch noch nach einer Million Verrichtungen verbessert ([27], S. 461).

genen Struktur, und wird dort gleichsam zwischengespeichert. Im Hippocampus kann durch die rasche Verstärkung von synaptischen Verbindungen neue Information schnell gespeichert werden, die Struktur ist jedoch zu klein, um für sich bereits das episodische Langzeitgedächtnis zu repräsentieren. Die vergleichsweise sehr große Gehirnrinde muss hierfür zuständig sein. Damit sie jedoch Episoden behalten kann, muss sie diese immer wieder lernen. Nach jüngsten Erkenntnissen geschieht dies buchstäblich im Schlaf: Einzelne Episoden, Daten, Fakten, Verknüpfungen, werden während nächtlicher Tiefschlafphasen immer wieder vom Hippocampus dem Kortex gleichsam »vorgespielt«, so dass dieser partikulares Material nach längerer Zeit – man geht von Monaten bis Jahren aus – tatsächlich lernt und der Hippocampus für neues Material frei wird.

Der Hippocampus ist also gewissermaßen der nächtliche Lehrmeister der Großhirnrinde [29, 43]. Eine kürzlich publizierte Untersuchung liefert erste entsprechende Ergebnisse für den Menschen [36]: Gibt man gesunden Versuchspersonen am Abend eine Liste von zusammenhanglosen Wortpaaren, die auswendig zu lernen sind (so genanntes »paired associate paradigm«), so lässt sich am nächsten Morgen durch Abfragen bestimmen, wie gut die neuen assoziativen Verknüpfungen gelernt wurden. Man konnte zeigen, dass die Lernleistung besser ist, wenn die Versuchspersonen in der Nacht schlafen, und man konnte weiterhin zeigen, dass diese Verbesserung vom Tiefschlaf abhängt: Wurden die Versuchspersonen in der ersten Nachthälfte (vor allem Tiefschlaf) geweckt, so war die Behaltensleistung am anderen Morgen geringer, wurden sie in der zweiten Nachthälfte (vor allem REM-Schlaf, d.h. Traumschlaf) geweckt, so nahm die Lernleistung nicht ab.

Diese Erkenntnisse haben eine unmittelbare praktische Konsequenz: Wer Fakten zu lernen hat, sollte auf seinen Schlaf achten und keineswegs die Nacht zum Tage machen in der irrigen Annahme, auf diese Weise noch mehr lernen zu können. Plakativ gewendet: Wer sich den Schlaf raubt, um zu lernen, der stört den im Kopf eingebauten Lehrmeister bei der Arbeit, d.h. beim nächtlichen Repetieren dessen, was tagsüber gelernt wurde. Jeder Lernende sollte durch einen vernünftigen Lebensrhythmus dafür Sorge tragen, dass der natürliche Schlaf (man spricht von der Schlafarchitektur) nicht durch psychoaktive Substanzen wie Kaffee und Alkohol zu stark gestört wird. Koffein hat eine Halbwertszeit von ca. 7 Stunden, d.h. wer um 16.00 Uhr 2 Tassen Kaffee trinkt, der hat um 23.00 Uhr noch einen Koffeinspiegel im Blut, als hätte er gerade eine Tasse Kaffee getrunken. Wer dann nicht einschläft, braucht sich nicht zu wundern. Wer dann das weltweit älteste und verbreitetste Schlafmittel – Alkohol – zu sich nimmt, um einzuschlafen, der wiederum braucht sich nicht zu wundern, wenn hierdurch nicht nur die Schlafarchitektur gestört wird (sowohl Koffein als auch Alkohol stören den natürlichen Schlaf), sondern wenn aufgrund der begrenzten Abbaukapazität der Leber für Alkohol (etwa 7 Gramm pro Stunde) am anderen Morgen ein »hang over« existiert. Diesen kann man natürlich wieder durch Kaffee bekämpfen, aber man begibt sich damit in einen Circulus vitiosus.

Selektive Aufmerksamkeit

Lernen bedeutet Modifikation synaptischer Übertragungsstärke. Solche Modifikation findet nur an Synapsen statt, die aktiv sind. Je aktiver ein Stück neuronales Gewebe damit ist, desto eher findet in ihm Veränderung von Synapsenstärken (man spricht von

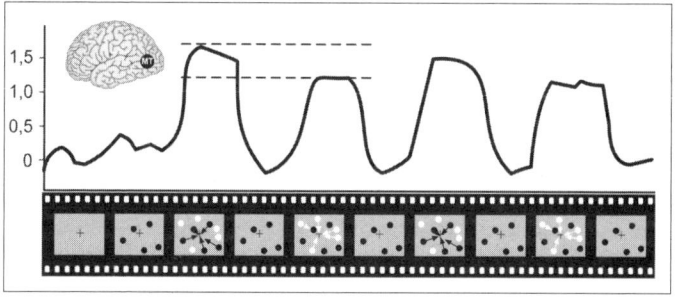

Abb. 33 Einfluss der selektiven Aufmerksamkeit auf die kortikale Aktivierung eines Bereichs (Areal MT), der bekanntermaßen für die Verarbeitung von Bewegungsinformationen zuständig ist (35). Mittels funktioneller Kernspintomographie wurde die kortikale Aktivität beim Betrachten bewegter Punkte sichtbar gemacht. Aufgabe der Versuchsperson war es, die schwarzen Punkte aufmerksam zu betrachten. Im Wechsel wurden dann stillstehende schwarze Punkte gezeigt oder schwarze und weiße Punkte, wobei sich mal die weißen und mal die schwarzen Punkte bewegten (Abfolge der Stimuli unten im Bild schematisch dargestellt). Beim statistischen Vergleich der kortikalen Aktivität während des Betrachtens ruhender Punkte mit der Aktivität während des Betrachtens bewegter Punkte fällt das Areal MT als durch den bewegten Stimulus signifikant aktiviert auf (links im Schema der menschlichen Großhirnrinde schwarz dargestellt). Betrachtet man die Aktivität in diesem Areal im Einzelnen über die Zeit hinweg, so fällt nicht nur auf, dass erwartungsgemäß beim Betrachten bewegter Stimuli mehr Aktivierung vorliegt, sondern vor allem auch, dass beim Zuwenden der Aufmerksamkeit auf die bewegten Punkte (d. h. dann, wenn sich die schwarzen Punkte, auf die ja während des gesamten Experiments zu achten war, bewegten) im Bewegungsareal mehr Aktivierung vorhanden war (die gestrichelte Linie soll den Vergleich erleichtern). Das Experiment zeigt damit eindeutig den neuronalen Effekt der selektiven Aufmerksamkeit. Erwähnt sei, dass man von der Funktion der selektiven Aufmerksamkeit spricht, um sie von allgemeiner Aktivierung (des Gesamtsystems im Sinne von Wachheit) zu unterscheiden.

Neuroplastizität) und damit Lernen statt. Dieser Zusammenhang ist ganz einfach und liegt unmittelbar auf der Hand. Im Grunde hatte man es schon immer gewusst: Wer aufmerksam ist, der lernt auch mehr. Heute wissen wir, warum dies so ist: Die Aufmerksamkeit auf einen bestimmten Ausschnitt dessen, was gerade unsere Sinne affiziert, bewirkt die Aktivierung derjenigen neuronalen Strukturen, die für die Verarbeitung eben dieses Ausschnitts zuständig sind. Um ein Beispiel zu verwenden: Wer gerade auf die Farbe oder die Bewegung der ihn umgebenden Dinge achtet, der aktiviert Bereiche der Großhirnrinde, die für die Verarbeitung von Farbe bzw. Bewegung zuständig sind. Dies lässt sich seit einigen Jahren direkt beim Menschen nachweisen [15, 37]. In Abbildung 33 ist dieser Effekt anhand einer Untersuchung jüngeren Datums verdeutlicht.

Das Ausmaß des Behaltens von dargebotenem Material ist abhängig von der zugewandten Aufmerksamkeit, und diese wiederum ist beim Menschen oft Produkt der Tiefe der Verarbeitung der entsprechenden Information. Dies ist seit langem bekannt: Gibt man Versuchspersonen eine Liste von Wörtern und fragt entweder, ob sie einen bestimmten Buchstaben enthalten, oder ob sie einer bestimmten semantischen Kategorie angehören, und fragt man diese Wörter später in einer Gedächtnisprüfung ab, so werden mehr Wörter behalten, die unter semantischem Aspekt bearbeitet wurden. Man spricht auch von »shallow« versus »deep« processing bzw. encoding, d.h. von oberflächlichem versus tiefem Verarbeiten bzw. Einspeichern von Information. Praktisch gewendet heißt dies, dass Eselsbrücken nur dann funktionieren, wenn man sie selber baut, d.h. wenn man z.B. beim Erlernen von Vokabeln – durch den Prozess des Bauens – die Information nicht nur oberflächlich repetiert, sondern sie in verschiedenster Weise im Kopf hin- und herwendet. Hierzu wiederum muss man entsprechend motiviert sein. Das Umsetzen dieser einfachen Einsichten zum Einfluss von Aufmerksamkeit und Verarbeitungstiefe auf den Lernerfolg ist alles andere als trivial und erfordert vom Lehrenden einiges Geschick. Wie schaffen wir es, die Aufmerksamkeit auf das zu richten, was gelernt werden soll?

Emotion und Lernen

Eine wesentliche Komponente für Aufmerksamkeit, Verarbeitungstiefe und Motivation stellen emotionale Prozesse dar, wozu der emotionale Zustand bzw. Gehalt der Lernsituation, der Person als auch der zu erlernenden Information zählen. Es lohnt

Tab. 2 Geschichten, die den Versuchspersonen in dem Experiment von Cahill et al. [3] vorgelesen wurden.

Geschichte 1: Ein Junge fährt mit seiner Mutter durch die Stadt, um den Vater, der im Krankenhaus arbeitet, zu besuchen. Dort zeigt man dem Jungen eine Reihe medizinischer Behandlungsverfahren.

Geschichte 2: Ein Junge fährt mit seiner Mutter durch die Stadt und wird bei einem Autounfall schwer verletzt. Er wird rasch in ein Krankenhaus gebracht, wo eine Reihe medizinischer Behandlungsverfahren durchgeführt wird.

sich daher, dem Einfluss von Emotionen auf Lernvorgänge etwas genauer nachzugehen.

Akute emotionale Erregung kann zum besseren Behalten von Gedächtnisinhalten führen. Wer einmal nachts überfallen wurde, wird sich an jedes Detail der Situation noch nach Jahren sehr genau erinnern können. Auch manche Episoden der ersten Liebschaft sind den meisten Menschen noch deutlich im Gedächtnis verhaftet.

Um diesem Sachverhalt kontrolliert nachzugehen, untersuchten Cahill et al. [13] die Abhängigkeit der Gedächtnisleistung von emotionaler Beteiligung direkt in einem experimentellen Ansatz. Versuchspersonen wurde eine von zwei Geschichten vorgelesen, die sich bezüglich ihres emotionalen Gehalts unterschieden (Tab. 2). Obgleich beide Geschichten gleich lang und komplex waren, gleich begannen und endeten, ergab eine Untersuchung der Behaltensleistung nach einer Woche, dass Details der medizinischen Behandlungsverfahren von den Versuchspersonen deutlich besser behalten worden waren, wenn sie die emotionsgeladene Geschichte 2 gehört hatten. Wurde die körperliche Emotionalität durch den Betarezeptorenblocker Propranolol reduziert, so kam es entsprechend bei den Versuchspersonen zu einem selektiven Verlust des verbesserten Behaltens der emotionsgeladenen Geschichte (d.h. der Betarezeptorenblocker hatte keinen Einfluss auf das Behalten der nichtemotionsgeladenen Geschichte).

Die Anwendung der mit dieser Studie eindeutig nachgewiesenen alten Erkenntnis, dass emotionale Beteiligung das Lernen er-

heblich verbessert, auf das Medizinstudium bedarf keiner großen Phantasie, zumal sie durch das von den Untersuchern ge-
wählte Beispiel direkt nahe gelegt wird: Die heute in Deutschland übliche strikte Trennung von Vorklinik und Klinik nimmt
dem Studenten genau das, was er zum Lernen dringend braucht,
die emotionale, motivationale Komponente der zu lernenden
Daten und Fakten.

Noch einmal sei es betont: Was uns Menschen umtreibt, sind
nicht Fakten und Daten, sondern Gefühle, Geschichten und vor
allem andere Menschen. Gewiss, als vor nahezu 150 Jahren –
aufbauend auf den von Helmholz, Brügge, Fechner, Virchow,
Koch und vielen anderen gelegten Grundsteinen für ein moder-
nes wissenschaftliches Verständnis der Krankheiten ein entsprechendes Curriculum geschaffen wurde, war es ein großer Fortschritt, das Studium der naturwissenschaftlichen Fundamente
der Medizin dem eigentlichen Medizinstudium voranzustellen.
So erfolgte dann die Trennung in Vorklinik und Klinik nach dem
Motto: Erst wenn der Student gelernt hat, wie die Natur im Allgemeinen und der menschliche Körper im Besonderen funktioniert, macht es Sinn, dessen Pathologie zu studieren. Diese Trennung hatte damals ihren Sinn und ist historisch gut verständlich.
Heute ist diese Trennung jedoch nicht mehr unmittelbar durch
das Zeitgeschehen motiviert, sondern erstarrt und als seit über
einhundert Jahren kaum veränderte Ordnung der Dinge unge-
fragt übernommen.[8]

Der Motivationsbogen von Menschen ist jedoch nicht groß
genug, um zwei Jahre zu überspannen. Wir schaffen es nicht,
zwei Jahre den Gedanken aufrechtzuerhalten, dass all die zu lernende Theorie wichtig ist, um später einmal kranken Menschen
Gutes zu tun. So verkrustet die Vorklinik zu einem abgehobenen
und für den Studenten oft wenig sinnvollen Sammelsurium von
auswendig zu lernenden Daten über Eigenschaften und Prozesse
der Natur und des menschlichen Körpers. Die Institution der
Trennung von Klinik und Vorklinik – historisch eingeführt aus
aufklärerischem naturwissenschaftlichem Enthusiasmus – ist daher meiner Ansicht nach dem Lernen der Medizin extrem hin-

---

8   Gerade in Ulm gab es bedeutsame Bestrebungen, dies zu ändern und Vor-
    klinik und Klinik enger zu verzahnen [16].

derlich. Wie unten weiter ausgeführt, erscheint es aus einer Reihe von Gründen heute sinnvoll, über eine grundlegende Neustrukturierung des Medizin-Curriculums nachzudenken, deren wesentliches Merkmal die Abschwächung der Trennung von Klinik und Vorklinik ist.

Die Rolle des gehirneigenen Belohnungssystems

Zum täglichen Brot des Psychiaters gehört das Dopaminsystem. Der Neurotransmitter und Neuromodulator Dopamin spielt in drei zentralnervösen funktionellen Systemen eine wesentliche Rolle; das eine regelt die innere Sekretion von Prolaktin, das zweite spielt in der Motorik eine wichtige Rolle, und das dritte führt zur frontalen Gehirnrinde. Dieses ist psychiatrisch wichtig, macht man es doch unter anderem für die Entstehung von Psychosen und Suchterkrankungen verantwortlich. Was macht Dopamin im Kortex?

Diese Frage war bis vor wenigen Jahren noch völlig ungeklärt. In jüngster Zeit gibt es jedoch erste Ansätze zu einem Verständnis der Rolle von Dopamin bei höheren geistigen Leistungen. Grob vereinfachend gesprochen liegt folgender Sachverhalt vor: Unser Gehirn wird von Millionen von Reizen in jeder Sekunde bombardiert[9] und kann unmöglich allein aufgrund von Filterungsprozessen, d.h. durch Informationsverabeitungsprozesse, die »von unten nach oben« (»bottom-up processes«) ablaufen, auf diese Reize adäquat reagieren. Es bedarf der Steuerungsprozesse »von oben nach unten« (»top-down processes«), um die Flut des Materials vorzustrukturieren, um auszuwählen und um nur Wichtiges zu verarbeiten. Wie aber geschieht dies?

Ein wesentlicher Aspekt dieser Leistung besteht darin, dass unser Gehirn kontinuierlich damit beschäftigt ist, Dinge vorherzusagen. Wenn ich nach der Kaffeetasse greife, dann hat mein Gehirn die Berührungsempfindung der Kaffeetasse schon antizi-

9 Man kann sich die Situation wie folgt verdeutlichen: Zum ZNS des Menschen ziehen etwa 2 bis 3 Millionen Nervenfasern, von denen jede bis zu 200 Impulse je Sekunde übermittelt. Die Aufgabe des Gehirns ist es, aus diesen Impulsen diejenigen zu verarbeiten, die für den Organismus bedeutsam sind.

piert, hat auch vielleicht schon den Kaffeeduft antizipiert und möglicherweise sogar den Kaffeegeschmack. Wenn alles so läuft wie vorausberechnet, habe ich vielleicht einen Schluck Kaffee getrunken und die Kaffeetasse wieder abgestellt, ohne überhaupt je bewusst an den ganzen Vorgang gedacht zu haben. Er wird auch nicht im Gedächtnis als solcher festgehalten, sondern verschwindet in den, wie Husserl sagt, Abschattungen des Bewusstseins. Ähnliches geschieht beim Verstehen von Sätzen. Je mehr ein Satz sich dem Satzende nähert, umso leichter kann unser Gehirn vorausberechnen, wie der Satz wohl enden wird. Entsprechend haben psychologische Untersuchungen gezeigt, dass das allgemeine Aufmerksamkeitsniveau am Beginn von Sätzen am höchsten und am Ende von Sätzen am geringsten ist. Brauchen wir uns doch mit Fortschreiten des Satzes immer weniger um das Gehörte zu kümmern, weil wir in immer größerem Maße ohnehin schon wissen, was noch kommt [28]. Kurz, unser Gehirn berechnet kontinuierlich voraus, was demnächst eintreten wird, und wenn dies eintritt – was meist der Fall ist –, wird es gleichsam als unbedeutend abgebucht und nicht weiter verarbeitet (und damit auch nicht abgespeichert).

Gelegentlich geschieht jedoch etwas anderes. Manchmal treten Ereignisse ein, die sich von dem, was das Gehirn vorausberechnet hat, positiv abheben. Wir tun etwas, und das Resultat dieses Tuns ist besser als erwartet. Wenn dies der Fall ist, dann geschieht mehr als der beruhigende Abgleich von Vorausberechnet und Eingetreten, es wird vielmehr im Gehirn ein Signal generiert, das das Folgende besagt: Das Resultat dieser oder jener Verhaltenssequenz war besser als erwartet. Dieses Signal wird vom mesolimbisch-mesokortikalen Dopaminsystem im Sinne einer Dopaminfreisetzung im Frontalhirn produziert [32]. Diese Freisetzung von Dopamin im Frontalhirn stellt subjektiv einen Belohnungseffekt dar und hat im Hinblick auf Informationsverarbeitung eine Art »Türöffner«-(gating)-Funktion: Die Verhaltenssequenz bzw. das Ereignis, was zum besser als erwarteten Resultat geführt hat, wird weiterverarbeitet und abgespeichert. Es wird etwas gelernt. Von Bedeutung ist, dass das Dopaminsystem nur bei Ereignissen oder Verhaltenssequenzen anspringt, die ein Resultat liefern, das besser als erwartet ausfällt. Das Dopaminsystem ist nicht beteiligt an Bestrafung oder am Wegfall von

Belohnung oder Bestrafung, es ist allein für Belohnung zuständig.

Nebenbei sei aus psychiatrischer Sicht bemerkt: Es zeichnet sich immer deutlicher ab, dass dieses System die gemeinsame Endstrecke des Angriffspunkts der verschiedensten Suchtstoffe ist, ob Kokain oder Alkohol, Amphetamine oder Haschisch [26]. All diese Stoffe bewirken direkt oder indirekt eine Freisetzung von Dopamin, allerdings ohne dass zuvor eine entsprechende Verhaltens- oder Ereignissequenz eingetreten wäre. Sie wirken sozusagen direkt an der Belohnungsendstrecke, ohne dass etwas, was zu belohnen wäre, zuvor eingetreten war. Dies erklärt das Suchtpotenzial der Substanzen.

Für das Lernen ist wichtig: Gelernt wird, wenn positive Erfahrungen gemacht werden. Dieser Mechanismus ist wesentlich für das Lernen der verschiedensten Dinge, wobei klar sein muss, dass für den Menschen die positive Erfahrung schlechthin in positiven Sozialkontakten besteht. Plakativ formuliert: Der lernende Mensch ist kein Nagetier, das reflexhaftes Verhalten produziert und umso mehr davon, je mehr Futterkügelchen es für ein bestimmtes Verhalten erhält. Menschliches Lernen vollzieht sich immer schon in der Gemeinschaft, und gemeinschaftliche Aktivitäten bzw. gemeinschaftliches Handeln ist wahrscheinlich der bedeutsamste »Verstärker«. Die biologischen Wurzeln der Gemeinschaft von Lehrenden und Lernenden werden so unmittelbar deutlich.

Psychologische Bedingungen von Lernen: Beispiel Schule

Welche inneren Haltungen und äußeren Randbedingungen dem Lernen förderlich bzw. nicht förderlich sind, lässt sich nicht nur am Vergleich von Universitäten, sondern bereits beim Vergleich von Schulen feststellen. Ich möchte im Folgenden ein paar Daten aus der größten transkulturellen Vergleichsstudie von Schulsystemen präsentieren, die in der Volksrepublik China, Nationalchina, Japan und den USA durchgeführt wurden und die ihren Ausgang in der bereits in den 70er-Jahren verbreiteten Meinung nahm, amerikanische Kinder würden wesentlich weniger lernen

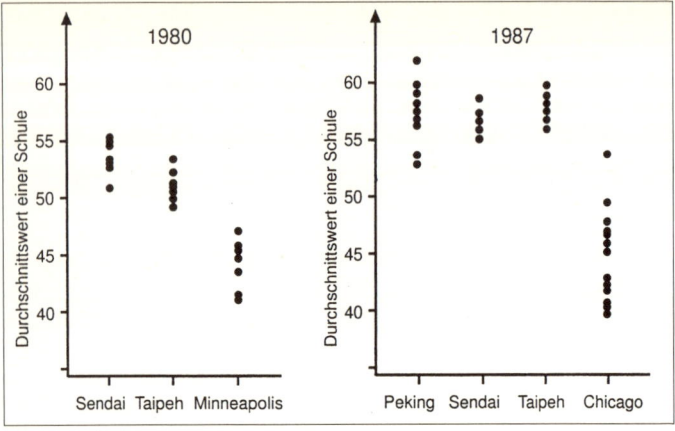

Abb. 34 Ergebnisse eines Mathematiktests, der an verschiedenen Schulen in Peking, Sendai, Taipeh und Chicago bzw. Minneapolis jeweils in der 5. Klasse durchgeführt wurde. Dargestellt sind Daten aus zwei Studien, die 1980 bzw. 1987 durchgeführt wurden. Jeder Punkt repräsentiert den Durchschnittswert einer Schule ([40], S. 35).

als Kinder in Südostasien [40]. Dies stellte sich zunächst tatsächlich heraus, wie Abbildung 34 verdeutlicht.

Man sieht, dass gerade in der 5. Klasse die Ergebnisse sehr deutlich zuungunsten der USA ausfallen; die beste Schule dort ist schlechter als die schlechteste Schule in Japan oder Nationalchina. Woran liegt das? Die Untersuchung von Stevenson und Stigler hat hierzu wesentliche empirische Daten erbracht. Unter anderem fragte man die Schüler, welchen Stellenwert sie Begabung und Fleiß für den Schulerfolg beimaßen. Hierbei zeigten sich klare Unterschiede: Die Chinesen in Peking hielten Fleiß für wesentlich, Begabung jedoch nicht, wohingegen die Amerikaner in Chicago den Fleiß und die Begabung für gleich wichtig hielten. Wer jedoch denkt, der Schulerfolg hängt von der Begabung ab, der gibt sich vielleicht nicht so viel Mühe. Auch wurden die Lehrer befragt, was sie für wesentliche Attribute eines guten Lehrers hielten. Es ergab sich, dass die chinesischen Lehrer vor allem auf Klarheit und Enthusiasmus Wert legten, wohingegen ihre amerikanischen Kollegen Sensitivität und Geduld für wichtig hielten. Weitere Ergebnisse waren, dass die Anzahl der Unterbrechungen des Schulunterrichts, beispielsweise durch Popcorn verkaufende Eltern (mit dem Erlös wird dann beispielsweise das undichte Dach repariert), in den USA wesentlich größer ist als die Anzahl der Unterbrechungen in Südostasien. Man braucht kein Experte zu sein, um die entsprechenden Schlussfolgerungen zu ziehen: In wie viel Prozent der Unterrichtsstunden wird den Studenten ein reales (z.B. medizinisches) Problem präsentiert statt graue Theorie? Wie häufig kommt es vor, dass Professoren die Antworten ihrer Studenten zum Ausgangspunkt weiterer eigener Überlegungen oder Kommentare nutzen?

Geschichte: Die deutsche Universität als weltbestes Selbsterfahrungsinstitut

Ich möchte es bei diesen wenigen Bemerkungen bewenden lassen, die nur zeigen sollen, dass sich auch auf Fragen nach der Motivation oder der inneren Einstellung empirisch fundierte Antworten geben lassen. Den rechten Randbedingungen für Lehren und Lernen nachzugehen, lohnt sich, nicht zuletzt deswegen, weil deutsche Universitäten in der wissenschaftlichen Welt einmal eine Führungsstellung einnahmen (Abb. 35).

Auch hierauf kann nur schlaglichtartig eingegangen werden. Fest steht, dass die deutsche Universität des letzten Jahrhunderts unglaublich erfolgreich war! Sie war von Wilhelm von Humboldt konzipiert worden als Ort der Selbsterfahrung, an dem Lehrende und Lernende miteinander nach Wissen und Bildung streben. Sie hat hervorragend funktioniert, wie sich sowohl an objektiven Kriterien des wissenschaftlichen »Output« als auch anhand von internationalen vergleichenden Stellungnahmen ablesen lässt. So schreibt Flexner in seinem berühmten »Report« zu amerikanischen, britischen und deutschen Universitäten das Folgende: »As a well thought-out institution for the doing of certain definite and difficult things, the German university ... was a better piece of mechanism than any other nation has yet created.« [19]

Humboldt hatte die Vision einer Institution, an der gemeinschaftlich in maximaler Freiheit nach Wissen gestrebt wird. In seinen Worten: »Da aber das geistige Wirken in der Menschheit

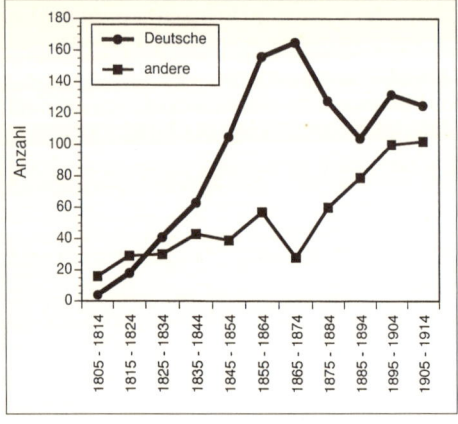

Abb. 35 Anteil der Deutschen bzw. aller anderen Nationen an wesentlichen Entdeckungen im Bereich der Physiologie (33, 34, S. 603).

nur als Zusammenwirken gedeiht, und zwar nicht bloß, damit einer ersetze, was dem anderen mangelt, sondern damit die gelingende Tätigkeit des einen den anderen begeistere und allen die allgemeine, ursprüngliche ... Kraft sichtbar werde, so muss auch die innere Organisation dieser Anstalten ein ununterbrochenes, sich immer selbst wieder belebendes, aber ungezwungenes und absichtsloses Zusammenwirken hervorbringen und unterhalten.« [21]

Insbesondere ging es Humboldt darum, den Einfluss von außen so gering wie möglich zu halten. Zur Rolle des Staates äußert er sich entsprechend wie folgt: »der Staat muss dahin sehen,

1. die Tätigkeit immer in der regsten und stärksten Lebendigkeit zu erhalten.

2. Er muss sich eben immer bewusst bleiben, dass er nicht eigentlich dies bewirkt noch bewirken kann, ja, dass er vielmehr immer hinderlich ist, sobald er sich hineinmischt, dass die Sache an sich ohne ihn unendlich besser gehen würde.« [21]

Und weiter erfahren wir: »Der Staat muss [von seinen Universitäten] nicht fordern, was sich unmittelbar und geradezu auf ihn bezieht, sondern die innere Überzeugung hegen, dass, wenn sie ihren Endzweck erreichen, sie auch seine Zwecke und zwar von einem viel höheren Gesichtspunkt aus erfüllen, von einem, von dem sich viel mehr zusammenfassen lässt und ganz andere Kräfte und Hebel angebracht werden können, als er in Bewegung zu setzen vermag.« [21]

Dass die Verwaltung »von außen« zu minimieren ist, wird gerade heute wieder als besonders wichtig empfunden, in einer Zeit, in der »flat organizational structures« im Gegensatz zu hierarchischen Strukturen in der Geschäftswelt allenthalben als zukunftsweisend gelten. Henry Rosovsky, Juraprofessor und langjähriger Dekan der »Faculty of Arts and Sciences« der Harvard Universität, bemerkt zur Verwaltung entsprechend: »I am personally certain that the quality of a school is negatively correlated with the unrestrained power of administrators …« [38] Humboldt war es mit der Idee der Universität als Selbsterfahrungsinstitut im besten Sinne des Wortes sehr ernst, wie auch im Folgenden deutlich wird: »Sobald man aufhört, eigentlich Wissenschaft zu suchen, oder sich einbildet, sie brauche nicht aus der Tiefe des Geistes heraus geschaffen, sondern könnte durch Sammeln extensiv aneinandergereiht werden, so ist alles unwiederbringlich und auf ewig verloren … Denn nur die Wissenschaft, die aus dem Innern stammt und ins Innere gepflanzt werden kann, bildet auch den Charakter um, und dem Staat ist es ebensowenig als der Menschheit um Wissen und Reden, sondern um Charakter und Handeln zu tun.« [21]

Mit dem Hinweis auf die heutige »Massenuniversität« werden diese Gedanken nicht selten als »romantisch« und »obsolet« abgetan. Zu Unrecht! Die Existenz der vermeintlichen »Massenuniversität« ist erstens nicht eine Frage der Zahlen: Jaspers und Rossmann sprechen davon im Jahr 1961 (!), d.h. vor der Zeit des Ausbaus der Studentenzahlen.

Machen wir uns deutlich: Die Massenuniversität ist vor allem eine lähmende Idee, sie existiert nirgends als in unseren Köpfen und bewirkt ungute Folgen. Zweitens wird der Gedanke der Universität als Stätte der Entfaltung der Person (und nicht als Schule zur Eintrichterung von Fertigkeiten für unmittelbare Anwendung) gerade dort propagiert, wo man es nicht erwarten würde, nämlich in den vermeintlich so pragmatisch-praktischen anglo-amerikanischen Ländern. Hierzu zunächst wieder Flexner, der einen jüngeren begabten deutschen Verwaltungsbeamten mit den folgenden Worten zitiert: »Specialization that looks to a voca-

tion simply dazes the German student. This is a point that con-
cerns all faculties equally: for it is not the business of the university to introduce the student to all future and possible details, but
to train him in fundamentals so that he can later solve his own
problems.« [19]

Lassen wir es bei diesen wenigen Zitaten bewenden. Sie sollten die Idee der Universität als Stätte des persönlichen Wachs-
tums, der Selbsterfahrung im besten Sinne des Wortes, verdeutlichen und zugleich zeigen, dass diese Idee Humboldts noch
heute gültig ist und lebt, wenn auch vielleicht vor allem anderswo. Als Beleg sei noch einmal Rosovsky angeführt, der den
Gedanken des akademischen Lebens als kontinuierliche Selbsterfahrung prägnant wie folgt formuliert: »The essence of academic
life is the opportunity – indeed, the demand – of continual investment in one-self.« [38]

Wann immer gefragt wird, was die deutschen Universitäten
im letzten Jahrhundert so erfolgreich machte und woran es ihnen
heute fehlt, ist ein Rückgriff in die Geschichte indiziert. Wer proklamiert, Humboldt sei tot, seine Ideen würden nicht mehr gelten, der hat offensichtlich aus der Geschichte nicht gelernt oder
gehört vielleicht zu denen, die die Universität nie selbst erfahren
haben.

Rahmenbedingungen für Selbsterfahrung: Zeit, Raum, Freiheit und Geld

Professoren, Verwaltungen und Studenten sollen und müssen
sich gemeinsam um die Schaffung von Rahmenbedingungen bemühen, so dass die Gemeinschaft von Lehrenden und Lernenden
wieder so gestaltet werden kann, wie sie einmal gedacht war und
wie sie aufgrund unseres heutigen Wissens um Lernprozesse sein
sollte.

Studenten und Professoren müssen Zeit, Raum, Freiheit und
Geld zum Studieren haben. So trivial diese Erkenntnis klingt, so
unglaublich sind die tatsächlichen Verhältnisse. Die Zeit der Studenten wird heute in aller Regel durch vorgegebene Stunden-
pläne sowie zusätzliche »freiwillige« Praktika und Prüfungs-
vorbereitungen auf ein Minimum reduziert. Kurz, vor lauter Ler-
nerei für Prüfungen und Praktiziererei kommt man nicht mehr

zum Studieren. Hierzu wieder Flexner sehr treffend und aktuell: »Unquestionably, the more the student is examined, the more restricted become his opportunities to pursue his own thoughts and work out his own salvation – the very essence of university work.« [19]

Keineswegs besser als um die Zeit steht es um den Raum. Es gibt an deutschen Universitäten praktisch keine Räume für Studenten. An einem Beispiel aus meiner Heidelberger Zeit sei dies verdeutlicht: Ich war mit der Planung der Umbauarbeiten eines kleinen Teils der Heidelberger Klinik (genau genommen etwa ein Fünftel des Dachgeschosses im Haus Nr. II) befasst. Die mir bzw. meiner Sektion zur Verfügung gestellten sechs Räume wollte ich unter anderem so aufteilen, dass zwei Räume für Aktivitäten von Studenten, im Wesentlichen für Forschungsaktivitäten von Doktoranden, reserviert wurden. Ich schrieb also beherzt auf die Pläne bzw. Raumbücher neben die Raumnummer »Studenten«. Die Universitätsplaner bedeuteten mir daraufhin, dass dies nicht zulässig sei. Auf meinen Einwand, dass Studenten doch ebenso Räume brauchen wie andere Mitarbeiter, wurde mir klargemacht, dass es prinzipiell nicht möglich ist, Räume für Studenten auszuweisen. Man lasse sich diesen Sachverhalt einmal ganz langsam auf der Zunge zergehen. Die Verwaltung der Institution, deren wesentliches Ziel die Ausbildung von Studenten ist, macht es unmöglich, dass man genau für diese Räume schafft. In den USA hat jeder Graduate-Student ein – wenn auch zuweilen winzig kleines – Büro. So muss es sein.

Was die Freiheit anbelangt, so wurde bereits einiges gesagt. Studenten und Professoren müssen frei sein, um ihre Aufgabe erfüllen zu können.[10] Flexner hat die Freiheit des Professors an deutschen Universitäten wie folgt beschrieben: »Neither the faculty nor the ministry supervises him: he has dignity that surrounds a man who, holding an intellectual post, is under no one's orders. His function is the double one that I began by ascribing

---

10 Gewiss gibt es auch den Missbrauch. Rosovsky illustriert dies exemplarisch am boomenden Wissenschaftstourismus, der Kehrseite der in der Wissenschaft gegebenen Notwendigkeit zum Gedankenaustausch: »Abuses do exist, and some of my friends, with heavy sarcasm, have been referred to as ›Pan American Airlines Professor of Biology‹, the ›Swissair Professor of Physics‹, or the ›El Al Professor of Sociology‹« [38].

to the university – that of conserving and of advancing knowledge: teaching and research.« [19]

Durch die Freiheit der Forschung und Lehre sollte auch das
Verhältnis von Professoren und Studenten zur Verwaltung ge-
prägt sein: Verwaltungen müssen wieder zu dem werden, was sie
eigentlich sind, Dienstleister, nicht Bevormunder.

Auch den Umgang der Professoren untereinander gilt es zu
verbessern. In den USA heißt ein Hochschulassistent »Assistant
Professor«, aber er ist eigentlich niemandes Assistent, genauso
wenig wie der »Associate Professor« mit irgendjemandem assoziiert ist. Es kann auch nicht sein, dass Menschen im 4. Lebensjahrzehnt (das Durchschnittsalter der Habilitation ist in
Deutschland 39) von einem Chef schikaniert und als bloße »Zu-
arbeiter«, eben Assistenten, missbraucht werden. Deutsche Universitäten können nur wieder wissenschaftliche Bedeutung er-
langen, wenn junge Kollegen die Möglichkeit haben, eigenver-
antwortlich zu arbeiten. Ich bin daher der Auffassung, dass das
Verfahren der Habilitation – ohnehin weltweit völlig unbedeutend – ersatzlos gestrichen werden sollte. Wenn die Habilitation
für Forschung und Lehre unerlässlich wäre, so muss man fragen,
warum gibt es dann in den angloamerikanischen Ländern so
gute Forschung und Lehre ohne dieses Verfahren?[11]

An die Studentinnen und Studenten sei gesagt, dass die stu-
dentische Freiheit auch die Pflicht beinhaltet, sie zu nutzen. Es
gibt nichts Selbsterfahrungsfeindlicheres als die leider heute weit
verbreitete Einstellung von Schülern und Studenten, sich ja nicht
zu sehr anzustrengen, denn man könne ja auch ohne diese Anstrengung »ganz cool« zu seinen Zielen gelangen. Bei Licht betrachtet handelt es sich bei dieser Haltung um nichts weiter als
eine – früher hätte man gesagt: neurotische – Fehlhaltung zur
Vermeidung der Konfrontation mit sich selbst, eben der Selbsterfahrung. Wer nie das Letzte aus sich herausholt, der wird nie erfahren, was eigentlich in ihm steckt. Dies ist der Preis dafür, dass
er den Mythos der eigenen Genialität bis an das Lebensende auf-
rechterhalten kann: Gelang etwas nicht so gut, dann lag es eben

11 Weitere Argumente kann man der zwar überzogenen, in vieler Hinsicht
jedoch leider auch den Tatsachen entsprechenden Monographie von Bär
[11] entnehmen.

am geringen Einsatz. »Eigentlich bin ich ja viel besser, wenn ich nur wollte. Aber warum denn wollen – und riskieren (so sollte jeder, der sich für ›cool‹ hält, ehrlicherweise ergänzen) zu erfahren, wo die eigenen Grenzen tatsächlich liegen?« An die Studentinnen und Studenten möchte ich daher explizit den Aufruf richten, sich nicht von dieser Haltung bestimmen zu lassen, sondern im Studium (in welchem Lebensabschnitt denn sonst?) sich einmal völlig auszureizen, um zu erfahren, was wirklich möglich ist, was man wirklich gerne macht, wie man sein Leben wirklich bestimmen will, kurz, wer man selber wirklich ist.

Konkrete Reformen

Lernen zu lernen

Medizinisches Wissen hat eine Halbwertszeit von ca. sechs Jahren. Daraus folgt unmittelbar, dass die Hälfte dessen, was ein Studienanfänger lernt, bei Studienende schon nicht mehr gilt. Ein Viertel davon ist noch gültig, wenn der Facharzt abgeschlossen ist, und nach einer Dekade Berufserfahrung sind nicht einmal 10% übrig geblieben. Das Wichtigste, was ein Student daher lernen kann, ist das Lernen selbst. Wie kommt man an neue Informationen? Wie stellt man sicher, dass man up-to-date bleibt?

Hier sind gute Ratschläge billig, eingreifende Veränderungen der Art, wie wir Medizin unterrichten, haben jedoch bislang nicht stattgefunden. Wir sollten uns jedoch gegenwärtig ernsthaft überlegen, ob es Sinn macht, die Studenten mit Fakten wie »bei Erkrankung XY ist Parameter Z verändert« zu füttern. Wir sollten uns vielmehr darüber Gedanken machen, ob es nicht sinnvoller wäre, die Studenten zu fragen: »Nennen Sie mir bitte drei Wege, wie Sie herausfinden können, wie der Parameter Z bei Erkrankung XY verändert ist« oder noch einfacher, »Nennen Sie mir bitte 3 Wege, wie Sie herausfinden, was bei der Erkrankung XY verändert ist.« Der Student geht vielleicht ins Internet, oder er besucht eine bestimmte Web-Seite, er nimmt ein Buch, von dem er weiß, dass er die Information darin finden kann etc., oder er ruft einen Kollegen an.

Integration von Vorklinik und Klinik

In der Medizin erscheint es mir als sehr dringlich, den Zusammenhang von Vorklinik und Klinik zu stärken und beide viel stärker als bisher zu integrieren. Die Grenze zwischen Vorklinik und Klinik sollte durchlässiger und Klinisches bereits in der Vorklinik gelehrt sowie die Vorklinik wieder in die Klinik hineingetragen werden. Wie kann dies im konkreten Fall aussehen?

Wenn der Student etwa in der Anatomie den Bewegungsapparat lernt, so wäre es sinnvoll, beispielsweise parallel zur Präparation des Kniegelenks einen Patienten aus der Orthopädie mit einer Problematik im Bereich des Kniegelenks – beispielsweise nach einem Sturz beim Fußballspiel – vorzustellen. Ein Orthopäde sollte dann zeigen, wie man ein Knie untersucht, und kurz darauf sollte im Präpariersaal bzw. im Anatomieunterricht das Knie eingehend studiert werden können. So verschmilzt das Wissen um Außen-, Innen- und Kreuzbänder mit dem »Fall« eines Patienten, mit dessen Leid, dessen Schmerz und dessen Wunsch nach Behandlung. Wie oben dargestellt, wird so viel besser behalten, denn aus Daten und Fakten werden durch diese Organisation des Unterrichts Emotionen und Geschichten, verbunden mit Daten und Fakten. In ähnlicher Weise lässt sich die Cytochrom-P450-Oxidase mit Arzneimittelinteraktionen verbinden, oder die Erregungsausbreitung im Herzen mit dem Fall eines Koronarpatienten. Wichtig ist, dass diese Fälle nicht von Vorklinikern als theoretische Möglichkeiten und Anwendungsfälle der von ihnen dargestellten Theorie dargeboten werden, sondern von Klinikern unmittelbar vorgestellt und als Fall erlebbar, d.h. an der konkreten Person erfahrbar gemacht werden. Es wäre meiner Ansicht nach daher sinnvoll, für das zeitliche Äquivalent von vielleicht einem halben Tag pro Woche Vorklinik und Klinik zu vertauschen: Kliniker sollten in den Unterricht von Anatomie, Biochemie und Physiologie direkt mit einbezogen werden.

Umgekehrt kennt jeder, der in der Klinik arbeitet, den Wunsch, noch einmal die Grundlagen »genauer« zu studieren, allein die Zeit ist nie dazu da. Wir sollten das Studium hier als Modell für die spätere berufliche Weiterbildung anlegen: Etwa ein halber Tag in jeder Woche sollte dazu dienen, den Studenten zu ermöglichen, zu den vorklinischen Fächern zurückzugehen. Sie sollten die Möglichkeiten haben, im biochemischen Labor bestimmte Dinge sich nochmals anzueignen, die jetzt in der klinischen Chemie oder in der inneren Medizin wesentlich sind. Sie sollten die Möglichkeit haben, aus der Orthopädie noch einmal in den Anatomiesaal zu gehen, um Muskeln und Knochen noch einmal in Augenschein zu nehmen.

Um es nochmals zu betonen: Eigentlich ist diese Verknüpfung von klinischem Material und Theorie in der Medizin immer schon gewünscht und auch von guten Lehrern immer schon vollzogen worden. Mein Vorschlag der Verknüpfung von Klinik und Vorklinik meint lediglich, dass man diese Beziehungen im Curriculum gleichsam so festschreiben sollte, dass sie Routinefall werden.

Entsprechende Erfahrungen an amerikanischen Universitäten, die ihr Curriculum in der dargestellten Weise geändert haben, sind durchweg positiv. Das neue Curriculum wird für die Studenten wesentlich attraktiver, was sich unter anderem daran zeigt, dass nachweislich intelligentere und fleißigere Studenten sich bei denjenigen Universitäten um einen Studienplatz bemühen, die diese Veränderungen im Curriculum eingeführt haben.

Ein weiterer Effekt wurde mir von Insidern wie folgt beschrieben: Wenn man Vorkliniker und Kliniker in Lehrveranstaltungen in der genannten Weise vor den gleichen Karren spannt, kommt es nicht selten vor, dass sie tatsächlich substantiell miteinander reden, was in der gegenwärtigen medizinischen Praxis recht selten ist. Meine Herren Kollegen Professoren von der klinischen Seite, überlegen Sie selbst bitte einmal, wann Sie zuletzt mit einem Anatomen, Physiologen oder einem Biochemiker einen Patienten oder ein medizinisches Problem diskutiert haben!

Kollegen aus den USA haben mir berichtet, dass ein integratives Curriculum nicht selten dazu führt, dass Vorkliniker und Kliniker über ein medizinisches Problem ins Gespräch kommen und dieses Gespräch in einem gemeinsamen Forschungsvorhaben mündet. Was immer alle wünschen, interdisziplinäre Zusammenarbeit, würde sich – so meine Prognose – bei Änderung des Curriculums in der vorgeschlagenen Weise von selbst immer wieder einstellen.

Widerstände

Wenn dies alles so eindeutig ist, so offen vor uns liegt und so einfach zu verbessern wäre, warum geschieht entsprechende Veränderung nicht? Auch diese Frage braucht man nicht durch Nachdenken und Generierung einer Meinung zu beantworten, die Antwort findet sich vielmehr in Form von wissenschaftlichen Untersuchungen in der entsprechenden Literatur.

Cantor und Mitarbeiter [14] haben beispielsweise 1369 Professoren nach deren Einstellung zu verschiedenen Reformprogrammen gefragt. Man kann an der Untersuchung direkt ablesen, welche Reformen favorisiert werden, aber auch wer (d.h. welche Berufsgruppe) was wogegen einzuwenden hat. Die Ergebnisse sind interessant:

Die größte Unterstützung hat die Reform »Lehre belohnen«, gefolgt von »bessere Integration der Studienabschnitte« und der Betonung des Erlernens von »Problemlösestrategien«. Am wenigsten Unterstützung hat die Idee, das Studium dadurch zu reformieren, dass man die Kontrolle der Finanzen einer kleinen Gruppe überlässt.

Wer will Reformen? Allen voran die Dekane und Prodekane, gefolgt von den Abteilungsleitern der klinischen Fächer, eher Internisten als Chirurgen. Am wenigsten zur Veränderung neigen die Vorkliniker. Warum? Es ist offensichtlich ihre Befürchtung, dass man die Studenten doch nicht schon zu Beginn des Studiums an Patienten heranlassen solle, weil sie sonst überhaupt nicht mehr zu motivieren sind, sich mit den theoretischen Grundlagen der Medizin zu befassen.

Tatsächlich sind viele Studenten durch die aus ihrer Sicht »überflüssige« Detailfülle der vorklinischen Fächer demotiviert. Worum es also geht, ist, sie für die Bedeutung dieser Fächer zu begeistern. Ich halte die genannten Befürchtungen daher für unbegründet und bin im Gegenteil der Meinung, dass die stärkere Verzahnung von Vorklinik und Klinik ganz automatisch zu einer Aufwertung der Vorklinik führt.

Zum Schluss noch einmal: Miteinander!

Wir sind Zeuge einer der weitest reichenden kulturellen Revolutionen, die durch die Möglichkeiten der Informationsverarbeitung hervorgebracht wurden. So wie Radio, Auto, Fernsehen und Telefon unser Leben in den 40er-, 50er-, 60er- und 70er-Jahren verändert haben, so hat der Computer das Leben in den 80er-Jahren verändert, und so ist das weltumspannende Internet in den 90er-Jahren dabei, unser Leben – insbesondere das der Wissenschaftler – zu revolutionieren. Welche Folgen hat dies für die Universitäten?

Andere, als man zunächst meinen möchte! Es ist keineswegs so, dass der Professor vom Computer verdrängt wird, dass alles kälter, künstlicher, unpersönlicher oder gar unmenschlicher wird. Das Gegenteil ist vielmehr der Fall, wie beispielsweise eine feinsinnige, im Magazin *Science* publizierte Analyse nahe legt. Gewiss, die früher so wichtigen Standortgesichtspunkte der Universitäten als Orte, an denen Wissen gespeichert und für andere verfügbar gehalten wird, verlieren rasch an Bedeutung. In nur noch wenigen Jahren wird alles, was je geschrieben wurde, elektronisch verfügbar und an jedem Ort der Welt abrufbar sein. Das Einzige, was durch den vernetzten Computer jedoch nicht zu ersetzen ist, ist der persönliche Kontakt eines Studenten zu einem – eben seinem – Professor oder Mentor. Es ist die persönliche Gemeinschaft von Lehrenden und Lernenden, die durch keine technische Neuerung zu ersetzen ist. Insofern ist gerade denen zu widersprechen, die Humboldt im Rückgriff auf die »modernen Zeiten« für tot erklären: Wenn die Gegenwart eines zeigt, dann gerade die Aktualität von Humboldts Idee!

Aus neurowissenschaftlicher Sicht, so war zu zeigen, ist diese Idee der miteinander sich selber und dadurch Forschung und Lehre verwirklichenden unterschiedlichen Menschen eine geniale Vorwegnahme vieler Einsichten, die heute – durch die Aktivität eben dieser Institutionen – als der Natur des Menschen gemäß und seiner neurobiologischen Ausstattung entsprechend (so könnte man sagen) angesehen werden. Menschen lernen Geschichten, nicht Fakten, sie interessieren Schicksale, nicht Daten, und sie kümmern sich um andere Menschen, nicht um leblose Sachverhalte. Dies geschieht in einer Gemeinschaft.

Es gibt Rahmenbedingungen, Einstellungen und innere Haltungen, die der Idee der Universität förderlich sind, andere sind ihrer Verwirklichung hinderlich. Studenten brauchen Zeit und Raum, um die Freiheit entfalten zu können, den Gegenstand ihrer Studien (und damit immer auch sich selbst) zu begreifen. Falsche Bescheidenheit im Hinblick auf die Ansprüche an sich selbst ist dabei ebenso hinderlich wie mangelnde materielle Ressourcen, rigide (Verwaltungs-)Strukturen oder der Glaube, dass die bloße Zahl der Studierenden das Studium im eigentlichen Sinne verunmögliche.

Die Lehre ist in knappen Zeiten immer in Gefahr, und es ist dafür mitunter aktiv zu sorgen, dass wir von den Tieren lernen, bei denen gilt, »dass man gerade in schwierigen Zeiten alles drosseln darf, nur nicht die Blutzufuhr zum Gehirn«.[12] Zeigt die Evaluation von Forschung und Lehre in den verschiedenen Institutionen und Abteilungen, dass man etwas ändern sollte, dann sollte man nicht zögerlich verfahren, sondern die Änderungen in breitem Umfang und durchgreifend vornehmen. Gerade in der Medizin ist immer wieder von »constant reform without change« die Rede, und dies ist zu ändern – jetzt und hier! Dann werden die Reformen auch dazu führen, dass man Ulm nicht nur mit dem höchsten Kirchturm, dem schlauesten Mann, dem ersten Drachenflieger und dem meisten Nebel in Verbindung bringt, sondern vor allem mit der fortschrittlichsten und besten Universität.

Die Idee der Universität ist eine großartige. Wir sollten darauf achten, dass die Professoren das Angebot, die Studenten die Motivation und die Neugierde und die Verwaltungen die Bedingungen schaffen, so dass diese Idee nicht Idee bleibt, sondern zu gelebter Wirklichkeit wird.

12 Dieses auf den Präsidenten der Max-Planck-Gesellschaft zurückgehende Zitat ist einer Universitätsrede von Mittelstraß [30] entnommen.

Die Antrittsvorlesung ist in ungekürzter Form unter dem Titel »Die Idee der Universität. Studium als Selbsterfahrung im Jahrzehnt des Gehirns« beim Universitätsverlag Ulm (Reden und Aufsätze der Universität Ulm, Heft 4) erschienen.

Genetik und der Tod zukünftiger Patienten
Das *Human Genome Project*:
Möglichkeiten, mögliche Grenzen und Gefahren

Am 29. Juni 2000 wurde die Entschlüsselung des menschlichen Genoms gefeiert. Auch wenn nicht ganz klar war, warum gerade zu diesem Zeitpunkt die Korken knallten – man hatte zu diesem Zeitpunkt 97% des Genoms kartiert, 85% sequenziert und wirklich ganz fertig war man mit 24% [45] –, so wird auf jeden Fall das Jahr 2000 in die Wissenschaftsgeschichte eingehen als das Jahr, in dem die Menschheit ihr Erbgut entschlüsselt hat. Schon jetzt steht fest, dass das Wissen um die etwa einhunderttausend Gene bzw. gut drei Milliarden Basenpaare des menschlichen Genoms – also etwa die Informationsmenge, die auf eine CD passt – die Medizin als angewandte Biowissenschaft und die Psychiatrie als angewandte Neurowissenschaft grundlegend verändern wird. Dieser Wandel wird tief greifend und weit reichend sein. Er wird unsere Art, mit Krankheit, Leben und Tod umzugehen, sowie die Gesellschaft als Ganzes, unser aller Leben, auf eine Art verändern, verglichen mit der die Wandlungen, die uns der PC in den achtziger und das Internet in den neunziger Jahren beschert haben, eher blass erscheinen dürften.

Der Fortschritt zeigt sich dabei derzeit anders, als er in Wahrheit ist: Die Medien berichten vom Wettlauf zwischen der Privatfirma des Herrn Craig Venter und einer internationalen staatlichen Initiative (dem Human Genome Project), die sich von anderen staatlichen Aktivitäten vor allem dadurch sehr positiv abhebt, dass man erstens mit weniger Geld, zweitens deutlich früher als geplant und drittens erfolgreich zu einem Abschluss kommt. Auch wenn sich in der Hitze des vermeintlichen Zieleinlaufs die Pressemeldungen überschlagen und es zunächst so scheinen mag, als sei mit der Entschlüsselung des Genoms die Arbeit getan, so wird bei näherer Betrachtung deutlich, dass das Gegenteil der Fall ist: Die Arbeit kann jetzt erst richtig losgehen. Man schätzt, dass jedes Gen einschließlich seines Genprodukts etwa 40 Jahre lang untersucht werden wird, und dass das Human Genome Project daher die Einrichtung von weltweit mindestens 50000 (!) neuen Professuren nach sich ziehen wird [44].

Nicht selten wird die Entdeckung bestimmter krankheitsver-
ursachender Gene mit unmittelbaren therapeutischen Konsequenzen verbunden, vor allem mit der Gentherapie, also mit dem
Einschleusen »gesunder Gene« in die genetisch kranken Zellen
eines Patienten. Dies ist zwar prinzipiell möglich, in der Praxis
steckt der Teufel jedoch in sehr vielen komplexen Details. Insbesondere mangelt es der Gentherapie bis heute an einem essen-
ziellen Werkzeug, nämlich der verlässlichen, unkomplizierten
und nebenwirkungsfreien Einschleusung von Genmaterial in die
zu manipulierenden Zellen. Die Gefahren gentherapeutischer
Verfahren wurden zudem in der jüngeren Vergangenheit systematisch unterschätzt. Nachdem es jedoch zu einem Todesfall im
Bereich der Gentherapie gekommen ist, wurde dieser im Hinblick auf insuffizientes Risiko-Management mit dem Challenger-
Unglück verglichen (H. Willard; zitiert in [47], S. 951).

Mittel- bis langfristig wird der mit dem Human Genome Project verknüpfte medizinische Fortschritt vor allem präventive
Maßnahmen betreffen: Bei bekannten genetischen Risiken wird
man therapeutische Strategien entwickeln, um das Auftreten der
Erkrankung zu verhindern oder zumindest hinauszuzögern. Wie
sich gegenwärtig schon abzeichnet, können solche Maßnahmen
der Prophylaxe von der Lebensführung über Medikamente bis
hin zu präventiven chirurgischen Eingriffen reichen. Je mehr
man über Genprodukte und vor allem auch über deren Interaktion mit der Umwelt in Erfahrung bringen wird, desto breiter
wird das diesbezügliche Wissen und umso mehr wird sich die
Medizin von der Therapie auf die Prophylaxe verlagern. Aber
auch die Gentherapie wird kommen, jedoch deutlich später, als
man noch vor wenigen Jahren in einer anfänglichen Euphorie geglaubt hat.

Neben künftigen Möglichkeiten der Prophylaxe und Therapie
kommt jedoch auch etwas, das es gegenwärtig schon gibt, in einer wesentlich erweiterten und sich damit möglicherweise selbst
ad absurdum führenden Form: das genetische Screening von Embryonen. Trisomie 21, Mukoviszidose und Chorea Huntington
gehören zu den Erkrankungen, die heute bereits in großem Stil
intrauterin diagnostiziert werden. Die Konsequenz des Scree-
nings, die Abtreibung des Föten, gehört – wie man auch immer
zu ihr stehen mag – zur Realität des gegenwärtigen medizini-

schen Alltags, die Verfahren von Diagnose und »Therapie« sind klinische Routine. (Gerade das Beispiel der Chorea zeigt deutlich, dass mit der Entdeckung des Gens vor mehr als einem Jahrzehnt und später auch des Genprodukts weder Prophylaxe noch Therapie gleichsam automatisch kommen.) Die Gesellschaft hat also längst entschieden, wie sie mit dem Risiko, an vorzeitigem geistigen Abbau zu leiden oder vorzeitig zu sterben, verfährt: Dieses Risiko führt zum artifiziell herbeigeführten Tod der zukünftigen Patienten. Was aber geschieht, wenn sich das Screening nicht mehr nur auf einige vergleichsweise seltene Erkrankungen mit relativ klar vorhersehbarem Krankheitsverlauf bezieht?

Verglichen mit der Information, die in der Folge des Human Genome Projects zu Allelen, Genprodukten und Krankheitsrisiken generiert werden wird, ist die gegenwärtig praktizierte Gewinnung und Verwendung genetischer Information als verschwindend gering einzustufen. Wenn das gesamte Genom eines Menschen – zunächst in ausgewählten Fällen und dann bei sinkenden Kosten der Verfahren durch Miniaturisierung und Automatisierung (z.B. mittels Gen-Chip-Technologie) später einmal womöglich flächendeckend – bekannt ist, lassen sich die individuellen Risiken einer Person, mit einem bestimmten Alter an einer bestimmten Krankheit zu leiden, vorausberechnen (inklusive der Konfidenzintervalle der Trefferwahrscheinlichkeit der Aussagen).

Gewiss, man wird, wie oben erwähnt, protektive Maßnahmen entwickeln, wie jedoch die Beispiele von Brustkrebs und Alzheimer-Krankheit zeigen, sind diese Maßnahmen mitunter wahrlich einschneidend für das Individuum (wie die beidseitige selektive Mamma-Amputation bei stark genetisch belasteten Frauen) oder zumindest kostspielig für die Gemeinschaft (die beispielsweise irgendwann über den »Luxus« lebenslanger Neuroprotektion bei entsprechend genetisch belasteten Menschen zu entscheiden haben wird).

Auch sind die Übergänge fließend: Der wahrscheinlich im dritten Lebensjahrzehnt eintretende Tod bei Mukoviszidose oder der mit 50 Jahren beginnende demenzielle Abbauprozess mit tödlichem Ausgang bei der Chorea Huntington genügen heute zur Rechtfertigung des herbeigeführten Todes der künftigen Patienten. Was geschieht jedoch nach der Aufdeckung des Risikos einer Demenz, die erst mit 60 oder 70 auftritt, oder mit einem Karzinomrisiko mit 55? Wer kann heute sagen, was in einem halben Jahrhundert (vielleicht sogar deutlich früher und vielleicht auch ganz einfach) behandelbar ist und was nicht? Wie soll man mit der (wahrscheinlich als Regelfall auftretenden) Kombination von Risiken, an verschiedenen Erkrankungen zu verschiedenen Zeitpunkten zu erkranken, umgehen? Wer trägt die Kosten der lebenslangen Prophylaxen und wie viele – beispielsweise bei gleichzeitig bestehendem Brustkrebs- und Alzheimer-Risiko – Maßnahmen erlauben wir bei einer Person?

Im Hinblick auf diese Fragen ist der gegenwärtige Stand der Diskussion versicherungsrechtlicher bzw. versicherungsökonomischer Sachverhalte von Bedeutung. Die Interessen von Lebens-, Kranken- und Rentenversicherern sind dabei keineswegs deckungsgleich. Im Gegenteil, des Lebensversicherers Schiffbruch ist des Rentenversicherers Strandgut und umgekehrt, und da alle Menschen sterben müssen, würden Krankenversicherungen das genetische Make-up vor allem nach den Kosten der jeweiligen Todesart beurteilen. Ein Beispiel: Menschen mit genetisch bedingter hoher Risikobereitschaft (»Sensation-Seekers«) sterben mitunter kurz und billig, aber lebensversichern wird sie keiner wollen.

Man überlegt bekanntermaßen schon lange, ob Versicherungen Informationen über genetische Prädispositionen für Erkrankungen – das »genetische Make-up«, wie es oft genannt wird – einer Person erhalten und verwenden dürfen. Solange es um wenige Krankheiten und teure Therapien geht, macht dies – aus der Sicht der Versicherer zumindest – großen Sinn. Ein Screening im Hinblick auf tausende oder zehntausende von Erkrankungen jedoch führt sich selbst ad absurdum, denn die Kosten dieser Maßnahmen müssen der Tatsache gegenübergestellt werden, dass sich wahrscheinlich bei den meisten Versicherten irgendein Risiko wird nachweisen lassen. Unter dem Strich mag sich dann ergeben, dass es billiger ist, alle gleich zu versichern, als jedes Individuum aufwendig zu screenen (mit dem Risiko, überall Risiken zu entdecken). Francis Collins, der Direktor des National Human Genome Research Instituts am National Institute of Health (NIH) der USA, meint entsprechend: »Wir alle laufen mit 30 bis

40 Fehlern in unserer DNA herum. Die Berechnung des aus all diesen resultierenden Risikos ist so hoffnungslos komplex, dass sie nicht durchführbar sein wird« (zitiert nach [46], S. 21). Eine entsprechende Lösung wäre gerade im Hinblick auf die komplexen, oft chronisch verlaufenden und für jede Versicherungssparte teuren psychiatrischen Erkrankungen zu wünschen.

Die Verhältnisse dürften bei den meisten Erkrankungen de facto durchaus noch komplizierter sein als bei den heute diagnostizierten Erkrankungen mit einem monokausalen relativ reinen genetischen Mechanismus. Betrachten wir einige Beispiele aus dem Bereich der Psychiatrie: Wir wissen aus Konkordanzstudien an monozygoten Zwillingen, dass das Risiko, an einer Schizophrenie zu erkranken, wenn die entsprechende genetische Prädisposition vorliegt, nur etwa 50% beträgt. Was bedeutet dies für die (vielleicht bald mögliche) Feststellung eines solchen genetischen Risikos? Oder: Wenn Risikobereitschaft (»sensation seeking«) genetisch auf das Konto bestimmter Dopamin-Rezeptor-Subtypen geht, sollte man dann entsprechend disponierten Personen das Drachenfliegen verbieten? Und was ist, wenn sie dann risikoreich Rad fahren? Müssen wir aber dann nicht auch zur Adipositas prädisponierten Patienten eine lebenslange Diät verordnen oder Menschen mit Risiko, an einer Depression zu erkranken, vor Frustrationserlebnissen besonders schützen und/ oder ihnen zeitlebens Serotoninwiederaufnahmehemmer verordnen?

Viele Erkrankungen werden sich als polygen vererbt herausstellen und vor allem als Produkt einer Wechselwirkung zwischen Genen und Umwelt. In manchen Fällen wird man nicht einmal sagen können, ob die genetische Ausstattung eines Individuums per se günstig oder ungünstig ist, denn je nach Umwelt wirken sich die Gene (genau genommen die unterschiedlichen Allele eines Gens) verschieden aus. Betrachten wir hierzu zwei Beispiele: Beim Fadenwurm C. elegans wurde ein Gen identifiziert, das die Lebenszeit der dieses Gen tragenden Individuen um 80% (!) verlängert. In Zeiten knapper Nahrung sterben die Genträger jedoch vergleichsweise rascher. Wer also kurz lebt, überlebt in diesen Zeiten besser [50]. Angenommen, so etwas gäbe es beim Menschen, wer würde angesichts der noch immer knappen (und vielleicht in Zukunft noch knapperen) Ressourcen entscheiden wollen, beim Screening der Embryonen auf Langlebigkeit zu setzen? Ein zweites Beispiel: Bei Affen wurde eine klare Interaktion zwischen Serotonin-Rezeptor-Ausstattung einerseits und Erziehungsstil der Mutter andererseits beschrieben [49]: Aggressive Babys beißen beispielsweise der Mutter beim Stillen die Brustwarze blutig und werden von wenig toleranten Müttern daher nicht genügend mit Nahrung versorgt, weswegen sie mit hoher Wahrscheinlichkeit früh sterben. Treffen aggressive Affenbabys hingegen auf tolerante Mütter, kommen sie nicht nur durch, sondern enden als Alpha-Tier in der Horde der nächsten Generation, d.h. haben viele Nachkommen. Nichtaggressive Affenbabies überleben, unabhängig davon, ob die Mutter tolerant ist oder nicht (d.h. unabhängig vom Erziehungsstil der Mutter) und landen irgendwo in der Mitte der Hordenhierarchie mit entsprechend weniger Nachkommen. Die genetische Ausstattung eines Äffchens im Hinblick auf Aggressivität macht also entweder überhaupt nichts aus oder sie entscheidet über Leben und Tod (d.h., es liegt der klassische Fall einer Wechselwirkung von Anlage und Umwelt vor). Auf den Menschen übertragen bedeutete dies, dass psychosoziale Faktoren in die Überlegungen zum Krankheitspotenzial einer bestimmten genetischen Disposition mit einbezogen werden müssen. Selbst wenn wir dieses komplexe Wissen einmal als bekannt voraussetzen, sind diese Faktoren schwer zu kontrollieren: Im Allgemeinen sind weder Hungersnöte noch böse Stiefmütter geplant.

In Anlehnung an John Rawls [48] könnte man fragen, in welcher Gesellschaft man denn lieber leben würde: einer, die auf jegliches genetisches Screening bewusst verzichtet und das genetische Make-up einer Person als Ausgang eines Würfelspiels betrachtet (bei dem es ja auch zu den Spielregeln gehört, dass man nicht mehrfach würfelt, bis der Wurf passt, oder an den Würfeln herummanipuliert); oder in einer, die alles selbst (und selbstbestimmt) in die Hand nimmt, einschließlich der intrauterinen Tötung genetisch suboptimaler Organismen?

Eines ist klar: Überlässt man diese Frage nationalen Regierungen und dem Markt, d.h. ändern sich die politischen Entscheidungsstrukturen in den kommenden Jahren nicht wesentlich, dann wird sich die kostengünstigere Alternative langfristig automatisch durchsetzen. Ob diese dem Menschen eher entspricht, sei dahingestellt. Daher ist ein Weiteres klar: Wir sollten über diese Fragen ernsthaft nachdenken und können es uns nicht leisten, auf Professionalität auch in diesem Bereich der Wissenschaft zu verzichten. Müssten wir also nicht einige der 50.000 neuen Lehrstühle mit Philosophen besetzen?

Medizin nach Markt
Ein Jahrzehnt Gesundheitsreform

Wir schreiben das Jahr 2012. Die Gesundheitsreform liegt endlich hinter uns, und es ist wieder Ruhe eingekehrt im medizinischen Alltag. Dieser Alltag ist jetzt ganz anders als noch vor wenigen Jahren, die Zeit vor der Reform kommt jedem fortschrittlich denkenden Menschen vor wie das Mittelalter. Damals gab es noch die antiquierten Vorstellungen vom besonderen Verhältnis zwischen Arzt und Patient (der deswegen auch noch so hieß und sogar nach den Befragungen einer britischen Zeitschrift so heißen wollte), von einer besonderen Ethik der Medizin, und sogar der aus dem Altertum stammende Eid des Hippokrates wurde von manchen Träumern noch immer hochgehalten. Damit ist jetzt – Gott sei Dank – Schluss. Medizin ist wieder wie vor 200 Jahren alltäglich, nichts Besonderes im Vergleich zu den anderen Lebensbereichen, die längst nicht mehr von überkommener Ethik und Moral, sondern vom Markt bestimmt sind. Gesundheit ist endlich das, was sie schon immer war (man hatte es nur nicht gesehen): ein Gut wie Autos und Handys oder Brezen und Butter. Seit man mit Gesundheit endlich genauso umgeht, zeigen sich die Vorteile für alle sehr klar, denn die früher immer weiter steigenden Kosten sind nun endlich im Griff.

Für den Verbraucher – Patienten gibt es keine mehr, das Wort ist offiziell abgeschafft – ist die Situation nun etwas komplizierter geworden. Aber schließlich sollte man ihm in dem so wichtigen Gebiet der Gesundheit die gleiche Mündigkeit einräumen wie in anderen Geschäftsbereichen auch. Der Erkrankte geht nicht mehr einfach zum Arzt, sondern vergleicht ähnlich wie bei der Anschaffung einer Waschmaschine oder eines Autos erst die Preise, vor allem natürlich das Preisleistungsverhältnis der Angebote, und informiert sich im Internet. Chatrooms mit Gesund-

heitsthemen sind daher, wie zu erwarten war, seit einigen Jahren
der größte Wachstumssektor im die Welt umspannenden Daten-
netz.

Natürlich kamen mit dem Fortschritt auch manche unschönen Erscheinungen auf, wie beispielsweise die »Diagnosehaie«
genannten und aus der Kreditwirtschaft sattsam bekannten un-
seriösen Anbieter medizinischer Dienstleistungen. So manches
Billigangebot kommt mit Fallstricken daher und hält nicht immer, was es vermeintlich verspricht. Technisch perfekt gemachte
Röntgenbilder für zwei Euro wurden beispielsweise erst kürzlich
bei Albi (der bekannten Kette »Alles billig«) angeboten, und die
Verbraucher standen wie immer Schlange. An manchen Orten
sollen sie sogar die Nacht vor den Läden campiert haben. Technisch perfekt waren die Bilder tatsächlich, zu kaufen entweder
einzeln oder im Komplettpaket: eine Lunge, einen Schädel in
zwei Ebenen, ein Kolon-Doppelkontrast und (beim Komplett-
packet gratis) eine Angiographie.

Jedoch waren die Bilder keine jeweils neuen Aufnahmen, sondern im Kunstdruckverfahren aufwändig hergestellte Normalbe-
funde, die Albi günstig aus dem Bildarchiv eines in Konkurs ge-
gangenen Großkrankenhauses erworben hatte. Wer also so naiv
war, das Angebot dieser Röntgenbilder mit dem Angebot neu an-
gefertigter Röntgenbilder zu verwechseln, der besitzt jetzt Bilder,
die sehr billig und dazu technisch perfekt gemacht sind, die er
aber vielleicht gar nicht braucht.

Doch machen wir uns nichts vor: In jedem Bereich der Markt-
wirtschaft gibt es schwarze Schafe, d.h. dumme Verbraucher, die
ihr schwer verdientes Geld unkritisch ausgeben und so die Existenz unseriöser Anbieter unterstützen. Der Blick für die positiven
Auswirkungen des Fortschritts sollte sich jedoch von solchen
randständigen Lappalien nicht trüben lassen.

Sehr positiv auf die wirtschaftliche Gesamtsituation im Gesundheitssektor hat sich beispielsweise eine schon mehr als zehn
Jahre alte Gerichtsentscheidung zu Kopplungsgeschäften ausge-
wirkt: Autohäuser werben damit, dass man ein EKG bekommt,
während der Wagen bei der Inspektion ist. »Doppeldiagnose«
heißt das Zauberwort, dem findige Werbefachleute eine ganz
neue Bedeutung verliehen haben: Diagnostiziert werden Auto
(vom TÜV) und Halter (von netten jungen Assistentinnen), ge-

reicht werden dazu Kekse und Designer-Kaffee. Schon lange misst der Friseur den Blutdruck, wie auch die Apotheke Haarspray verkauft oder Tchibo Vitamine und Blutdruckmessgeräte. Die AOK sponsert Basketballturniere und psychosomatische Kliniken organisieren ein Kulturprogramm. – Zwar gab es bereits vor mehr als zehn Jahren entsprechende, aus heutiger Sicht kümmerliche Ansätze, dennoch hat erst die gründliche Reform den Durchbruch herbeigeführt.

Einige Beispiele: Die nach der Skisaison weniger ausgelasteten Unfallkliniken in den Schweizer Alpen werben schon seit einigen Jahren an den Hängen mit Komplettangeboten zur neuen Hüfte nach dem Urlaub einschließlich Skilehrer, im Bündel um bis zu 50 % reduziert (»Neue Schwünge und neue Hüfte«). Sie machen es den plastischen Chirurgen der Region nach, die mit ähnlichen Angeboten (»vom Lift zum Lifting«) schon lange untereinander konkurrieren. Übergewichtige sprechen gut auf die Kombination von Nulldiät und Spielsalon in entsprechenden Kliniken an (»Sie verlieren garantiert«) und Arztpraxen machen sich immer mehr in Bahnhöfen und Flugplätzen breit. Hier lassen sich Gesundheit und Reisen am zweckmäßigsten verknüpfen. Der Verbraucher hat so nach einer Operation die Wahl zwischen zwei Wochen Nachbehandlung oder einer Woche auf den Malediven und kann seine Entscheidung zeitnah umsetzen.

Selbstverständlich muss der Verbraucher solche Angebote kritisch prüfen. Sonst geht es ihm wie den vielen, denen in gutem Glauben an eine prophylaktische Appendektomie nur der Bauch aufgeschnitten und wieder zugenäht wurde. Sie waren auf die Werbung, die eine besonders schöne Bauchnaht (und eine kostenlose Tätowierung als Bonus) versprach, hereingefallen. Der Anbieter hatte hierzu arbeitslos gewordene, erblindete Schneider eingestellt, deren Nahtkünste tatsächlich tadellos waren. Nur im Kleingedruckten war zu lesen, und für viele Verbraucher nicht zu durchschauen, dass keine Laparatomie durchgeführt (was ja auch gefährlich klingt), sondern nur ein oberflächlicher Hautschnitt gesetzt und wieder mit natürlichem Katzendarm-Nahtmaterial vernäht würde.

Der Werbeslogan hatte »die perfekte biologische Blind-Darm-Naht« gelautet und Hunderttausende hatten in ihrer grenzenlosen Naivität darauf vertraut, dass eine Blinddarm-Naht doch nur nach einer tatsächlichen Appendektomie sinnvoll sei. Den von ihnen später angestrengten Prozess verloren sie über alle Instanzen hinweg, denn der jeweils abgeschlossene Vertrag über die zu erhaltende Serviceleistung enthielt tatsächlich den klaren Hinweis, dass keine Laparatomie erfolgen würde, und von Appendektomie war an keiner Stelle im Vertrag die Rede.

Überhaupt nahmen in der vergangenen Zeit die Klagen vor Gericht zu. Positiv wertet der Verband für marktorientierte Medizin allerdings, dass der Anteil gewonnener Prozesse durch geschädigte Verbraucher seit der Gesundheitsreform stark rückläufig ist. Schließlich überlasse man nicht mehr (wie früher viele Ärzte) alles dem Zufall oder gar dem Schicksal, sondern sichere sich mittels entsprechend gestalteter Verträge vor jeder medizinischen Handlung wasserdicht ab. Die früheren ganz einfachen Behandlungsverträge von einer Seite Umfang sind daher recht dicken Dokumenten gewichen, die deutlich komplizierter sind als etwa Miet- oder Kaufverträge. Dies sei nach Auskunft des Verbandes aber nur folgerichtig, denn im Vergleich zu den Risiken eines Verkäufers oder Vermieters sei das Risiko der Gesundheitsanbieter ja deutlich höher. Anbieter auf dem Gesundheitssektor müssen sich schließlich vor den wirklich Kranken irgendwie schützen, deren Behandlung oft wesentlich mehr Geld verschlinge, als zunächst absehbar sei. Gerade ältere Menschen würden zu einer unglaublichen Anspruchshaltung neigen. Sie erwarten beispielsweise, dass der Behandelnde bei einer (natürlich ambulanten) Gallenoperation auch den Blutzucker neu einstellt oder sich gar um die anschließend notwendige Diätberatung kümmert. Wie der Verband mit Recht betont, müssten sich die älteren Verbraucher eben umstellen und hätten ja bekanntermaßen immer die größten Schwierigkeiten mit dem Fortschritt.

Nachdem sich jeder erst einmal an das neue System gewöhnt hatte, war im Grunde alles in Ordnung. Die Eingewöhnungszeit dauerte erwartungsgemäß nicht sehr lange, denn es mussten ja nur aus dem übrigen Wirtschaftsleben bekannte Schemata und Verhaltensgewohnheiten auf ein neues Sachgebiet übertragen werden, was den meisten Menschen nicht besonders schwer fiel. Schon lange »feuert« ein Partner den Geliebten, »investiert« in eine neue Beziehung und erwartet entsprechend »Rendite« oder »schreibt sie ab«. Ökonomisches Denken hat also seit langem den Bereich der zwischenmenschlichen Beziehungen erobert. Aufgrund seiner Privatheit hätte man vielleicht von diesem Bereich am ehesten annehmen können, dass er gegen derartige sprachliche und damit auch gedankliche Usurpation immun sei. Dem war aber nicht so und die konsequente Übertragung des Wirtschaftsgedankens auf das Gesundheitssystem verlief für die meisten Menschen völlig problemlos.

Einzig die Kranken scheinen mit der neuen Situation noch nicht völlig zufrieden zu sein. Sie seien nach der Reform deutlich schlechter versorgt, alles sei teurer, und niemand würde sich mehr wirklich ihrer annehmen.

Der oben bereits erwähnte Verband kontert diese Nörgeleien jedoch geschickt mit dem Argument, dass die Kranken als soziale Randgruppe Verständnis dafür haben müssten, dass sich nicht das ganze Gesundheitssystem um sie drehen könne. Schließlich sage ja bereits dessen Name, dass dieses System zuerst und vor allem für die Gesundheit und nur in zweiter Linie (z.B. bei schlechter Auslastung der Ressourcen oder im Rahmen von steuerlich absetzbaren Spendenaktionen) auch für Krankheit zuständig sei. So mancher Funktionär hat sich in der Diskussion zu der Formulierung hinreißen lassen, dass die Kranken, insbesondere die chronisch Kranken, zu den Sozialschmarotzern gehörten. Man müsse dieses Problem in den Griff bekommen, sofern das neue und so gut funktionierende Gesundheitssystem langfristig konkurrenzfähig bleiben soll.

Und um diese Konkurrenzfähigkeit gehe es letztlich, gerade auch in Anbetracht der zunehmenden Globalisierung. Vor mehr als zehn Jahren schon ließen sich Engländer in Deutschland die Galle entfernen und nicht wenige Deutsche fuhren zur Zahnsanierung in die Türkei, verbanden dies mit einem Urlaub und sparten noch tausende der damaligen Mark. Dieser Trend setzte sich unaufhaltsam fort und hatte marktwirtschaftliche Anpassungen zur Folge, wie dieses Beispiel aufzeigt: Da auf Sumatra speziell dafür ausgebildete Techniker, die dort diesen Beruf ab dem 13. Lebensjahr ausführen dürften, Bandscheiben »für 'nen Appel und ein Ei« operieren, müsse man auch hierzulande nach innovativen Lösungsmöglichkeiten suchen. So sei zu erwägen, ob diese Operationen hierzulande nicht vom (ohnehin ebenso überbezahlten wie überqualifizierten) Reinigungspersonal, und nicht

wie bisher von einer MTA, nach einer entsprechenden Einlern-
phase übernommen werden könnten. Nur wer diese Chancen
zur Umgestaltung der medizinischen Verantwortlichkeiten vor-
urteilslos und risikofreudig implementiere, könne einigermaßen
den Herausforderungen von morgen Paroli bieten. Die Zeit zwischen Berufsbeginn und Berentung (wegen Zittrigkeit etc.) werde
auf Sumatra immer länger sein als hierzulande, weswegen die
dreiwöchige Ausbildung zum Bandscheibenentferner auf Sumatra direkt nach der Grundschule volkswirtschaftlich immer mit
einer höheren Rendite verbunden sei. Dem müsse man Qualität
entgegensetzen.

Kliniken in bekannten Erholungsgebieten wie dem Schwarz-
wald oder an der Nordsee sind so längst dazu übergegangen, den
verlockenden Billigangeboten aus Übersee nicht nur mit erstklas-
sigem Service (marmorgetäfelte Bäder, Mahlzeiten auf goldenen
Tellern vom Catering-Service, kostenlose Massagen etc.), sondern auch mit Qualitätsgarantien (»bei uns operiert Sie nur die
Chef-MTA«) zu begegnen. Hier zeigt sich wie in anderen Bran-
chen, dass erst der freie Markt das kreative Potenzial der Menschen zur vollen Entfaltung zu bringen vermag. Wie gut, dass die
Reform nach ersten Geburtswehen endlich greift. Wenn erst
noch ein paar Jahre ins Land gegangen sind, dürfte auch der
Widerstand der Alten und Kranken hoffentlich verstummt sein.

Epilog: Mutter Teresa
und Indien als Welt-Kardiologie-Zentrum

Die Realität ist bunter als jede Fantasie. Einem Bericht der Zeitschrift *New Scientist* vom Februar 2002 ist zu entnehmen, dass
Indien bis zum Jahr 2006 das weltweit fallstärkste Kardiologie-
Land werden könnte [51]. Wer nun denkt, dass dies doch ausgeschlossen ist, weil die USA und Europa kardiologisch mit weitem
Abstand vorne liegen, muss umdenken. Indien ist bereits heute
der weltweit größte Produzent von Ärzten und Pflegepersonal.
Mit einer Bevölkerung von einer knappen Milliarde gibt es dort
zudem 60% mehr Patienten als in Europa und den USA zusammen, zumal Inder aufgrund genetischer Prädisposition mit höherer Wahrscheinlichkeit (und zudem deutlich früher) an Erkran-

kungen der Herzkranzgefäße leiden. Zugegeben, diese Patienten sind bis auf eine kleine reiche Minderheit (die es sich zudem nicht selten leistet, in den USA behandelt zu werden) heute noch kardiologisch hoffnungslos unterversorgt. Dr. Devi Prasad Shetty, ein ehemaliger ärztlicher Mitarbeiter von Mutter Teresa, der mit dem Friedensnobelpreis ausgezeichneten Ordensschwester, die ihr Leben der Versorgung der Ärmsten der Armen widmete, hat sich vorgenommen, dies zu ändern.

Er ist wohlhabender Abstammung und studierte Medizin in Großbritannien. Während seiner fünfjährigen Tätigkeit als persönlicher Herzchirurg von Mutter Teresa lernte er Leiden und Not kennen. Seine Herkunft erlaubte es ihm, ohne beständigen Blick auf den eigenen Profit neue, kostengünstige Behandlungs- und Operationsverfahren zu entwickeln, und diese in der Breite anzuwenden. Mit den zunehmenden Kosten der westlichen Maximalmedizin, sowie vor allem mit der Aufspaltung westlicher Medizinsysteme in eine Zwei-Klassen-Medizin ist jedoch zu erwarten, dass seine Verfahren und Serviceleistungen auch in zunehmendem Maße von Menschen aus Ländern außerhalb Indiens in Anspruch genommen werden. Was sollte den 56-jährigen Engländer daran hindern, sich seinen Bypass in Bangalor oder Kalkutta legen zu lassen, sind die Zentren erst einmal etabliert, ihre klinische Erfahrung und Routine aufgrund hoher Spezialisierung und vor allem unschlagbarer Fallzahlen allgemein bekannt und die Preise, inklusive Flug und Hotel, erschwinglich? Gerade Herzpatienten (Stichwort: Typ A Persönlichkeit) sind leistungsorientiert und motiviert, sie fackeln nicht lange und betrachten die Dinge nüchtern unter Kosten-Nutzen-Gesichtspunkten. Wenn ihnen ihr Gesundheitssystem einen Termin in 3 Jahren gibt (keineswegs unwahrscheinlich bei einem in Großbritannien tätigen indischen Arzt) und es ihr persönliches Budget erlaubt, werden sie bei der nächsten Urlaubsentscheidung das Angenehme mit dem Lebenserhaltenden verbinden. Über kurz oder lang werden die Versicherungen nachziehen und es sogar gerne tun, weil es auch für sie billiger ist, Patienten für bestimmte Leistungen dorthin zu exportieren, wo diese Leistungen qualitativ hochwertig und zugleich kostengünstig ausgeführt werden.

Medizinische Leistungen sind nun einmal personal- bzw. arbeitsintensiv. Ihre Ökonomie lässt sich daher trotz intensiver Bemühungen in Ländern mit hohen Lohnkosten (allen voran die BRD) nicht beliebig optimieren. Deutschland oder die USA können daher langfristig bei medizinischen Routineverfahren mit Ländern wie Indien, Mauritius, Bangladesh oder Malaysia nicht konkurrieren. Für viele Länder der so genannten Dritten Welt – es gibt welche ohne auch nur ein einziges funktionierendes EKG – wird es kaum eine Alternative dazu geben, entweder den Weg nach Indien oder einen indischen Weg zu gehen.

Qualität, Effizienz und das leidige Geld

Der Leser mag beim Anblick des Titels dieses Beitrags enttäuscht reagieren, handelt dieses Buch doch von spannenden Inhalten der Nervenheilkunde und gerade *nicht* von dem, wovon man ohnehin jeden Tag hört, nämlich vom lieben Geld. Vielleicht liegt es daran, dass die Geldsorgen mit einigen Jahren Verzögerung nun auch bei den Universitätskliniken angekommen sind, oder daran, dass die Uni Ulm eine sehr fähige Qualitätsbeauftragte hat, die uns Professoren für diese Dinge sensibilisiert, oder daran, dass ich mich in den letzten Monaten zu oft über die Rede von der Qualitätssicherung – meist als unverblümter Euphemismus für Einsparungen – geärgert habe (wahrscheinlich trifft alles ein bisschen zu im Sinne der multifaktoriellen Bedingtheit) – wie auch immer, es seien mir einige ganz einfache Gedanken zu den Themen Qualität, Effizienz und Ökonomie verziehen.

Für mich als Klinikchef sichern die Qualität der Versorgung meine Mitarbeiter, wobei die Verantwortung von der Pflegedienstleitung, meinen Oberärzten und mir als Verantwortlichem für die Qualität der Versorgung getragen wird. So war es in Kliniken im Grunde schon immer und daran ist auch überhaupt nichts verkehrt! Wer sollte denn sonst wissen, wie man ein Krankheitsbild nach dem neuesten Stand des medizinischen Wissens behandelt, wer sollte sich ansonsten darum kümmern, dass immer genug geschultes Personal zur Verfügung steht oder dass die Abläufe auf der Station reibungslos ineinander greifen? Wer wie ich Diskussionen darüber führt, ob ein kalt gewordenes Mittagessen nun eher als Mangel an Ergebnisqualität (der Küche) oder Prozessqualität (des Transports) oder Strukturqualität (vom kaputten Mikrowellenherd bis zur Gesamtorganisation des Catering der Klinik) anzusehen ist, der begreift rasch, dass die aus der Autoindustrie entlehnten (und von dieser längst wieder verlassenen) Begriffe der Prozess-, Struktur- und Ergebnisqualität zuweilen eher verschleiern als erhellen, was so alles in einem Krankenhaus daneben gehen kann.

Bestenfalls können solche strukturierten Betrachtungen, wenn sie von internen Qualitätszirkeln bzw. Qualitätsbeauftragten durchgeführt werden, für eine weitere Schärfung des Blicks oder (beispielsweise in nichtuniversitären Kliniken, in denen sich vieles eingeschliffen hat und das kritische Hinterfragen eher nicht zur Kultur gehört) für neue Anstöße und ein selbstkritischeres Klima, das dennoch nicht verletzend ist, sorgen. An den Universitäten jedoch sollte man so etwas im Grunde gar nicht benötigen: Hier gibt es Studenten, zu deren ureigensten Aufgaben es gehört, alles und jedes zu hinterfragen, Sand in das allzu gut geölte Getriebe gewohnter Abläufe zu streuen und immer wieder die Reflexion des Althergebrachten in Gang zu bringen! Wer dies für optimistische und antiquierte Träumerei hält und den Sand lieber Qualitätsbeauftragten und externen Evaluationsgremien überlässt, der hat vergessen (oder vielleicht noch nie verstanden), was eine Universität als Gemeinschaft von Lehrenden und Lernenden eigentlich ist (vgl. [52]).

Bei allen Institutionen, Zirkeln und Beauftragten darf nicht vergessen werden, dass Qualität zunächst einmal das Bemühen jedes Einzelnen sein muss und dass die Qualität der Versorgung kranker Menschen von denen, die diese Versorgung leisten, definiert werden sollte. Qualität wird erreicht, wenn man miteinander offen darüber spricht, was nicht funktioniert oder was hätte besser funktionieren können. Qualität heißt auch, dass sich jeder auf seine Weise und nach seinen Möglichkeiten kontinuierlich weiterbildet. Dies sollte Spaß machen und nicht nur deshalb geschehen, weil man Punkte sammeln muss, die man braucht, um seine Lizenz zu erhalten. Vor allem aber darf man nicht übersehen, dass die Qualität der Versorgung auch von den zur Verfügung stehenden Mitteln abhängt. Wer (wie der Autor vor gut zehn Jahren) als Psychiater in einem dunklen Keller arbeitete, der keine geräuschgedämpfte Tür hatte, weil eine solche nicht eingebaut werden durfte, weil im besagten Raum eigentlich das Arbeiten verboten war (weil zu dunkel), der weiß die Strukturqualität eines Gebäudes zu schätzen. Wer (wie schon wieder der Autor vor noch längerer Zeit) allein für lange Wochen auf einer 23-Betten-Akutstation Dienst tat und erleben musste, wie man sich um die vielen Schwerkranken nur zeitlich begrenzt kümmern konnte, der kennt die Qualitätsmängel im Versorgungsprozess nur zu gut. Und wer (wie der Autor leider manchmal noch immer) miterlebt, wie Patienten gleich nach der Entlassung aus ökonomischen Gründen auf weniger verträgliche Medikamente umgestellt werden und aus diesem Grund einen Rückfall erleben, der weiß, wie leicht alle Anstrengungen zur Ergebnisqualität aus ökonomischen Gründen verpuffen können.

Es kann also beim Bemühen um Qualität nicht nur um Zertifizierungen nach irgendwelchen Normen, um Beauftragte und Zirkel, um Evaluation von außen und um Standards gehen. Es muss vielmehr hauptsächlich um nichts weiter gehen als um das Fach selbst, den Spaß daran und die ständige Bereitschaft zum Reden und Lernen. Nicht zuletzt aber braucht das Fach auch die nötigen finanziellen Ressourcen.

Kommen wir daher zum zweiten Modebegriff der Medizinökonomie, dem der Effizienz, oder, wie die Amerikaner sagen, der Frage nach *bang for the buck*. Effizienz ist, das wird gerne vergessen, ein Bruch, ein Quotient mit Zähler und Nenner. Wenn der Nenner kleiner wird, wird damit der Wert des Bruches *größer*. Diese tückische Einsicht aus dem Mathematikunterricht der 6. Klasse scheint manchem Politiker, der sich nur noch mit »höherer Mathematik« beschäftigt, abhanden gekommen zu sein, wenn er die Effizienz eines Gesundheitssystems zu dessen Bewertung heranzieht.

Betrachten wir hierzu einmal den jüngsten Effizienzvergleich der Weltgesundheitsorganisation [53]. Wer da glaubt, dass die Nationen mit bekanntermaßen gutem Gesundheitssystem, also diejenigen, in die man sich weltweit begibt, um sich bei komplizierten Erkrankungen mit neuesten Methoden behandeln zu lassen, gut abschneiden, der täuscht sich gewaltig. Die USA kommen in der Tabelle gar nicht vor (sie tauchen so etwa an 40. Stelle auf), Griechenland liegt an 14. Stelle, Oman auf Platz 8 (vgl. Tab. 3), Deutschland auf Platz 25, einen Platz hinter Zypern. Der Grund hierfür ist einfach und liegt in der Definition dessen, was

Effizienz ist: Ein Gesundheitssystem, das wenig kostet, kann sehr leicht eine große Effizienz besitzen, auch wenn niemand gerne zur Behandlung nach Zypern oder Oman fliegt. Die Effizienz sagt also nur sehr wenig (und dies in sehr eingeschränktem Maße) darüber aus, was ein Gesundheitssystem für seine Bürger leistet. Nach Auskunft eines Kollegen (Marneros, persönliche Mitteilung) hat beispielsweise Zypern gar keine universitäre Neurochirurgie, weswegen das Land im Hinblick auf die Effizienz seiner Neurochirurgie (der Nenner ist Null) unschlagbar ist – Konkurrenten wären meiner Schätzung nach allenfalls noch Andorra und Malta. Dies bedeutet jedoch nicht unbedingt, dass wir jetzt alle zur OP komplizierter Hirntumoren nach Zypern fahren!

Tab. 3 WHO-Daten zur Effizienz von Medizinsystemen, nach Rangfolge der Länder.

1. Frankreich	14. Griechenland
2. Italien	15. Island
3. San Marino	16. Luxemburg
4. Andorra	17. Niederlande
5. Malta	18. Großbritannien
6. Singapur	19. Irland
7. Spanien	20. Schweiz
8. Oman	21. Belgien
9. Österreich	22. Kolumbien
10. Japan	23. Schweden
11. Norwegen	24. Zypern
12. Portugal	25. Deutschland
13. Monaco	

Gerade dann, wenn ein Gesundheitssystem sehr viel leistet, muss die Effizienz sinken. Das folgt schon aus dem ökonomischen *Gesetz des abnehmenden Ertragszuwachses*. Dieser ganz allgemeine Sachverhalt sei an einem Beispiel verdeutlicht: Ein Bauer produziert auf einem Hektar ohne jeglichen Dünger eine bestimmte Menge an Kartoffeln. Verwendet er nun eine relativ kleine Menge X an Dünger, so wird der Ertrag an Kartoffeln um den

Betrag Y ansteigen. Verwendet er die Menge 2X an Dünger, wird der Ertrag jedoch nur noch um einen Betrag kleiner als 2Y ansteigen, d.h., der relative Zuwachs des Ertrags bei steigendem Aufwand wird immer kleiner.

Was der kurvilinearen Beziehung zwischen dem Einsatz von Stickstoff je Hektar Ackerland und der Masse der Knollenfrüchte des Agrarökonomen recht ist, das ist der Beziehung zwischen Geld für neue Therapieverfahren und nachweislicher Gesundheit der Bürger billig: Zwei Mark für ein Medikament, das die ansonsten lebenslange Erblindung verhindert, sind in einem Entwicklungsland extrem effizient eingesetzt gegenüber zwei Mark für ein Schmerzmittel, das einem älteren Menschen im Heim eine etwas ruhigere Nacht beschert. – Jeder, der mit dem Begriff der Effizienz unser Gesundheitssystem kritisiert, muss sich darüber im Klaren sein, dass er letztlich in dieser Weise argumentiert. Es muss klar sein, dass jeglicher Fortschritt im Bereich der Medizin bei dem derzeit bereits erreichten Stand nahezu zwangsläufig mit einer weiteren Verminderung der Effizienz des Gesamtsystems einhergeht (analog: noch mehr Dünger gibt kaum noch größere Kartoffeln).

Wollen wir aber deshalb die Forschung einstellen oder gar das System zurückbauen? Man frage nur einmal einen älteren Menschen, was er sich denn zum Geburtstag wünscht. Die Standardantwort: Gesundheit! Was würde ihm auch die neue Stereoanlage oder das neue Auto nützen, wenn er an Ohrensausen oder Morbus Parkinson leidet? Es sollte sich herumsprechen: Konsumieren kann und will auch nur der, der gesund ist. Wer also aus ökonomischen Gründen an einer Effizienzerhöhung unseres Gesundheitssystems arbeitet, der sägt an dem Ast, auf dem unsere Gesellschaft als Ganzes sitzt.

Nur am Rande sei erwähnt (weil es ohnehin kaum noch zu zählen scheint), dass die Überlegungen zur Effizienzerhöhung äußerst unmenschlich sind, denn sie laufen grundsätzlich auf eine Beschneidung von Ressourcen für bestimmte Gruppen von Patienten hinaus. Es stimmt sehr nachdenklich, dass vor *diesem* Hintergrund der Ethikunterricht im Medizinstudium eingeführt werden soll und sogar schon Kurse in »Ethik-Management« (ein Begriff, etwa so sinnvoll wie »Sauerkraut-Vanillesoße«) für Mediziner angeboten werden. Die Frage sei erlaubt: Müssen wir an-

gehende Mediziner wirklich in »Allokationsethik« ausbilden
oder sollten wir die Beantwortung der Frage »Wer kriegt was?«
nicht lieber aus dem Bereich der »eigentlichen« Medizin fernhal-
ten?

Fassen wir zusammen: Qualität ist zunächst einmal das Bemühen jedes Einzelnen um gute Arbeit, Reflexion, Offenheit für
Kritik und neue Erkenntnisse. An den Universitätskliniken sollte
Qualität vor allem von den Studenten gesichert werden. (Wer
dies für absurd hält, der gehe nach Hause und denke nach – nicht
nur über oberflächlich kalte Mittagessen!) Qualität kann nur
dort herrschen, wo genügend Ressourcen zur Verfügung stehen,
das auch wirklich zu tun, was zu tun geboten ist. Dies kann in
fortschrittlichen Gesundheitssystemen nur dann geschehen,
wenn sie, verglichen mit nicht so weit entwickelten Gesundheitssystemen, *weniger effizient* sind. Den Rückschritt der Medizin
jedoch will gewiss niemand. Und wir Ärzte sollten uns vor allzu
viel Ethik (sprich: nichtmedizinischen Begründungen von Nicht-
Handeln) im praktischen Alltag hüten.

IX. Neurobiologie und Gesellschaft

Jahrzehnt des Gehirns: Erntezeit

Im Jahre 1963 erklärte der amerikanische Präsident John F. Kennedy die 60er-Jahre zum Jahrzehnt der Mondfahrt. Er tat dies nicht aus dem hohlen Bauch ins Blaue hinein, sondern aufgrund der Angaben seiner Berater: Man wusste, dass das Projekt technisch machbar ist, denn alle wesentlichen Komponenten waren entwickelt oder deren Entwicklung war abzusehen. Die Aufgabe war klar umrissen und als solche von derart formidabler Natur, dass sie sich eignete, eine ganze Nation zu begeistern. Die USA machten entsprechend in den 60er-Jahren enorme Anstrengungen und, wie jeder weiß, setzte im Sommer 1969 der erste Amerikaner seinen Fuß auf den Mond.

Das Jahrzehnt des Gehirns wurde im Jahre 1989 vom amerikanischen Präsidenten George Bush proklamiert. Ähnlich wie Kennedy tat er dies gut informiert, sowohl was die Natur der Aufgabe anbelangt als auch im Hinblick auf die technischen Möglichkeiten zu ihrer Bewältigung. Die Hirnforschung hatte in den 80er-Jahren eine rasante Entwicklung genommen, die sich beständig weiter beschleunigte. Neue Methoden waren entwickelt worden, und auf allen Ebenen der Betrachtung – vom Rezeptor-Subtyp bis zum Verhalten – gab es sichtbare Fortschritte. Auch waren mathematische Methoden – vor allem die Theorie neuronaler Netzwerke – entwickelt worden, um das Verhalten komplexer Neuronenverbände zu simulieren, so dass einzelne Daten in einen größeren Zusammenhang gestellt werden konnten. Vor allem aber war die Aufgabe der Hirnforschung klar und deutlich geworden: Es galt, den neuronalen Code zu knacken, d.h. aufzuklären, wie neuronale Aktivität einerseits und geistige Leistung (im weitesten Sinn) andererseits zusammenhängen.

Im Gegensatz zur Mondfahrt erregte die Proklamation Bushs zunächst wenig Aufsehen. Hierzulande wurde sie kaum wahrgenommen, und bis heute ist das Projekt der breiten Öffentlichkeit weitgehend verborgen. Erst mit einiger Verspätung zog die Europäische Union nach und proklamierte ihrerseits die 90er-Jahre zur Dekade des Gehirns. Der Wissenschaftszweig der »Cognitive Neuroscience« – die Neurowissenschaft der höheren geistigen Leistungen – war in den USA bereits Anfang der 90er-Jahre in

voller Ausprägung, wohingegen sich die deutsche Wissenschafts-
landschaft schwer tat (und noch immer schwer tut), zur Kenntnis
zu nehmen, dass es hier Entwicklungsbedarf gibt. So ist es kein
Wunder, dass die wesentlichen Beiträge zu dieser neuen faszinie-
renden Wissenschaft von den Grundlagen des Erlebens, Denkens, Fühlens und Handelns aus den USA kommen. Neue Zeitschriften wurden gegründet, und eine neue »Diskussionskultur«
entstand: Grundlegende Fragen und Probleme wie »Was ist Bewusstsein?« oder »Gibt es Willensfreiheit?« wurden mit einem
Mal als wissenschaftsfähig betrachtet und mit den Methoden der
Neurobiologie angegangen.

Lässt man nun das sich seinem Ende zuneigende Jahrzehnt
Revue passieren, so muss man feststellen, dass sowohl methodisch als auch inhaltlich vieles erreicht wurde, was man noch
1989 nicht zu träumen gewagt hätte. Als Beispiel sei die rasante
Entwicklung der funktionell bildgebenden Verfahren, insbesondere der Magnetresonanztomographie, angeführt: Die Positronenemissionstomographie (PET) war sehr lange schon etabliert,
bevor sie 1986 erstmals zur Darstellung von Gehirnfunktionen
eingesetzt wurde. Dem cleveren psychologischen Experimenta-
tor Michael Posner ist zu verdanken, dass man die PET in einer –
mittlerweile klassisch zu nennenden – Studie einsetzte, in der es
um das Hören, Sehen, Nachsprechen und Assoziieren von Wörtern ging. Seine Zusammenarbeit mit dem Neurologen Marcus
Raichle im PET-Labor der Washington-University in St. Louis
führte zu den ersten Bildern unterschiedlicher regionaler Gehirnaktivität bei den genannten höheren geistigen Leistungen. Erwähnt sei, dass Posner selbst die erste Versuchsperson war und
sich bei ihm, also im ersten Experiment, nicht die geringste Aktivierung fand. Man gab jedoch glücklicherweise nicht auf, und
die Früchte der Arbeit bestehen nicht nur in dem nun klassischen
Paper in *Nature*, sondern vor allem in der Etablierung eines
neuen Zweigs der Neurowissenschaft, nämlich der funktionellen
Bildgebung.

Wenige Jahre PET-Aktivierungsstudien machten das Potenzial
der Methodik deutlich, so dass die Nachricht, man könne ähnliche Untersuchungen auch völlig ohne Strahlenbelastung im
Kernspintomographen machen, in der »Scientific community«
fast wie eine Bombe einschlug. Nach Vorarbeiten mit Kontrast-

mitteln wurde klar, dass das Blut selbst als Kontrastmittel fungieren kann, da sich die magnetischen Eigenschaften von Hämoglobin mit dessen Sauerstoffsättigung ändern. Die erste Arbeit hierzu erschien 1992 in *Science* und triggerte eine wahre Lawine von weiteren Studien. Gegenwärtig arbeiten weltweit Hunderte von Labors mit dieser Methodik und kaum eine Funktion wird nicht untersucht: Ob es darum geht, wo der Schmerz gespürt wird und wo er weh tut, oder um Unterschiede zwischen Sich-selbst-Kitzeln und Gekitzelt-werden, um das Verlangen nach Kokain oder das Hören von Stimmen – die jeweils beteiligten Hirnregionen lassen sich nachweisen und sind heute bekannt.

Die neueste Erweiterung der Methodik stellt die ereigniskorrelierte funktionelle Magnetresonanztomographie dar. Mit ihr lassen sich neuronale Aktivierungsprozesse bei einzelnen Ereignissen, Verarbeitungsschritten, kognitiven Leistungen bzw. Entscheidungen erfassen, was gerade für die Psychiatrie einen ungeahnten Anwendungsraum eröffnet. Gefragt sind jetzt Kreativität einerseits sowie Fleiß und klinisches Fingerspitzengefühl bei der Durchführung der Studien andererseits. Kurz: Die methodischen Entwicklungen sind gemacht und die Ernte kann eingebracht werden.

Die Bedeutung der neurowissenschaftlichen Ernte gegen Ende der Dekade des Gehirns für das Fach Nervenheilkunde kann kaum überbewertet werden. Hierzu in aller Kürze einige Punkte:

– Das Fach Nervenheilkunde ändert sich und wird sich weiterhin mit rascher Geschwindigkeit ändern. Es gehört derzeit sicherlich zu den spannendsten Disziplinen im Bereich der Medizin.

– Neue Erkenntnisse aus dem Bereich der Wissenschaft sind kreativ klinisch umzusetzen. Hierzu sind die Mittel bereitzustellen. Wer politisch beschließt, die Ausgaben für Medizin auf beispielsweise dem Stand von 1990 einzufrieren, der beschließt damit, dass der im Jahrzehnt des Gehirns gemachte wissenschaftliche Fortschritt nicht umgesetzt werden soll. Kann das irgendwer wirklich ernsthaft wollen?

– Zweifellos ist das Gehirn unser wichtigstes Organ – aus guten Gründen haben wir unsere Identität und Existenz ethisch und rechtlich mit dem Gehirn (und seinem Tod) verknüpft und nicht etwa mit dem Herzen oder der Leber. Schon allein aus

diesem Grund ist die Nervenheilkunde gegenwärtig nicht nur
vielleicht das interessanteste, sondern auch das bedeutsamste
Fach der Medizin. Dem muss durch eine entsprechende Be-
reitstellung der Mittel Rechnung getragen werden, und hierfür müssen wir uns gemeinsam einsetzen.

Der 11. September
und die Nervenheilkunde

Immer wieder hörte man in den vergangenen Wochen den Satz
»Was geht wohl in den Köpfen von Fanatikern, Terroristen und
Selbstmordattentätern vor?« – Die Frage ist nie neurobiologisch,
selten psychiatrisch, meist rhetorisch und immer metaphorisch
gemeint. Der Grund: Man traut weder Psychiatern noch Neurobiologen zu, hierzu etwas Vernünftiges zu sagen.

Dabei äußert sich die wissenschaftliche Gemeinschaft und die
Medizin durchaus: In Zeitschriften wie *Nature* und *Science* oder
auch im *Lancet* wurde über die Ereignisse des 11. September
sehr genau berichtet und nachgedacht. Dabei richtete sich das
Augenmerk zunächst darauf, was der medizinische und vor allem der technische Fortschritt zur Bekämpfung des Terrorismus
beitragen kann, von besseren Scannern für das Gepäck an Flug-
häfen bis hin zu besseren Impfungen der Bevölkerung gegen Bio-
terrorismus [4]. Wenige Wochen später jedoch wurde der Blick
breiter und zugleich tiefer: Im *Lancet* wurde der Zusammenhang
zwischen Menschenrechten (und deren drohende Beschneidung
durch Regierungen im Zuge des Kampfs gegen den Terror) und
Gesundheit ebenso diskutiert wie der zwischen fehlendem Trink-
wasser und sozialer Unruhe [1, 2]. Am deutlichsten sagte ein Editorial in *Science*, wie Terrorismus auf dem Boden von Armut gedeiht und wie daher real wirksame Maßnahmen gegen den Terrorismus auszusehen haben:

»Ich glaube nicht, dass es eine freie Gesellschaft vermag, jedes
Ziel kugelsicher zu machen, jeden Lastwagen zu durchsuchen,
jeden Briefumschlag zu öffnen, jedes Wasserreservoir zu schützen und jede Meile aller ihrer Grenzen zu bewachen und dabei
dennoch frei zu bleiben. Demgegenüber glaube ich, dass wir unsere Sicherheit dadurch verbessern können, dass wir die Erde be-

schützen und uns zum Ziel machen, dass die Menschen überall würdevoll leben können.« [3]

Soweit Beiträge aus Medizin und Wissenschaft im Allgemeinen. Was aber kann man als Neurobiologe und Psychiater zu den Ereignissen sagen? – Nehmen wir also die oben gestellte Frage einmal ernst.

Als Psychiater könnte man zunächst versucht sein, die bei Selbstmordattentätern zweifelsohne vorhandene Suizidalität als krankhaft abzutun. Wer sich und andere in die Luft sprengt, so könnte man denken, der ist eben krank, muss behandelt werden, braucht den Psychiater. Dies ist jedoch zu einfach gedacht. Gewaltbereitschaft gehört zum Menschen und ist nicht einmal auf den Menschen beschränkt, denn Mord und Totschlag sind auch im Tierreich weit verbreitet. Ob solches Verhalten tatsächlich manifest wird, hängt jedoch von den Randbedingungen ab. Wer sich in die Ecke gedrängt fühlt, wer für sich keinerlei Chance sieht und sich zudem ungerecht behandelt glaubt, der wird eher zur Gewalt greifen als der Freie mit Chancen in einer gerechten Umgebung. Wer zudem hungrig ist und zusieht, wie anderswo die Verschwendung an der Tagesordnung ist, wem seine Umwelt oder gar seine Heimat durch die Profitgier anonymer Aktionäre zerstört wird und wer erleben muss, dass nicht nur er, sondern auch seine Kinder nie satt, geschweige denn frei und selbstbestimmt leben können, dem bleibt vergleichsweise wenig Verhaltensspielraum. Zweifelsohne sind wir Menschen derart veranlagt, in einer ausweglosen Situation mit Gewaltbereitschaft zu reagieren. Wer dies nicht tat, hatte keine Chance, sein genetisches Material weiterzugeben. Rückblickend gilt daher: Wer auch immer unsere Vorfahren waren – Gewaltbereitschaft gehörte zu ihrem Verhaltensrepertoire. Hier sei noch einmal *Science* zitiert:

»Gewalt ist keine Krankheit der Armen. Aber die Mischung aus Armut, Machtlosigkeit, Chancenlosigkeit und Ungerechtigkeit ist explosiv und genau diese Mischung hoffen die uns angreifenden Terroristen zu entzünden.« [3]

Die Bereitschaft zu Gewalt gegenüber anderen und sich selbst ist so betrachtet ebenso wenig eine Krankheit wie das Ascorbinsäure-Synthesedefizit, von dem wir alle betroffen sind. Wir sind trotz dieses prinzipiell tödlichen Stoffwechseldefizits in aller Regel symptomfrei, denn wir wissen, wie unsere Ernährung aussehen muss, um keine Symptome zu entwickeln. Stimmt die Zusammenstellung nicht, fehlt also Vitamin C, so geht es uns zunehmend schlechter. Nicht viel anders ist der im Zitat angeführte Zusammenhang zwischen einem Leben in Armut einerseits und Gewalt andererseits. Wir sollten wissen, wie unsere gesellschaftlichen Rahmenbedingungen auszusehen haben, und dafür sorgen, dass sie auch so aussehen, dass Gewalt nicht benötigt und daher auch nicht realisiert wird.

Nicht nur Gewaltbereitschaft gehört zur Conditio humana (wie man die Gesamtheit unserer Erlebens- und Verhaltensweisen gelegentlich nennt), sondern auch die Fähigkeit zu glauben. Dies ist im Gegensatz zur Gewaltbereitschaft gerade unter dem Gesichtspunkt der phylogenetischen Entwicklung des Menschen zunächst schwer zu verstehen. Im Laufe der Evolution entstanden immer leistungsfähigere Gehirne, deren Aufgabe die umwelt- und kontextgerechte Steuerung des Verhaltens eines Organismus ist. Je besser diese Gehirne also die wahren Werte relevanter Umweltvariablen einschätzten bzw. voraussagten, desto höher die Überlebenswahrscheinlichkeit und damit auch die Reproduktionswahrscheinlichkeit des Organismus.

Wenn wir die Entstehung des Gehirns in dieser Weise rekonstruieren, dann wären Überzeugungen und Handlungen ohne jegliche empirische Grundlage, wie sie für die Phänomene Fanatismus, Aberglaube und Glaube charakteristisch sind, nur als krankhafte Sachverhalte zu begreifen. Gegen diese Auffassung spricht jedoch deren Verbreitung: Glaube, also die verhaltensrelevante Akzeptanz von Aussagen ohne empirischen Gehalt, scheint zum gesunden Menschen zu gehören wie andere höhere geistige Leistungen. Menschen neigen zum Glauben, dies ist selbst kein religiöser, sondern ein empirischer Tatbestand. Wenn dem jedoch so ist, wie konnten Gehirne, die zum Glauben fähig sind, im Verlauf der Evolution überhaupt entstehen? Hätte nicht jede entsprechende Mutation weg vom Pfad rein evidenzbasierter Handlungssteuerung automatisch in eine evolutionäre Sackgasse führen müssen?

Stellen wir uns zwei Horden A und B in der afrikanischen Savanne vor hundert- oder zweihunderttausend Jahren vor. In Horde A leben völlig rationale Menschen, die sich immer und nur von der Erfahrung der Realität leiten lassen und keinen

Glauben kennen. In Horde B leben demgegenüber Menschen, die an Götter, eine andere Welt, die Erlösung oder Gerechtigkeit im Jenseits glauben, da ihre Gehirne aufgrund entsprechend genetischer Veranlagung hierzu neigen. Nun kommt es zu einer Trockenheit und zum unausweichlichen Kampf um Essen und Trinken.

Man braucht nicht viel Phantasie, um zu sehen, dass unsere Vorfahren zur Horde B gehörten. Dieses Argument aus dem Bereich der Soziobiologie lautet ganz allgemein, dass die Randbedingungen sozialer Gemeinschaften Verhaltensweisen wie Glaube, Tugend oder Altruismus begünstigen können, die bei Betrachtung des Individuums außerhalb der Gemeinschaft nie evolutionär entstehen könnten.

Ich glaube nicht, dass es einen Konkretismus oder gar Fehler darstellt, die Frage danach, was im Kopf von Selbstmordattentätern vor sich geht, zu stellen. Ich denke vielmehr, dass wir diese Frage stellen müssen und zumindest teilweise auch beantworten können: Die Bereitschaft zur Gewalt und zum Glauben gehört also zur Neurobiologie bzw. Psychologie des Menschen, wie der Ascorbinsäure-Synthesedefekt zu dessen Stoffwechsel gehört. Wir alle sind betroffen. Ob wir jedoch darunter leiden, hängt vom Kontext ab. Es ist an der Zeit, dass wir dies zur Kenntnis nehmen und danach handeln.

Serotonin und die Börse

Wie jeder weiß, sind die Schwankungen der Börse nur zum Teil ökonomisch und rational erklärbar. Auch die Psychologie der an diesem sehr großen Gewinnspiel beteiligten Menschen spielt eine wichtige Rolle bei der Einschätzung und Bewertung vor allem zukünftiger Ereignisse. Jeder Psychiater weiß, dass der Depressive dazu neigt, die Zukunft schwarz zu sehen, der engagierte und mitreißende Maniker hingegen erlebt die kommende Zeit als Chance und Herausforderung. Zur Rolle der Affektivität bei kognitiven Prozessen liegen mittlerweile auch experimentelle Untersuchungen vor, die belegen, dass stimmungskongruente Informationen einen Verarbeitungsvorteil erfahren. Kleine Schwankungen in der Affektlage vieler am Spiel beteiligter Menschen mögen sich

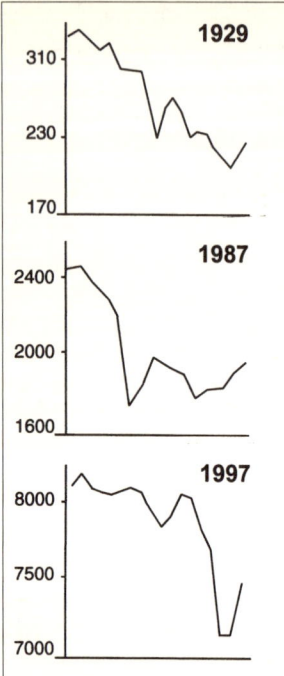

Abb. 36 Entwicklung des Dow-Jones-Börsenindex, jeweils im Oktober der drei Jahre, die aufgrund der rasanten Abwärtsentwicklung in die Wirtschaftsgeschichte eingingen (nach [6]).

zu größeren Effekten addieren. Hierfür ein Beispiel: Wie Abbildung 36 zeigt, erfolgten die bisherigen größeren Zusammenbrüche an der Börse jeweils im Herbst, d.h. der Jahreszeit, in der auch die saisonal bedingte Depression den Höhepunkt ihres Auftretens hat. Der entsprechende etwas schwärzer gefärbte Blick in die Zukunft vieler an der Börse beteiligter Menschen mag sich addieren und zum Losbrechen der Lawine führen, die dann, einmal ausgelöst, von selbst weiterläuft.

Vor diesem Hintergrund ist eine kürzlich im World Wide Web publizierte Arbeit des Psychiaters Randolph Nesse von Interesse, die sich mit dem derzeitigen anhaltenden Boom an der Börse beschäftigt [5].

Die These des Autors stellt gleichsam eine Umkehrung des gerade diskutierten Arguments zum Zusammenhang von Autumn Blues und Börsencrash dar: Der anhaltende Boom ist Resultat der pharmakologisch bedingten erhöhten Serotoninkonzentration in den Gehirnen der Investoren, ermöglicht durch die weite Verbreitung moderner Antidepressiva, insbesondere der Serotoninwiederaufnahmehemmer.

Im Einzelnen führt Nesse die folgenden Fakten für die USA an: Im vergangenen Jahr wurden 233 Millionen Rezepte für Psychopharmaka ausgestellt, davon zehn Millionen für das Antidepressivum Fluoxetin. Mit Antidepressiva insgesamt wurden im vergangenen Jahr 6,3 Milliarden US-Dollar umgesetzt, hinzu kommen die vielen rezeptfreien pflanzlichen Präparate wie Johanniskraut etc. Nesse schätzt, dass 20 Millionen Amerikaner, also etwa jeder Zwölfte, ein Antidepressivum einnehmen. Geht man zusätzlich davon aus, dass moderne Antidepressiva vor allem von Mitgliedern der Mittel- und Oberschicht eingenommen werden, so ergibt sich, dass ein nicht unbeträchtlicher Teil der Finanzjongleure unter dem Einfluss einer artifiziell erhöhten Gehirnserotoninkonzentration seine Arbeit verrichtet. Was ist die Folge?

Wir wissen es nicht, aber man kann Vermutungen anstellen. Bekanntermaßen führen Serotoninwiederaufnahmehemmer bei schüchternen Menschen zu einer Reduktion der Schüchternheit, bei ängstlichen Menschen zu einer Verminderung der Angst und bei gehemmten Menschen zu einem Abbau von Scheu. Wenn nun ein millionenfach verwendetes Medikament in dieser Weise sehr viele Menschen beeinflusst, von denen wiederum viele an der Börse beteiligt sind, ist ein Zusammenhang von Gehirnserotoninkonzentrationen bei Investoren einerseits und Dax bzw. Dow andererseits keineswegs auszuschließen.

Nun ist die Börse zwar kein Nullsummenspiel, die Aktienkurse spiegeln jedoch keineswegs die tatsächliche Wertschöpfung wider, sondern repräsentieren – in zunehmendem Maße – wie oben bereits angedeutet, vor allem psychologische Momente wie Erwartung, Zukunftsglaube und ganz allgemein Emotionalität. Wird diese medikamentös beeinflusst, muss die Frage nach den langfristigen Auswirkungen gestellt werden. Vorstellbar wäre beispielsweise, dass eine höhere Gesamtkonzentration an Serotonin bei Millionen von Börsianern zunächst zu einem langen und scheinbar ungebrochenen Boom führt, der jedoch aufgrund der Gesetze der Ökonomie nicht ewig andauern kann. Die

Seifenblase platzt dann zunächst nicht, sie wird jedoch größer denn je und birst später mit umso größerer Vehemenz. Vielleicht sind die bisherigen Einbrüche jedoch auch nur Ausdruck irrationaler Herbstdepressivität, so dass Millionen behandelter Depressiver künftig für nichts weniger sorgen als ein ungebremstes Wachstum. Die Wahrheit liegt möglicherweise irgendwo in der Mitte, man muss sich jedoch vor Augen führen, dass sie niemand kennt und dass es trotz der ungeheuren Tragweite niemanden gibt, der diese Sachverhalte wissenschaftlich untersucht. Die Möglichkeiten hierzu sind heute besser gegeben als je zuvor.

Dass medizinischer Fortschritt in Pillenform die Gesellschaft tief greifend verändern kann, haben die Auswirkungen der hormonellen Antikonzeption längst gezeigt: Käufliche künstliche Hormone haben weibliche Emanzipation und venerische Infektionen, kleine Familien und reformierte Renten nach sich gezogen, ohne dass die Gesellschaft bei deren Einführung all dies erwogen hätte [7]. Gewiss, es wurden Diskussionen geführt, im Nachhinein hat die Diskussion um Moral und Glaubensfragen eher den Blick für das, was wirklich geschehen ist, verstellt als frei gemacht.

Ähnlich mag es uns mit den Auswirkungen der Psychopharmakologie gehen.

Psychiater werden sicherlich noch lange über neurotische und endogene Depressionen streiten, ungeachtet der Tatsache, dass die Bevölkerung die Botschaft der Flusskrebse [8] intuitiv längst verstanden hat und sich bei Depressivität Hilfe vom Psychotherapeuten und aus der Apotheke holt. Wie sich die psychopharmakologische Behandlung einer ganzen Reihe von häufigen Störungsbildern langfristig auf die Gesellschaft auswirken wird, weiß heute niemand. Diagnostische oder nosologische Grabenkämpfe innerhalb der psychiatrischen, psychotherapeutischen bzw. psychologischen Gemeinschaft sollten den Blick nicht dafür verstellen, dass hier dringender Forschungsbedarf besteht. Wir sollten wissen oder zumindest informiert abschätzen können, welche gesellschaftlichen Auswirkungen auf uns zukommen.

Epilog: Emotionale Ausgelassenheit und die Psychologie für Börsenprofis

Wer da glaubt, dass die Verbindung von Psychiatrie mit der Börse ungewöhnlich ist – ich selbst beispielsweise gehörte zu diesen naiven Menschen –, der sei eines Besseren belehrt: »Drei Dinge treiben die Menschen in den Wahnsinn: die Liebe, die Eifersucht und das Studium der Börsenkurse«, schrieb schon vor Jahrzehnten der 1946 verstorbene britische Nationalökonom John Maynard Keynes [9]. Und wenn es auch nicht immer gleich psychiatrisch hergehen muss (man denke nur an verlustbedingte depressive Verstimmungen, Alkoholexzesse oder gar Suizide), so doch ganz sicher psychologisch. Davon zeugt eine ganze Reihe neuerer und neuester Publikationen zum Thema Börse: Sei es nun die Taschenbuchausgabe von »Psychologie für Börsenprofis«, ein Buch über »irrational exuberance (irrationale Ausgelassenheit [10])« oder über »behavioral finance« [11] – so nennt die Fachwelt den jüngsten Zweig der Psychologie –, es geht immer um das Gleiche: Menschen sind keine blutleeren Computer. Sie besitzen Emotionen, die nicht nur subjektiv erlebt und kommuniziert werden, sondern die vor allem das Handeln lenken.

In der Tat scheinen für viele Börsianer die Wörter »Psychologie« und »Emotion« fast synonym zu sein, als gäbe es gar keine Wahrnehmungs-, Denk-, Gestalt- oder Verhaltenspsychologie. Wenn etwa Börsenhändler behaupten, dass 90% des Geschehens an der Börse und in der Wirtschaft auf reiner Psychologie beruhen, dann sind die Emotionen und nur diese gemeint. Man benennt und konstatiert dann gerade mit dem Wort »Psychologie« all das, was man ansonsten nicht verstehen und schon gar nicht erklären kann, stellt also der Psychologie auf der einen Seite die Rationalität auf der anderen Seite gegenüber.

Dies bestätigt zum einen die These des Essays: Wenn Emotionen wirklich so wichtig sind, dann sollten wir sie besser erforschen. Zum anderen macht es den Psychiater und Psychologen traurig, wird doch hier einmal mehr klar, für wie wenig rationalitätsfähig der Mann (sprich: der Börsianer) von der Straße die Psychologie (von der Psychiatrie einmal gar nicht zu reden) hält. Die vergangenen Jahre haben doch gerade immer wieder sehr eindrucksvoll gezeigt, dass die Gegenüberstellung von Emotionalität und Rationalität den Menschen gerade *nicht* gut beschreibt. Im Gegenteil: Immer wieder stellte sich heraus, wie rational gerade emotional bedingte Verhaltensweisen sind, wenn man einmal einen etwas weiteren Kontext berücksichtigt.

Solange aber die Emotionen (und damit »die Psychologie«) von den Entscheidungsträgern in dieser Weise verzerrt gesehen werden, ist unwahrscheinlich, dass man größere Anstrengungen zu deren Erforschung macht. Dies ist doppelt schade: Zum einen stehen seit einigen Jahren erstmals die Methoden zur Erforschung auch komplexer geistiger Leistungen zur Verfügung, und zum anderen sind emotionale Prozesse noch viel zu wenig erforscht. In Anbetracht ihrer globalen ökonomischen Relevanz möglicherweise ein großer Fehler!

Frauen reden, Männer wissen, wo es langgeht

Wann immer in einer wissenschaftlichen Untersuchung festgestellt wird, dass es zwischen Frauen und Männern kleine Unterschiede gibt, kann sich der Untersucher eines ungewöhnlichen Ausmaßes an Popularität sicher sein. So erging es auch der Ulmer interdisziplinären Neuroimaging-Arbeitsgruppe (mit Vertretern aus Neurologie, Radiologie und Psychiatrie) nach der Publikation einer Arbeit zur funktionellen Aktivierung des Gehirns bei einer Navigationsaufgabe [12]. Es zeigten sich nämlich klare Unterschiede zwischen Männern und Frauen sowohl in der Leistung als auch in der Gehirnaktivierung. Den Kommentatoren verschiedenster Fachzeitschriften – vom *Lancet* bis zum *New Scientist* – kam zunächst wohl anekdotische Evidenz aus ihrer Ehe in den Sinn, wie die folgenden Zitate belegen:

»Fasst euch ein Herz, ihr lange Zeit leidenden Paare. Für die endlosen Argumente auf den Vordersitzen von Autos gibt es gute Gründe: Männer und Frauen gebrauchen unterschiedliche Teile ihres Gehirns, um sich zu orientieren, was nahe legt, dass die von ihnen dabei verwendeten Strategien ebenfalls völlig verschieden sind«, schreibt Motluk [14] im *New Scientist*. »Meine Frau beschwert sich immer wieder darüber, dass ich mich nicht nach dem Weg erkundige«, fügt Sharp [15] im *Lancet* hinzu.

Bei der erwähnten Untersuchung mussten jeweils zwölf Männer und zwölf Frauen sich im Magnetresonanztomographen in einem virtuellen Irrgarten zurechtfinden und von einem Ort im Irrgarten ausgehend den Ausgang finden, ähnlich wie man sich auch im täglichen Leben oft räumlich orientieren und zurechtfinden muss, z.B. wenn man »von der Abteilung für Psychiatrie im Ulmer Leimgrubenweg in die Abteilungen für Radiologie und Neurologie in der Steinhövelstraße geht«, wie Sharp sehr schön formuliert.

Wie sich zeigte, fanden die Männer im Mittel nach 142 Sekunden den Ausgang, wohingegen die Frauen mit 196 Sekunden signifikant länger brauchten, was den bereits bekannten Befund bestätigt, dass Männer Frauen im Hinblick auf visuospatiale Aufgaben überlegen sind.

Anzumerken sei hier, dass die Überlegenheit der Frauen gegenüber Männern im Hinblick auf soziale Wahrnehmung und sprachliche Leistungen ebenso bekannt ist.

In der funktionellen Magnetresonanztomographie fand man in der Gesamtgruppe eine Aktivierung des rechten Hippocampus, des linken parahippocampalen Gyrus sowie des superioren Parietallappens beidseits. Richtig spannend wurde es allerdings, als man die funktionellen Bilder aus dem Magnetresonanztomographen gruppenstatistisch aufarbeitete: Die Lösung der gleichen Aufgabe führte bei Männern und Frauen zum Teil zur Aktivierung völlig unterschiedlicher Bereiche des Gehirns: Während es bei Männern zur Aktivierung des linken Hippocampus kommt, wird bei Frauen das rechte Frontalhirn aktiviert (Abb. 37).

Diese unterschiedlichen Aktivierungsmuster von Männern und Frauen könnten durchaus unterschiedliche Strategien bei der Lösung der Aufgabe widerspiegeln:

Aus Verhaltensexperimenten ist bekannt, dass sich Frauen beim Navigieren vor allem auf Landmarken (»beim Blumengeschäft links, nach dem Buchladen rechts«) verlassen, wohingegen Männer eine geometrische Repräsentation des Raumes generieren. Für das On-Line-Halten von Landmarken benötigen Frauen entsprechend den rechten frontalen Kortex, wohingegen die linkshippocampale Aktivierung der Männer möglicherweise auf die Konstruktion geometrischer Repräsentanzen zurückgeht (vgl. [12]).

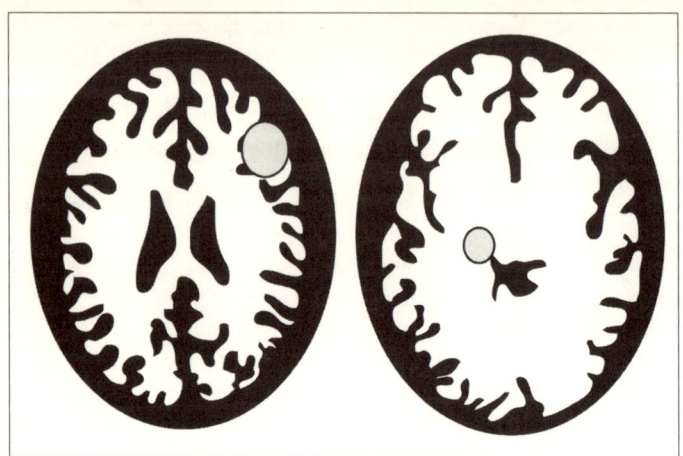

Abb. 37 Ergebnisse des Gruppenvergleichs (Männer versus Frauen), wobei die Gehirnaktivierung (in Grau) Transversalschnitten überlagert wurde. Bei Frauen (links) kommt es im Vergleich zu Männern zur Aktivierung des rechten mittleren frontalen Gyrus und des rechten inferioren Parietallappens (nicht abgebildet), wohingegen Männer (rechts) im Vergleich zu Frauen den linken Hippocampus stärker aktivieren.

Ergebnisse wie diese regen die Phantasie vieler Autoren an. So haben Vertreter der evolutionären Psychologie (einer Neuauflage dessen, was zunächst Ethologie und dann Soziobiologie hieß) argumentiert, dass sich das menschliche Gehirn an die Bedingungen des Daseins als Jäger und Sammler angepasst habe. In diesen Gesellschaften werden die Kinder von Gruppen von Frauen aufgezogen, die sich neben dem Sammeln von Früchten und Beeren vor allem um die Belange der Gruppe kümmern und daher sowohl in sozialer als auch in sprachlicher Hinsicht besonders befähigt sein müssen. So kann man die Entwicklung entsprechender Fertigkeiten leicht evolutionär nachvollziehen. Anders die Männer, die auf Mammutjagd gingen und hierzu nicht nur mehr körperliche Stärke, sondern auch einen guten Orientierungssinn brauchten. Viel zu reden war bestenfalls hinderlich, ungünstigstenfalls tödlich; den Weg nach Hause zu finden, war hingegen nicht nur wegen des Obstsalat-Nachtischs von größter Bedeutung. Diese Lebensumstände, so wird argumentiert, hätten bei

Männern zur besseren Ausprägung derjenigen Gehirnstrukturen geführt, die das räumliche Navigieren unterstützen. Entsprechende Unterschiede der Hirnentwicklung hätten nun das Ergebnis, dass Frauen weniger lateralisiert seien, mit der linken als auch mit der rechten Hemisphäre sprachliche Leistungen vollbrächten (hierzu gab es 1995 ebenfalls einen sehr publikumswirksamen Artikel von Shaywitz und Mitarbeitern, vgl. [16]) und daher besser reden könnten. Männer hingegen können danach besser navigieren und benutzen hierfür den Hippocampus, dessen hinterer Anteil bei Taxifahrern in London kürzlich vermessen und tatsächlich vergrößert gefunden wurde [13].

Problematisch an dieser Interpretation der Fakten ist allerdings, dass geschlechtsspezifische Unterschiede im Hinblick auf das Navigieren auch bei Ratten gefunden wurden: In Läsionsstudien zeigte sich, dass die Fähigkeit zur Navigation bei männlichen Tieren durch Läsionen im Bereich des Hippocampus, bei weiblichen Tieren durch Läsionen im Bereich des Frontalhirns eher beeinträchtigt wird. Dies spricht für eine phylogenetisch wesentlich ältere Ursache des Geschlechterunterschieds beim Navigieren, als es die Jäger- und Sammler-Interpretation nahe legt. Vielleicht hatte es also bereits gute Gründe gegeben, warum die Frauen lieber redeten und die Männer nach den Mammuts Ausschau halten ließen …

Star Wars, Heuschrecken, neuronale Netzwerke und Verkehrssicherheit

Wozu sind Gehirne gut? – Die einfachste Antwort auf diese nur scheinbar allzu grundlegende und daher nur scheinbar nicht mehr sinnvolle Frage lautet: zur Mustererkennung. Jedes Gehirn bewerkstelligt die Zuordnung eines Outputs, d.h. einer bestimmten Folge von Aktionspotenzialen über eine größere Anzahl von Nervenfasern, zu einem Input, der in nichts anderem als ebenfalls raumzeitlichen Mustern von Aktionspotenzialen besteht. Gehirne leisten diese Musterzuordnung unglaublich effektiv und schnell. Daher wird seit geraumer Zeit ihr Funktionsprinzip, das der Parallelverarbeitung, in künstlichen neuronalen Netzwerken nachgeahmt, wann immer Muster erkannt werden müssen. Ganz gleich, ob es um das Wetter, medizinische Befundung oder um Verkehrssicherheit geht, letztlich liegt immer das Problem der Zuordnung von Daten zu einer Interpretation vor, d.h. das Problem, in den Daten Strukturen zu entdecken, die anzeigen, was in den Daten wirklich steckt. Die Erkennung von Mustern, d.h. die Zuordnung von Bedeutung zu (zunächst uninterpretierten) Daten, gehört zu den Grundproblemen der Informatik. Die Anwendungen reichen in nahezu alle Gebiete menschlicher Aktivitäten, was nicht verwundern sollte, handelt es sich bei sehr vielen von Menschen vollbrachten geistigen Leistungen doch letztlich um Mustererkennung.

Auch sehr einfache Organismen leisten Mustererkennung und erreichen nicht selten mit sehr einfachen Mitteln sehr beachtenswerte Ergebnisse. Hierzu sei im Folgenden ein Beispiel aus der Verkehrssicherheit angeführt, das aufzeigt, wie unerwartet nahe sich Neurobiologie und angewandte Technik zuweilen kommen können.

In der Automobilindustrie wird seit längerer Zeit an Antikollisionssystemen gebastelt, die das Risiko von Zusammenstößen vermindern sollen. Hierbei stützt man sich auf eine Erfindung aus dem Zweiten Weltkrieg, die für dessen Ausgang nicht unwesentlich war: das Radar. Was vor 50 Jahren großer Anlagen und ganzer Teams bedurfte, ist mittlerweile miniaturisiert und automatisiert, so dass manche gegenwärtig bereits produzierten Autos Radargeräte zur Abstandswarnung enthalten. Billiger als Radargeräte sind kleine Videokameras, deren Bilder von einem Computer verarbeitet werden. Dies setzt jedoch bislang sehr leistungsfähige Computer voraus, die die von der Kamera gelieferten Daten interpretieren und aus Bildpunkten Objekte (Straßen, andere Autos, Schilder, Ampeln, Fußgänger etc.) herausdestillieren. Computergestützte *Machine-Vision*-Systeme sind gegenwärtig tatsächlich bereits in der Lage, Autos völlig ohne Eingreifen des Fahrers zu steuern oder aber auch dem Fahrer Hilfestellung beim Fahren zu geben. Auch können sie den Fahrer warnen, wenn er sich auf Kollisionskurs mit einem anderen Fahrzeug befindet. Möglicherweise lässt sich ein Antikollisionssystem jedoch auch ohne Radar und komplexe Rechner implementieren. Hierzu orientierte man sich an einem einfachen Nervensystem, das ganz offensichtlich im Laufe der Evolution u.a. zur Vermeidung von Zusammenstößen optimiert wurde. Wenn im Folgenden dieses Beispiel etwas näher dargestellt wird (vgl. [17], [18]), dann vor allem um zu zeigen, welch unerwartete Wechselwirkungen zwischen sehr unterschiedlichen Forschungsfeldern zuweilen zu verblüffenden Methoden und Ergebnissen führen können.

Das visuelle System von Heuschrecken weist eine wesentlich geringere Leistungsfähigkeit als das menschliche auf. Auch die Informationsverarbeitungskapazität des Zentralnervensystems von Heuschrecken ist vergleichsweise beschränkt. Dennoch sind diese Tiere in der Lage, im Flug Objekten auszuweichen. Wenn man wüsste, wie sie dies tun, könnte man den Mechanismus, im Sinne des reverse engineering, vielleicht nachahmen.

Zur Erkennung von Bewegungen besitzen Heuschrecken ein hinter jedem ihrer beiden Facettenaugen sitzendes Neuron, das so genannte »lobula giant movement detector« (LGMD)-Neuron. Die Aktivität dieses Neurons führt zu Ausweichbewegungen während des Fluges, da zwischen Objekten auf Kollisionskurs und anderen Objekten unterschieden wird. Um seine Funktion besser zu verstehen, leiteten Forscher an der Universität von Newcastle die elektrische Aktivität von diesem Neuron ab, während die Tiere rasch bewegte Objekte betrachteten, die sich teilweise auf Kollisionskurs befanden. Hierfür wurden Luftkampfszenen aus dem Film »Krieg der Sterne« (Star Wars) verwendet, da sie besonders gute Aufnahmen von bewegten Objekten (den Jägern) enthalten, die sich manchmal direkt auf den Betrachter zubewegen.

Unter Verwendung der hierdurch gewonnenen Daten wurde ein neuronales Netzwerk konstruiert, das die Signale einer sehr einfachen Videokamera mit geringer Auflösung weiterverarbeitet und Bewegungssignale in der gleichen Weise extrahiert wie das LGMD-Neuron. Es konnte gezeigt werden, dass ein mit diesem Netzwerk ausgestatteter Roboter in der Lage war, kollidierenden Objekten in 91 % der Fälle auszuweichen. Das Besondere an diesem System war dessen Einfachheit, denn man verwendete ein schlechtes Videobild und wenig Computing power, erreichte damit aber eindrucksvolle Leistungen, die man hofft, in künftige Autos zur Kollisionsvermeidung zu integrieren. Kurz: Die Information aus Neuronen in Heuschrecken, die Star-Wars-Filme betrachteten, diente zur Entwicklung von Systemen zur Unfallvermeidung.

Von Amazon.com zum denkenden Planeten

Nach unbestätigten, mir gelegentlich von Buchhändlern über-
mittelten Berichten gibt es Menschen, die mein Buch »Geist im
Netz« für eine Gebrauchsanweisung für die Benutzung des Internets halten. Dabei war der Titel ganz sicher nicht als Anspielung
auf dieses Medium der globalen Verbindung gemeint, das nicht
selten als die wesentliche technische Innovation der 90er-Jahre
bezeichnet wird, obgleich seine Anfänge in die 70er-Jahre zurückgehen. Seine Ähnlichkeiten mit dem Gehirn – geht es doch
um Vernetzung und Komplexität – ist aber vielleicht doch mehr
als nur oberflächlich.

Betrachten wir folgendes Beispiel: *Amazon.com* ist mittlerweile der größte Buchladen der Welt. Im elektronischen Online-
Katalog, einer »Seite« auf dem World Wide Web, findet man
nicht nur sehr viele Bücher sowie deren Rezensionen, sondern
auch eine kleine anklickbare Funktion, die nicht nur von mir selber, sondern – wie eine diesbezügliche Blitzumfrage bei ein paar
Kollegen und Freunden ergab – auch von anderen gerne benutzt
wird: *»people who bought this book also bought ...«* Potenzielle
Käufer erhalten somit Informationen über die Kaufentscheidun-
gen früherer Käufer, d.h. nicht eigentlich über das Buch selbst,
sondern über Verbindungen von Ideen dieses Buchs, wie sie in
den Köpfen anderer Menschen repräsentiert sind und sich in Ak-
tionen dieser Menschen manifestiert haben. – Nichts Besonderes, so möchte man meinen. Ein interessanter und wahrscheinlich wirksamer Werbetrick, der auf Neugierde beruht und den
Umsatz ankurbelt. Oder vielleicht doch mehr?

Vor mehr als 20 Jahren publizierte der Freiburger Biologe
Carsten Bresch [20] eine Monographie zur langfristigen Sicht
evolutionsbiologischen Geschehens. Die These des Buchs war,
dass Evolution zu einer Zunahme von Komplexität führt. Retro-
spektiv ist dies fast trivial, bedenkt man die Entwicklung vom
Einzeller über Vielzeller bis hin zu komplexen Organismen wie
Säugetieren und dem Menschen. Das menschliche Gehirn mit –
um nur Größenordnungen zu nennen – 10^{10} Nervenzellen, die
insgesamt 10^{14} Verbindungen eingehen, wird immer wieder als
das komplexeste Stück Materie im Universum bezeichnet. Jeder

von uns, der nicht gerade durch unsachgemäßen Umgang mit seinem Gehirn dessen Funktion beeinträchtigt, kann Zeuge sein vom Kaleidoskop des nie enden wollenden Stroms von inneren Bildern und Gedanken und vor allem immer wieder neuer und unerwarteter Verbindungen zwischen diesen.

Bresch extrapolierte diese Entwicklung in die Zukunft und prophezeite, dass dieser Prozess der Entstehung zunehmender Komplexität weiter geht: Menschen werden miteinander interagieren und Systeme hervorbringen, deren Komplexität den einzelnen Menschen deutlich übersteigt, analog zu einem komplizierten Ameisenstaat oder auch einem komplizierten Gehirn, die beide Eigenschaften besitzen, die über die Eigenschaften einzelner Ameisen oder Nervenzellen weit hinausgehen. Bresch nannte ein solches komplexes Gebilde *Monon* und sagte voraus, dass es letztlich den ganzen Erdball umspannen würde. Einzelne Lebewesen sind aus dieser Sicht lediglich eine Zwischenstufe in der Entwicklung zu immer mehr Komplexität. Entsprechend lautete der Titel des damaligen Buchs »Zwischenstufe Leben«.

Der Autor, mit dem ich seit meinen gelegentlichen Ausflügen in die Freiburger Schänzlestraße, in der sich das Institut für Biologie III, Genetik, befindet, nicht mehr gesprochen habe, muss überrascht darüber sein, wie schnell seine Prophezeiung von der Realität des Internets eingeholt wurde bzw. wird.

Wenn man schon das Internet mit einem Gehirn in Beziehung setzt, so muss man zugeben, dass genau genommen das Internet eher einem Gehirn im frühen Embryonalstadium entspricht: Einzelne Neuronen sind entwickelt, die Verbindungen jedoch noch schwach ausgeprägt und wenig frequentiert. Die ganze Sache ist zudem noch recht starr: Zwar gehen die Überlegungen einzelner Programmierer in die Gestaltung der Informationen und auch deren Vernetzung ein, die *Benutzung* des Internets, d.h., die Suche nach und die Bearbeitung von Informationen durch die Nutzer, hat jedoch noch keinen Einfluss auf das Netz.

Manche Informatiker sehen jedoch voraus, dass in absehbarer Zukunft eine Reihe von Entwicklungen stattfinden wird, die insgesamt zur Emergenz völlig neuer Eigenschaften führen werden. Bislang funktioniert das Internet relativ statisch: Eine Person schreibt eine Webseite und fügt Verbindungen zwischen dieser Seite und anderen Seiten hinzu, so genannte Hyperlinks. Suchmaschinen mit relativ großer Speicherkapazität, aber wenig bzw. gar keiner eigenen Intelligenz, speichern Inhalte von Webseiten und geben Antworten auf entsprechende Abfragen.

Seit Jahren wird daran gearbeitet, die Architektur des Internets flexibler und gebrauchsabhängiger zu gestalten. So ist zum Beispiel vorstellbar, dass sich die Hyperlinks entsprechend ihrem Gebrauch im Hinblick auf ihre Stärke ändern: Sofern viele Benutzer sich von einer bestimmten Webseite zu einer bestimmten anderen Webseite »durchklicken«, wird die Verbindung zwischen diesen beiden Webseiten stärker. Damit entstünden gebrauchsabhängige Prioritäten bei den Verbindungen im Netz, und umgekehrt können »Links«, die nie begangen werden, automatisch ausgemerzt werden. Das Endresultat eines so organisierten Internet ist ein dynamisches System mit beständig wechselnden, stärker und schwächer werdenden Verbindungen zwischen einzelnen Webseiten, d.h. Inhalten. Ein solches System ist dem Gehirn mit seinen Neuronen und beständig wechselnden synaptischen Verbindungen zwischen diesen nicht unähnlich.

Es ist weiterhin denkbar, dass die Webarchitektur so geändert wird, dass neue Verbindungen spontan entstehen, etwa dann, wenn eine Verbindung von A nach B nach C häufig begangen wird. In diesem Fall könnte eine neue Verbindung von A direkt nach C hergestellt werden. Das Netz würde durch diesen Prozess der Selbstorganisation schneller und effizienter.

Skeptiker könnten argumentieren, dass ein so konfiguriertes Internet nichts weiter darstellt als das Äquivalent von Elefantenpfaden im Busch: Gangbare Wege werden immer wieder begangen und es entstehen sichtbare, breiter werdende Pfade durch einen Prozess, bei dem man ganz analog von »elefantenübergreifender« Selbstorganisation sprechen könnte. Der Einwand trifft durchaus zu, übersieht jedoch, dass es im Internet die Möglichkeit gibt, so genannte autonome Agenten für sich arbeiten zu lassen: kleine Programme, die Webseiten nach bestimmten Inhalten absuchen. Sofern man solche Programme dahingehend implementiert, dass sie Webseiten nach bestimmten Inhalten absuchen und damit selbst Verbindungen zwischen ähnlichen Webseiten hervorrufen können, wird das Netz insgesamt autonom: Es stellt Assoziationen her, einen Gedanken, wenn man will, ohne dass eine bestimmte Person involviert ist, d.h., diesen Ge-

danken denkt. Man hört daher immer wieder in jüngerer Zeit
Worte wie »globaler Superorganismus« oder auch »globales Gehirn« (vgl. [21]).

Dieser Gedanke gefällt den wenigsten: Ebenso wie nach der
Publikation von Breschs Buch viele Menschen entrüstet waren
über die Idee, ein Individuum könnte bloß noch ein Teil eines Gesamten, Größeren sein, des Monons, so bereitet auch der Gedanke, dass ein aus vernetzten Computern bestehendes System
Intelligenz besitzt (und womöglich mehr als jedes einzelne Individuum) vielerorts Unbehagen [19]. Man sollte sich jedoch darüber
im Klaren sein, dass die Veränderungen langsam kommen und
kaum bemerkt werden, wie das eingangs geschilderte Beispiel
des Internet-Buchladens zeigt: Eine Möglichkeit, ein neugieriger
Klick, weiter nichts Besonderes ...

Epilog: WWW und Kortex, Hacker und Leukozyten, GPS und Hippocampus

»Hallo, Manfred Spitzer. Wir haben einige Empfehlungen, die
Sie vielleicht interessieren könnten.« So begrüßt mich *Ama-
zon.com*, wenn ich dort gelegentlich ein Buch bestelle. Solange
mir nur der neueste Harry Potter angeboten wurde, hielt ich dies
für einen billigen Reklametrick, vergleichbar den vielen Werbe-
briefen, Katalogen und Einladungen zu Lotterien, die heute ja
längst nicht mehr anonym, sondern mit persönlicher Anschrift
ins Haus flattern. Nachdem ich dann für die Arbeit an meinem
letzten Buch ein paar eher seltene Musikbücher bestellt hatte, kamen beim nächsten Besuch der Internetseite Empfehlungen zu
Musikbüchern. Auch hierbei dachte ich mir noch nichts weiter.
Das Programm ist vielleicht so gestrickt, dass es nach Stichwör-
tern in Bestellungen Ausschau hält und diese dann für Werbe-
zwecke nutzt.

Weit gefehlt, wie ich durch die Lektüre eines Artikels im *Wall
Street Journal* neulich erfuhr. Dort berichtet ein Musikliebhaber,
wie er früher einen Freund um Rat fragte, wenn er Musik einer
bestimmten Stilrichtung, eines bestimmten Interpreten oder eines bestimmten Zeitabschnitts suchte. Durch das Kaufen oder
auch nur das Bewerten von Musik-CDs bei Amazon wurde der

Besuch des Freundes (zumindest zu Beratungszwecken) überflüssig. Clevere Software bei *Amazon* registriert nämlich nicht nur jeden Mausklick des Kunden, sondern vergleicht dessen Vorlieben mit denen anderer Kunden mit ähnlichen Interessen.

In mathematischer Hinsicht sind Eigenschaften und Bewertungen nichts weiter als Punkte in einem multidimensionalen Vektorraum. Je mehr Daten von mir und anderen dort gespeichert sind, desto besser ist das Programm in der Lage, etwa herauszufinden, welche CD mein Nachbar auf der Landkarte hat (mit definitionsgemäß gleichem Geschmack und fast gleicher CD-Sammlung), die ich nicht habe. Genau diese wird mir dann beim nächsten Besuch der Webseite empfohlen. Das Programm macht also nichts anderes als ein guter Verkäufer, der meine Interessen und Neigungen kennt und mir aufgrund seiner Kenntnis vieler Kunden und des Angebots sagen kann, was mir wohl gefällt. Allerdings stößt auch der beste Verkäufer an Kapazitätsgrenzen, die für das Programm bei *Amazon* nicht zu existieren scheinen. Seine Software erstellt Empfehlungen für jeden seiner 38 Millionen Kunden, nicht nur im Hinblick auf Musik, sondern bezüglich allem, was *Amazon* verkauft – von Büchern und Elektronik bis hin zu Kochtöpfen – jeweils auf dem basierend, was der Kunde früher bereits gekauft, angeschaut oder per Mausklick bewertet hat.

»*Amazon* ist nicht der einzige Internetanbieter mit dieser Technologie, aber er nutzt dieses Instrument in einem verglichen mit anderen Webseiten einzigartigen Grad aus«, beschreibt Frangos [23] seine Eindrücke. Natürlich ist auch das beste Programm nur so gut, wie die Daten, mit denen es gefüttert wird. Man muss daher halbwegs konsistent einkaufen oder sein »Profil« editieren, d.h. so nachbessern, dass *Amazon* eine Chance haben kann, die richtigen Bewertungen vorzunehmen. »Wie ein menschlicher Berater, so kann auch *Amazon* umso besser voraussagen, was mir gefällt, je mehr *Amazon* über mich weiß.« [23] Beim ersten Kontakt mit derartiger Software ist man geneigt, sie als weiteren Schritt in Richtung der Horrorvisionen des *Big Brother* aus 1984 zu verachten. Denkt man jedoch etwas darüber nach, so muss die Wertung keineswegs so negativ ausfallen, vor allem im Vergleich zu den üblicherweise angewandten Verkaufsstrategien, wie Frangos ausführt: »Amazons System empfiehlt keine Waren aufgrund vager demographischer Daten ... wie Postleitzahl, Anschrift oder Geschlecht. Stattdessen bestimmt es meine tatsächlichen Vorlieben vor dem Hintergrund der mir im Hinblick auf ihre CD-Sammlung nahe stehendsten Personen. Natürlich tut *Amazon* dies nicht aus Nächstenliebe, sondern gibt Empfehlungen, um den Verkauf zu steigern. Dennoch entspricht diese Verkaufstaktik eher meinem Sinn für Anstand und Wahrheit.«

Wie auch immer man dazu stehen mag, das Internet wird im Laufe der nächsten Jahre viele solcher Eigenschaften in zunehmendem Maße aufweisen, von denen wir noch nicht einmal richtig ahnen können, wie sie unsere Lebensgewohnheiten, unseren Sinn für Gemeinschaft mit anderen Menschen und sogar unser Gefühl für die eigene Individualität beeinflussen werden. Dass man dem Netz neben Aufgeschlossenheit auch eine gute Portion Wachsamkeit entgegenbringen sollte, zeigt ein weiteres Beispiel. Die globale Vernetzung »denkender«, d.h. selbständig assoziative Verknüpfungen herstellender und deren Statistik analysierender Computer hilft keineswegs nur beim informierten Einkaufen, sondern birgt durchaus auch Gefahren [24]. Seit einiger Zeit gibt es Software, die nicht die Benutzung einer Webseite auswertet, sondern die Benutzung eines Computers. Da die meisten Computer, wie ihr Name (PC: personal computer) so treffend sagt, von einer Person benutzt werden, wird durch diese Software der Benutzer des Computers gewissermaßen beobachtet, seine Gewohnheiten ausspioniert, und diese Daten werden dann an Zentralcomputer zur Auswertung übermittelt. Dies alles geschieht, ohne dass der Benutzer hiervon irgendetwas merkt. Die Software installiert sich selbst im Huckepack-Verfahren bei der Einrichtung eines neuen E-Mail-Programms oder beim Wechsel auf ein neues Betriebssystem.

Andere Programme verwandeln unbemerkt und unaufgefordert bestimmte eingegebene Wörter automatisch in Links zu Web-Seiten, die nicht nur Informationen, sondern vor allem auch Werbung enthalten und plötzlich, wie von Geisterhand gesteuert, auf dem Bildschirm des Benutzers auftauchen. Die mit der Entwicklung und Verbreitung graphischer Benutzeroberflächen einhergehende Trennung eben solcher Oberflächen von dem, was darunter geschieht, hat dazu geführt, dass jeder einen Computer benutzen kann. Dass diese Oberflächlichkeit für den

Anwender nicht ohne Risiko ist, sollte klar sein. Schützen dürfte das Individuum wie immer nur eine Kombination von beständiger Wachsamkeit und der Bereitschaft (zumindest von einigen), den Dingen gelegentlich auf den Grund zu gehen. So herum betrachtet sind Hacker eine Art Immunsystem ...

Wenn man schon das Gehirn mit dem World Wide Web und Hacker mit dem Immunsystem vergleicht, so ist der Weg zum GPS als globalem Hippocampus nicht mehr allzu weit. Oder doch? Zunächst scheint hier nur eine vage Analogie vorzuliegen: Der Hippocampus ist zum Navigieren gut, das Global Positioning System (GPS) des US-amerikanischen Verteidigungsministeriums auch. Oberflächlich betrachtet hören die Gemeinsamkeiten hier auf. Oder etwa nicht?

Der Hippocampus war eine wichtige »Erfindung« im Verlauf der evolutionsgeschichtlichen Entwicklung von Gehirnen mit zunehmender Komplexität. Spezialisiert auf das Aufdecken regelhafter Zusammenhänge zwischen Input und Output waren Gehirne zunächst an Einzelheiten nicht interessiert. Wichtig waren allgemeine Regeln: wenn leichte Berührung, dann zuschnappen; wenn starke Berührung, dann zurückziehen. Erst als das Verhaltensrepertoire der Organismen zunahm, wurde es wichtig, von den Möglichkeiten differenzierter Gebrauch zu machen. Hierzu gehörte u.a. die Bindung von Verhalten an Orte: Hier gibt es Wasser, an diesem Ort Nahrung und an jenem warten Feinde. Orte aber sind nie allgemein, es gibt nur jeweils diesen oder jenen. Für die Architektur des Gehirns war es daher wichtig, über eine Struktur zu verfügen, die Informationen einzeln und rasch aufnehmen und mit wichtigen Bedeutungen assoziieren kann. Genau dies tut der Hippocampus.

Das den Globus umspannende Netz kennt zunächst wie das Gehirn ohne Hippocampus auch nur allgemeine Strukturen. Es zeichnet sich ja gerade dadurch aus, dass es nicht ortsgebunden ist. Jede Information ist prinzipiell überall!

Die Verknüpfung mobiler Computer mit dem GPS wird dies ändern. Menschen sind – im Gegensatz zu immaterieller Information – immer an einem bestimmten Ort. Dieser Ort kann eine bestimmte Bedeutung haben, entweder für diesen bestimmten Menschen (dann ist die Verbindung wahrscheinlich im Hippocampus des Betreffenden gespeichert) oder überhaupt. Wer nach langer Zeit wieder einmal in eine Gegend kommt, in der er früher einmal war, der weiß, was solche Verknüpfungen ausmachen: Orte erinnern uns an Begebenheiten und Sachverhalte.

Nun lassen sich mittels des GPS und entsprechend aufgebauter Daten-Server entsprechende Verknüpfungen auf allgemeiner Basis herstellen. Eine bestimmte Information (»an dieser Stelle starb J.F. Kennedy«; »wenn sie nach Süden schauen, steht da die älteste Gaststätte Deutschlands«; »von hier sind es noch 15 Minuten bis zum Gipfel«) kann zunächst mit den genauen Koordinaten eines bestimmten Orts verknüpft werden. Wer dann mit GPS, Handy und Internetzugang ausgestattet ist (und die ersten Geräte, die all dies in einem kleinen Kästchen verbinden, gibt es bereits), der kann es so konfigurieren, dass es diese Informationen in Abhängigkeit des jeweils eigenen Ortes abruft [22]. Damit geschieht dann etwas Eigenartiges: Der Raum bekommt Bedeutung, er ist nicht mehr nur noch Raum, sondern er ist bereits beschrittener, interpretierter, geschichtlicher Raum; und er ist dies nicht dadurch, dass ein behauener Stein herumliegt, ein Schild herumsteht oder ein Trampelpfad den Pflanzenwuchs limitiert. Der Raum spricht uns vielmehr selbst und von sich aus an, teilt sich uns aktiv mit, hält nicht nur räumliche, sondern auch »bedeutende« Überraschungen bereit. Man bedenke nur die Möglichkeiten, die sich der Werbebranche mit dieser Technik bieten ...

»Um Gottes willen«, wird es nun manchem in den Kopf schießen, der beim Gedanken an eine permanent quasselnde Umgebung psychotische Erlebnisweisen als vergleichsweise beruhigend subjektiv erleben mag. Aber es steht ja jedem frei, den Service nicht zu benutzen. Wer sich jedoch in einer unbekannten Gegend befindet, der wird die Hinweise, Bemerkungen und Erläuterungen vielleicht durchaus zu schätzen wissen und über kurz oder lang die Möglichkeiten eines solchen Systems nicht mehr missen wollen.

Wie auch immer: Die Funktion unseres Gehirns ist viel zu wunderbar, als dass man manche ihrer Prinzipien, sind sie erst einmal durch die Neurowissenschaft erkannt, durch *reverse ingeneering* nicht auf andere Bereiche übertragen könnte und wollte. Man kann gespannt sein, was noch so alles in uns steckt!

Ethik im Scanner
Zur Geburt eines Wissenschaftszweiges

Erstens: Stellen Sie sich vor, Sie beobachteten, wie ein kleiner Wagen auf Schienen einen Berg herunter und auf eine Weiche zurollt, die Sie aus der Ferne vom Stellwerk aus bedienen können. Die Gleise teilen sich nach der Weiche, wobei Sie weiter beobachten, dass auf dem einen Gleis fünf Menschen sitzen, mit dem Blick ins Tal, auf dem anderen Gleis ein Mensch, ebenfalls ins Tal blickend. Die Menschen sehen also den herannahenden Wagen nicht und Sie haben keine Möglichkeit, sie durch Zuruf oder Winken zu verständigen. Sie haben nur die Wahl, durch entsprechendes Stellen der Weiche fünf Menschen oder einen Menschen vor dem sicheren Tod durch Überrollen zu bewahren (Abb. 38). Wie würden Sie handeln? – Die meisten Menschen entscheiden sich bei diesem Gedankenexperiment dafür, fünf Menschenleben zu retten, auch wenn es einen Menschen das Leben kostet.

Stellen Sie sich weiter vor, Sie arbeiteten in einer großen Ambulanz und sind zugleich für die Verteilung von Spenderorganen an wartende Empfänger zuständig. Der Zufall will es, dass Sie von fünf Empfängern wissen, die allesamt den genau gleichen Antigenstatus haben und von denen zwei je eine Niere, je einer eine Leber bzw. eine Lunge oder ein Herz brauchen. Stellen Sie sich nun vor, es kommt eine Person zum Routine-Checkup vorbei und erweist sich als kerngesund. Allerdings zeigt die Analyse seiner Antigenstruktur, dass auch er genau den gleichen Status hat wie die fünf wartenden Empfänger. Sie stehen also vor der Frage, ob Sie die Organe aus diesem Menschen entnehmen sollen, um durch dessen Tod fünf anderen Menschen das Leben zu ermöglichen. Rein rechnerisch geht es um die gleiche Frage wie oben: einer oder fünf? – Dennoch entscheiden sich die meisten Menschen in diesem Fall nicht dafür, die fünf zu retten und dafür den einen zu opfern.

»Um Gottes willen«, werden Sie sagen, wo kämen wir denn da hin? Hippokratischer Eid, niemandem schaden ... – Also gut. Stellen Sie sich vor, Sie beobachteten, wie ein Wagen mit fünf Menschen darin auf einen Abhang zurollt. Sie stehen auf einer Brücke über den Gleisen, vor Ihnen ein sehr großer, sehr dicker

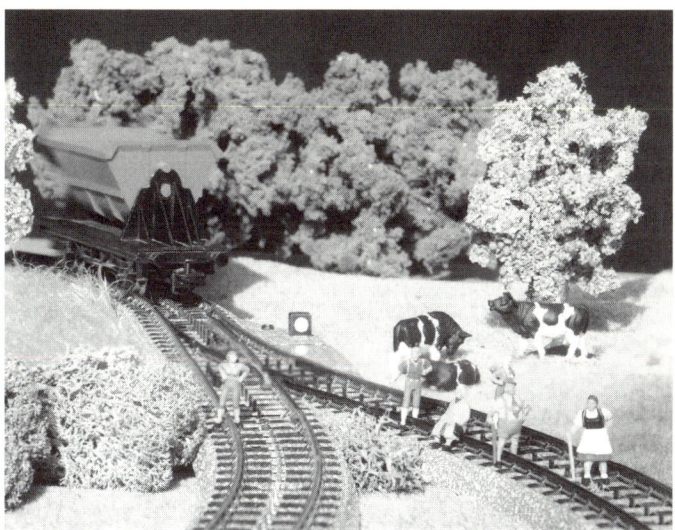

Abb. 38 Das Trolley-Problem, wie es in der angloamerikanischen Ethik-diskussion und vor allem auch im Ethikunterricht bekannt ist. (Ich danke meinen Söhnen Thomas, Stefan und Markus für die Hilfe beim Aufbau des Modells.)

Mann. Die einzige Möglichkeit für Sie, den Wagen zu stoppen, bestünde darin, den Dicken von der Brücke auf die Gleise zu sto-ßen, um so den Wagen zu bremsen ... – Nein, auch das würden Sie nie tun. Schließlich darf man einen Menschen nie zum Mittel für die Erreichung eines Zwecks (und sei er noch so gut) machen; jeder Mensch ist vielmehr selber Zweck. Also dürfen Sie den Menschen vor Ihnen nicht als Bremse verwenden.

Stellen Sie sich als Nächstes aber vor, Sie stünden wie ganz zu Anfang an der Weiche, nur die Gleise verliefen anders. Unterhalb der Weiche kehren die Schienen in einem Bogen zur Weiche zu-rück. Auf der einen Seite des Bogens sitzen wieder die mittler-weile vertrauten fünf, auf der anderen Seite der eine Mensch. Wie auch immer Sie die Weiche jetzt stellen, Sie werden entweder einen oder fünf Menschen zu einer Bremse machen (mit jeweils einfachem oder fünffachem tödlichen Ausgang) und dadurch fünf oder einen Menschen vor dem Tode bewahren. Das Mittel- und Zweck-Argument zieht hier nicht, aber Sie werden sich wahrscheinlich wieder für die rein rechnerische Lösung entscheiden.

Zweitens: Wann immer wir darüber nachdenken, wie wir handeln sollen, und dies nicht abgehoben vom Alltag und rein theoretisch, sondern mitten im Leben tun, werden wir versuchen, unsere Intuitionen davon, was richtig und was falsch ist, durch Prinzipien zu rechtfertigen. Meistens ist dies einfach: Wir bringen unseren Chef nicht um, obgleich er uns gerade massiv geärgert hat, denn es gibt auch das Prinzip, dass man nicht töten soll.

Liegen die Dinge jedoch verzwickt und gibt es Konflikte der oben genannten Art – die Wahl zwischen zwei unschönen Alternativen, so kann es kompliziert werden. Es gilt, Prinzipien gegeneinander abzuwägen, wie beispielsweise jenes, dass fünf Menschenleben im Zweifelsfall und bei sonst identischer Sachlage mehr wert sind als eines, und dasjenige, dass man Menschen nicht zu Mitteln machen darf (und sie ins Verderben stößt, um andere zu retten).

Moralisches Handeln zu hinterfragen, ist letztlich der Versuch, unsere moralischen Intuitionen auf Prinzipien zu reduzieren, die uns gerade in Zweifelsfällen den Blick schärfen und unsere Entscheidungen klären helfen können. Moral verhält sich zum Handeln daher etwa wie die Grammatik zum Sprechen. Wir können ja sprechen (und meistens auch richtig), ohne je von Grammatik gehört zu haben. Wenn aber Zweifel auftreten, wie man dies oder jenes sagt, wenn also die Intuition versagt, dann ist es gut, man hat die Grammatik, die Prinzipien der Sprache, zur Hand, um sich richtig ausdrücken zu können.

Es ist verboten, den Schutzmann *umzufahren*. Es ist geboten, den Schutzmann *zu umfahren*. – Warum? Weil nach der deutschen Grammatik »um« ein Halbpräfix ist, das fest und unfest vorkommen kann. »Um« kann also wie die unbetonten Präfixe »ver«, »be«, »ent«, »er« und »zer« gebraucht werden und ist dann untrennbar mit dem Verb verbunden. Dessen Partizip, dies sei angemerkt, wird ohne »ge« gebildet (aber nicht »geerzeugt«). Damit ist das Problem jedoch noch nicht umschifft: In etwa der Hälfte aller Bildungen ist »um« betont und nicht fest mit dem Verb verbunden. In solch einem Fall muss man umdenken: Nicht nur das Partizip wird mit »ge« umgedacht, sondern eben auch der Schutzmann umgefahren [25]. Halten wir fest: Das »zu« wird in das Verb hineingenommen, wenn das Präfix betont ist, andernfalls wird es vorgestellt.

Die Diskussion um die Rechtschreibreform hat gezeigt, dass sich diese Prinzipien eigentlich nicht »von oben« diktieren lassen. Sie sind vielmehr die Beschreibung dessen, was vorliegt, mit so wenigen Regeln wie möglich. Grammatik ist also zugleich präskriptiv (sagt, wie es zu sein hat) und deskriptiv (sagt, wie es ist).

Bei der Moral ist es nicht anders: Prinzipien der Moral beschreiben zunächst auch, wie sich Menschen verhalten (sie bringen sich meist nicht um, sind meist wahrhaftig und friedlich; Eltern lieben meist ihre Kinder, Männer meist ihre Frauen, Frauen meist ihre Männer etc.) und können im Zweifelsfall auch vorschreiben, wie man sich zu verhalten hat. Handeln ist folgenreicher als (bloßes) Sprechen und Zweifelsfälle der Ethik sind daher lebenspraktisch wichtiger als solche der Grammatik.

Unglücklicherweise ist Handeln nicht nur folgenreicher, sondern auch komplizierter als Sprechen, denn wir leben in einer Welt, in der die verschiedensten Lebenspraxen von den verschiedensten Menschen unter den verschiedensten Umständen in vielfältigster Weise aufeinander prallen. Wenn wir uns in einer Fremdsprache verständigen, gewinnt die Grammatik besondere Bedeutung. Wenn wir (in zunehmendem Maße) international handeln, ist dies mit der Moral nicht anders. Erst wer eine Fremdsprache erlernt, der lernt auch zu schätzen, was es heißt, über grammatische Regeln zu verfügen und damit eine ganze Menge von Einzelheiten auf einen Streich zu erfassen. Wer aber in einem anderen Land lebt, hat es mit der Moral schwerer, denn es gibt für das richtige Handeln weit weniger klare, publizierte und beispielsweise in Buchform erwerbbare Richtschnüre als für das richtige Sprechen.

Die Wissenschaften von der Sprache (und den Grammatiken ganz allgemein) und vom Handeln (und von den Moralentwürfen allgemein) sind die Linguistik und die Ethik. Beide haben die gleiche Mutter, nämlich die Philosophie. Beide beschäftigen sich mit formalen Strukturen, beide sind bestrebt, Prinzipien aufzudecken, die unserem Tun (dem Sprechen einerseits und dem Handeln andererseits) zugrunde liegen und beide sind sowohl präskriptiv als auch deskriptiv.

Drittens: Bis vor kurzem schien es, als könne man einen wesentlichen Unterschied zwischen Linguistik und Ethik feststellen: Die Sprachwissenschaft hat in den vergangenen Jahren u.a. wesentliche Fortschritte gemacht, da sie sich dem Apparat des Sprechens, der Hardware neuronaler, am Sprechen und Sprachverstehen beteiligter Strukturen, mit den heute zur Verfügung stehenden Methoden angenommen hat. Wir wissen deswegen heute über die Entwicklung des Sprachverstehens beim Kleinkind, über die Sprache bei taubstumm Geborenen, über die Sprachstörungen bei Krankheiten (wie Schlaganfall oder Morbus Alzheimer) oder über die Leseschwäche bei Jugendlichen viel mehr als noch vor zehn Jahren. Wir sind der Sprache mit PET, EKP, fMRT und anderen Methoden buchstäblich zu Leibe gerückt und verstehen dadurch viele ihrer Aspekte wesentlich besser. Wir speichern Verben an einer anderen Stelle als Hauptwörter, verarbeiten Sätze wieder woanders, und vor allem abhängig von ihrem Komplexitätsgrad. Je geschachtelter die Sätze sind, desto frontaler werden sie verarbeitet, Verletzungen der Bedeutung werden anders erkannt und verarbeitet als Verletzungen der Grammatik, etc. Die Neurolinguistik, die es seit geraumer Zeit gibt, und die bis hin zum Beruf des Logopäden in der Praxis der Sprache und ihrer Probleme eine wichtige Rolle spielt, hat zu wichtigen Fortschritten unseres Verständnisses von Sprache geführt.

Gewiss, wir sind noch weit von einer »Universalgrammatik aus neurobiologischer Sicht« entfernt, aber dennoch gibt uns die Neurobiologie schon heute wichtige und praktisch relevante Verständnishilfen bei Problemen mit der Sprache. Kein Scanner dieser Welt kann grammatische Probleme lösen. Aber er kann uns helfen, den Apparat besser zu verstehen.

Bei der Ethik war dies anders. Als Domäne der Philosophie ist sie mit der Systematisierung von Strukturen rationalen Handelns beschäftigt, mit Begründungsfiguren und Letztbegründungsargumenten, Rechtfertigungen und Prinzipien. Ethische Probleme mit neurobiologischen Methoden zu untersuchen, erschien noch vor kurzem systematisch als Kategorienfehler, praktisch als Zeitverschwendung. Dies hat sich geändert.

Viertens: Die Arbeitsgruppe um Jonathan Cohen in Princeton (Abb. 39) hat kürzlich eine Arbeit publiziert, die moralische Überlegungen mit der Methodik der funktionellen Magnetreso-

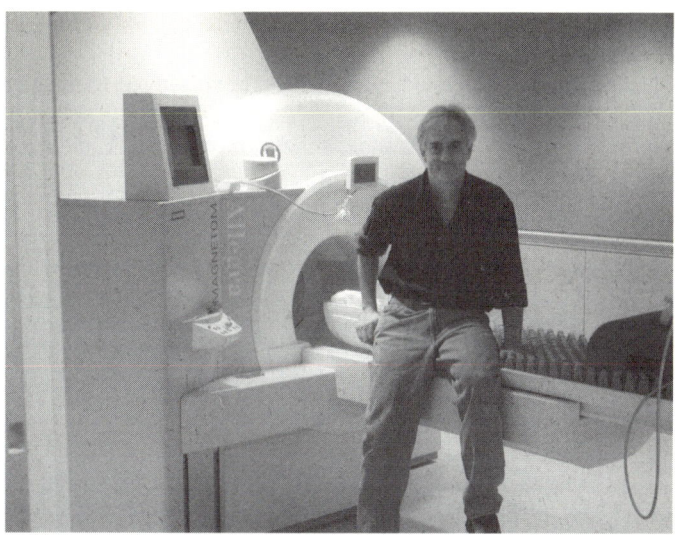

Abb. 39 Der Psychiater und Neurobiologe Jonathan Cohen, Chef des Center for the Study of Brain, Mind, and Behavior in Princeton, vor dem dortigen Siemens-Allegra-3-Tesla-Kopf-MR-Scanner, mit dem die geschilderten Untersuchungen durchgeführt wurden.

nanztomographie (fMRT) erstmals in Verbindung bringt und damit eine ganz neue Weise der Untersuchung moralischer Phänomene eröffnet.

Neun freiwillige Versuchspersonen (davon vier weibliche) wurden im MR-Scanner mit moralischen Problemen der oben genannten Art konfrontiert. Als Kontrollaufgabe dienten derartige Probleme, ob man besser den Bus oder die Bahn nimmt, um von A nach B zu reisen, und ähnliche moralisch neutrale Entscheidungen. Die moralischen Probleme wurden ihrerseits nochmals aufgeteilt in solche, die eine persönliche Beteiligung implizieren (wie beispielsweise beim Hinunterstoßen des großen Dicken oder beim »Ausweiden« des Gesunden) und Probleme, bei denen dies nicht der Fall war (beim bloßen Stellen der Weiche).

Insgesamt hatten die Probanden 60 solcher Probleme im Scanner zu bewältigen und ihre Reaktion mittels Tastendruck kenntlich zu machen. In einem zweiten Experiment wurde das

Ganze noch einmal durchgeführt (und die Ergebnisse von Experiment 1 im Wesentlichen repliziert). Zugleich wurden jedoch auch die Reaktionszeiten gemessen, d.h. es wurde bestimmt, wie lange die Probanden (bei Experiment 2 waren es vier Männer und fünf Frauen) zum Durchdenken des Problems und zum Finden einer Entscheidung brauchten.

In Abbildung 40 sind die Ergebnisse der Studie zusammenfassend dargestellt. Der Vergleich der persönlich-moralischen Bedingung mit der nicht-persönlich-moralischen und nicht-moralischen Bedingung ergab, dass die mediale frontale Windung beidseits (Gyrus frontalis medius/medialis; die medialen Anteile der Brodman-Areale 9 und 10), der posteriore Gyrus cinguli beidseits (Brodman-Areal 31) sowie der Gyrus angularis beidseits (Brodman-Areal 39) in der persönlich-moralischen Bedingung signifikant stärker aktiviert waren. Andere Areale (vor allem im Parietalhirn beidseits) wurden durch nicht-persönlich-moralische bzw. nicht-moralische Entscheidungsaufgaben, bei denen es eher um das Berechnen von Ergebnissen bei unterschiedlichen Randbedingungen ging, stärker aktiviert.

Bei der Betrachtung der Ergebnisse fällt auf, dass die persönlich-moralischen Entscheidungen solche Areale aktivieren, von denen bekannt ist, dass sie auch durch emotionale Prozesse aktiviert werden (vgl. beispielsweise die an dieser Stelle im letzten Heft berichteten Ergebnisse, [27]). Umgekehrt sind bei diesen Entscheidungen kortikale Areale, die mit Denkprozessen und insbesondere mit dem Arbeitsgedächtnis in Verbindung gebracht werden, weniger aktiv als bei rein kognitiven (d.h. den nicht-persönlich-moralischen und den nicht-moralischen) Aufgaben. Beim Nachdenken über persönlich-moralische Probleme sind somit emotionale Prozesse beteiligt, ob man dies will oder nicht.

Deren Einfluss auf das moralische Denken ist gerade dann besonders deutlich, fällt die Entscheidung gleichsam gegen die Emotionen. Dies geht aus den Reaktionszeiten hervor. Werden die Reaktionen danach eingeteilt, ob sie rein rechnerisch »stimmen« oder nicht, so sind die gemessenen Zeiten der Versuchspersonen länger bei den falsch als bei den richtig gelösten Aufgaben, solange es sich um nicht-moralische bzw. um nicht-persönlich-moralische Aufgaben handelt. Bei den persönlich-moralischen Aufgaben hingegen ist es umgekehrt: Wenn sich die Versuchspersonen in diesen

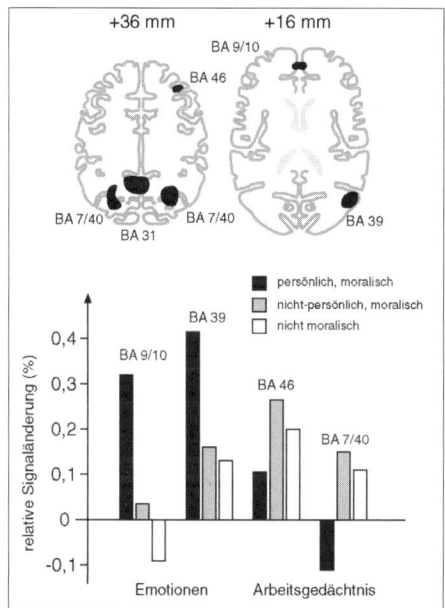

Abb. 40 Zusammenfassende schematisierte Darstellung der Ergebnisse von Greene et al. [26]. Oben ist die Lokalisation der aktivierten Areale auf zwei Gehirnschnitten (nach Talairach und Tournoux 1988) unterschiedlicher Höhe dargestellt. Unterhalb ist die Aktivierung bei den drei unterschiedlichen Experimentalbedingungen in den jeweiligen Arealen zu erkennen.

Fällen gelegentlich für die rechnerische Lösung (und gegen die moralische Intuition) entschieden hatten, waren in diesen Fällen die Reaktionszeiten signifikant länger (Abb. 41).

Die Autoren erklären diesen Befund im Sinne eines klassischen Stroop-Effekts. Soll eine Versuchsperson die Farbe von farbig gedruckten Farb-Wörtern benennen – also beim Wort »rot«, das in grüner Schrift geschrieben ist, »grün« sagen –, erfolgt die Antwort deutlich langsamer, als wenn Farbe und Farbwort übereinstimmen. Der Grund hierfür liegt darin, dass man den automatisch produzierten Output des Lesens unterdrücken muss, damit der erst etwa 150 Millisekunden später produzierte Output des Farbe-Benennens ausgesprochen werden kann. Das

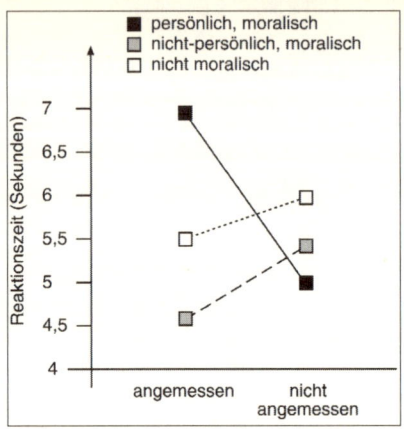

Abb. 41 Reaktionszeiten im zweiten Experiment von Greene et al. [26]. Die Antworten wurden danach eingeteilt, ob sie rein rechnerisch stimmten oder nicht. Bei den persönlich-moralischen Problemen läuft diese rechnerische Lösung unseren moralischen Intuitionen zuwider, weswegen wir uns in der Regel gegen die »rein rechnerisch richtige« Lösung entscheiden. Tun wir dies nicht, dann brauchen wir für die Entscheidung länger.

automatische Lesen (in den entsprechenden durch Wörter automatisch aktivierten Arealen des Gehirns) stört also das Farbe-Benennen. Nicht anders ergeht es uns offensichtlich bei persönlich-moralischen Urteilen: Wer hier rein rechnerisch antwortet, wer also seine Intuitionen (z.B. den Dicken nicht hinunterzuschubsen, um die fünf im Wagen vor dem Sturz in den Abgrund zu retten) im Hinblick auf moralisches Handeln unterdrückt, der braucht dafür Zeit, denn diese Intuitionen sind als aktivierte emotionale Areale an der Entscheidung beteiligt und lenken diese in eine andere Richtung. Wird dennoch rein rechnerisch richtig gehandelt, kommt es wie beim Farb-Wort-Interferenz-Stroop zu längeren Reaktionszeiten.

Was folgt aus diesen Ergebnissen zur Neurobiologie moralischen Handelns? Zunächst einmal sagen sie nichts darüber aus, welche Handlungen richtig sind. Man kann also Ethik keineswegs dadurch abschaffen, dass man Menschen während des Fällens moralischer Urteile mittels funktioneller bildgebender Verfahren im Scanner untersucht. Andererseits ist es unwahrscheinlich, dass man angesichts dieser und weiterer zu erwartender Ergebnisse zur Neurobiologie moralischen Handelns in völlig gleicher Weise über Ethik nachdenkt wie zuvor. Wer Handlungen beschreibt, kann Erkenntnisse dazu, wie diese Handlungen faktisch hervorgebracht werden, ebenso wenig ignorieren, wie der Linguist die neurobiologischen Erkenntnisse zum Sprechen.

Strafe muss vielleicht manchmal sein
Durch Emotion zur Bestrafung, zur Kooperation

Warum sind Menschen kooperativ? – Diese Frage erscheint zunächst eigenartig und man möchte fragen: Warum sollten sie es denn nicht sein? Schließlich gehören Hilfe, Nächstenliebe und Altruismus zum Menschsein wie die Brötchen zum Frühstück. – »Wirklich?«, könnte jemand fragen und wie folgt fortfahren: Wer einem Fremden hilft, der verschwendet Ressourcen, die er für das Auffinden von Nahrung, das Suchen eines Geschlechtspartners, das Kopulieren oder die Aufzucht von Nachkommen verwenden könnte. Wer also genau die guten Eigenschaften besitzt, die in der Frage genannt sind, der sollte über kurz oder lang aussterben, denn andere sind evolutionär fitter, d.h. produzieren langfristig mehr Nachkommen und setzen sich so (bzw. ihre Gene; bzw. – um es ganz genau zu sagen – diejenigen Allele der Gene, die ein solches Verhalten irgendwie bevorzugt hervorbringen) in der Population durch. Nette, hilfsbereite, selbstlose Menschen dürfte es aus evolutionärer Sicht nicht geben.

Zweifelsohne aber gibt es sie. Sind es alles letztlich Letalmutanten? Für eine solch radikale Erklärung ist jedoch kooperatives Verhalten beim Menschen zu häufig: Landwirte achten darauf, dass die Wiesen nicht überweidet werden, Fischer dürfen die Fischgründe nicht überfischen, 1989 setzten sich Hunderttausende von Bürgern der ehemaligen DDR persönlichen Risiken aus, um eine bislang in der Geschichte wohl einmalige friedliche Revolution in Gang zu bringen, und das Spendenaufkommen für wohltätige Zwecke betrug allein in den USA im letzten Jahr 203 Milliarden US$ (www.aafrc.org). Die traditionellen Antworten der Evolutionsbiologen auf die Frage, wie es zu Kooperation überhaupt kommen kann, lauten etwa wie folgt: Ein Gen für altruistisches Verhalten setzt sich dann durch, wenn der Reproduktionsvorteil der nahen Verwandten zusammengenommen größer ist als der Reproduktionsnachteil für das Individuum. Wer für das Leben von drei Geschwistern, fünf Enkeln oder neun Neffen und Nichten sein Leben riskiert bzw. verliert, setzt sich (bzw. seine Gene) langfristig durch. Denn beim Verlust der eigenen Gene sind diese Gene in den genannten Fällen durch die altruistische Aktion ja noch immer zu 150% (dreimal die 50% eigener Gene bei den Geschwistern), 125% bzw. 112,5% (fünfmal 25% bzw. neunmal 12,5%) in der Population vorhanden, also mit höherer Frequenz als mit den eigenen 100%. Dieses auf den im letzten Jahr verstorbenen Biologen William Hamilton [33] zurückgehende (und unter dem Begriff *kin selection* bekannt gewordene) Argument wurde später dahingehend erweitert, dass in einer Horde die Wahrscheinlichkeit der Verwandtschaft genügt, um bei entsprechend kleinem Risiko der Altruisten und großem Gewinn der anderen altruistisches Verhalten auch in den Fällen zu erklären, in denen es ganz offensichtlich nicht den Verwandten zugute kommt. So lässt sich beispielsweise die evolutionäre Entstehung von Warnrufen verstehen: Der Rufer setzt sich zwar dem Risiko aus, durch den Räuber, der ihn ja wegen des Rufs als erstes Individuum in der Herde oder Horde wahrnimmt, getötet zu werden, er hilft aber der gesamten Herde/Horde – und die Verwandtschaft wird schon darunter sein –, dem Jäger zu entkommen. Diese Überlegungen werden allgemein unter dem Stichwort der Gruppenselektion [31, 37] diskutiert.

Auf Robert Trivers [35] geht eine weitere Idee zurück, die davon ausgeht, Hilfsbereitschaft könnte sich auch dann durchsetzen, wenn jedes Individuum der Gruppe dieses Verhalten an den Tag legt und dadurch profitiert. Modellrechnungen (vgl. [30]) weisen solche Verhaltensweisen unter bestimmten Randbedingungen als stabil aus. Sie werden allgemein unter dem Stichwort des reziproken Altruismus diskutiert.

Als weitere Überlegung zur Entwicklung von Kooperation wurde in den letzten Jahren vorgeschlagen, dass sich der Aufbau eines guten Rufs für das in einer Sozialgemeinschaft lebende Individuum langfristig lohnt. Die Überlegung ist im Grunde einfach und wurde von Wedekind und Milinski [36] wie folgt formuliert:

»Die Idee ist, dass die Tatsache, ob wir jemandem helfen oder ihm unsere Hilfe verweigern, einen Einfluss auf unseren sozialen Punktwert (image score) innerhalb einer Gruppe hat. Dieser Wert spiegelt den Status bzw. Ruf des Individuums wider und wird permanent durch andere ermittelt und evaluiert, so dass er bei zukünftigen sozialen Interaktionen in Rechnung gestellt werden kann.«

Zur evolutionären Stabilität (vgl. [30]) einer solchen Verhaltensweise liegen Computersimulationen vor [34], und erste experimentelle Untersuchungen an Probanden lieferten zudem empirische Hinweise [36].

Die genannten Überlegungen können jedoch allesamt eines nicht erklären: Wie kann es sein, dass sich Mitglieder einer Gemeinschaft, die nicht miteinander verwandt sind und sich auch nur ein einziges Mal treffen, freundlich, nett und kooperativ (sprich: altruistisch) zueinander verhalten? Das Problem einer Kooperation, bei der ein Individuum zu Gunsten der Gemeinschaft Nachteile in Kauf nimmt, liegt darin, dass ein anderes Individuum die Vorteile mitnimmt, ohne selbst zu investieren, also ohne freundlich und kooperativ zu sein.

Eine solche Trittbrettfahrermutante würde sich in einer Gemeinschaft kooperativer Menschen sofort durchsetzen, denn sie hat den gleichen (evolutionären) Gewinn bei weniger Investitionen (an Ressourcen). Warum wird also auf der Welt nicht überall und immer auf dem Trittbrett mitgefahren? – Die Lösung des Problems (Wie kann Kooperation entstehen und sich in der Gemeinschaft halten?) liegt nach experimentellen Studien von Fehr und Gächter [32] dort, wo man sie zunächst überhaupt nicht sucht: beim Bestrafen. Der Gedanke ist prinzipiell der folgende: Alle Mitglieder der Gemeinschaft würden davon profitieren, wenn Trittbrettfahrer bestraft würden. Solche Bestrafungen sind jedoch ihrerseits mit Aufwand (evolutionären Kosten) für das Individuum verbunden, weswegen sich hierfür – aus evolutionsbiologischen Gründen – eigentlich zunächst kein freiwilliger Bestrafer finden sollte. Wenn aber genügend Individuen einer Gemeinschaft dazu neigen, Trittbrettfahrer zu bestrafen, dann würde sich für diese ein hohes Risiko ergeben und kooperatives Verhalten wäre langfristig etabliert.

Um herauszufinden, ob es beim Menschen eine solche Tendenz zur altruistischen Bestrafung (altruistic punishment) gibt, wurde mit insgesamt 240 Studenten ein Experiment durchgeführt, bei dem es um eine Art Spiel mit jeweils vier Spielern ging, das sich wie folgt beschreiben lässt.

Jeder Spieler bekam ein Investitionskapital von 20 Geldeinheiten (nennen wir sie im Weiteren einfach Euro), das er zusammen mit den anderen in ein Gemeinschaftsprojekt der Gruppe investieren konnte. Jeder Spieler konnte sein nicht investiertes Geld behalten. Für jeden durch die Gesamtgruppe der vier Spieler investierten Euro erhielt jeder Spieler 40 Cents. Wenn also nur einer investiert und alle anderen ihr Geld behalten, dann wird dieser eine Geld verlieren. Investieren jedoch alle ihre 20 Euro, so erhält jeder 40 Cents für jeden durch die Gruppe investierten Euro, also 80 mal 40 Cents, d.h. 32 Euro. Kooperieren zahlt sich in diesem Spiel zweifellos aus. Wenn jedoch ein Spieler nicht kooperiert, dann erhält jeder Spieler den Gewinn aus nur 60 investierten Euro, d.h. 60 mal 40 Cents (24 Euro). Für die drei Spieler, die investierten, ein bescheidener Gewinn von 4 Euro, für den Trittbrettfahrer jedoch ein beachtlicher Gewinn, denn er behält ja auch seine nicht investierten 20 Euro (und geht also mit 44 Euro nach dem Experiment nach Hause).

Das Experiment wurde so angelegt, dass sämtliche Interaktionen der Spieler anonym erfolgten, die Spieler ihre Entscheidungen gleichzeitig vornehmen mussten und danach informiert wurden, was herauskam. Man spielte zwei Varianten, die erste war genau wie eben beschrieben. In der zweiten Variante hatten die Spieler nach der Bekanntgabe des Ergebnisses zusätzlich die Möglichkeit, andere Spieler für unkooperatives Verhalten zu bestrafen. Diese Bestrafung wurde wie folgt implementiert: Jeder Spieler konnte (wieder alle vier gleichzeitig) nach dem Spiel 0 bis 10 Strafpunkte vergeben, wobei ihn jeder Punkt einen Euro kostete. Der Bestrafte hingegen bekam für jeden Strafpunkt 3 Euro abgezogen. In dem oben genannten Beispiel konnten die drei kooperativen Investoren somit durch Verteilung von jeweils 4 Strafpunkten an den Trittbrettfahrer diesem eine Bestrafung mit 36 Euro (12 Strafpunkte mal 3 Euro) zufügen und so zumindest dafür sorgen, dass sie selbst ohne Verlust nach Hause gingen, dem unkooperativen Mitspieler jedoch nur 8 Euro blieben.

Das Spiel wurde in beiden Varianten (d.h. mit und ohne Bestrafung) insgesamt sechsmal mit wechselnden Spielern gespielt, so dass die Spieler ihr Verhalten an die Ausgänge der Spiele anpassen konnten. (Man könnte auch sagen: Sie lernten, das Spiel zu spielen.) Wichtig war jedoch, dass die Gruppenzusammensetzung bei jedem Durchgang eine völlig andere war. Somit bestand das Besondere am Experiment von Fehr und Gächter gegenüber früheren darin, dass keine der Versuchspersonen mit einer anderen mehr als einmal interagierte. Damit war ausgeschlossen, dass der Ruf der Teilnehmer oder früheres Verhalten oder irgendetwas, das eine Versuchsperson als Anzeichen für ihren eigenen Vorteil durch einen anderen Teilnehmer werten könnte, im Experiment eine Rolle spielte. Für jede Versuchsperson war jede andere Versuchsperson vollkommen fremd. Ein Akt der Bestrafung konnte sich daher für eine bestimmte Versuchsperson nicht direkt auszahlen. Es war also die Bestrafung selbst, die die Versuchspersonen veranlasste, sie durchzuführen, und nicht eine spätere (vielleicht für den Betreffenden positive) Folge der Bestrafung.

Gespielt wurden zehn Sitzungen mit je 24 Studenten, die sich möglichst nicht kannten. Jede Versuchsperson spielte zweimal sechs Spiele, sechsmal mit und sechsmal ohne Bestrafung, die Reihenfolge war balanciert. Jeder Spieler saß jeweils an einem Computer, so dass sich die Spieler nicht sehen konnten. – Was kam heraus? Die Spieler griffen häufig zum Mittel der Bestrafung, insgesamt 1270-mal. Mindestens einmal bestraften 84,3 % aller Spieler andere Spieler, 34,3 % mehr als fünfmal, 9,3 % mehr als zehnmal. Bestraft wurden meistens (zu 74,2 %) diejenigen, die unterdurchschnittlich viel investiert hatten, von denen, die überdurchschnittlich viel investiert hatten, und die Strafe richtete sich nach der Größe der Abweichung. Insgesamt zeigte sich, dass ein Spieler am meisten verdiente, wenn sein Investment nahe am Durchschnitt der anderen lag. Das wichtigste Ergebnis der Untersuchung bestand darin, dass die Bestrafung von Trittbrettfahrern das kooperative Verhalten deutlich förderte (Abb. 42): Etwa 92 % der Versuchspersonen investierten mehr unter der Spielbedingung »Bestrafung« (p < 0,005 im zweiseitigen t-Test). Auch am Investment ließen sich die Unterschiede klar ablesen: Im jeweils sechsten Spiel unter der Bestrafungsbedingung investierten etwa 80 % aller Versuchspersonen 15 oder mehr

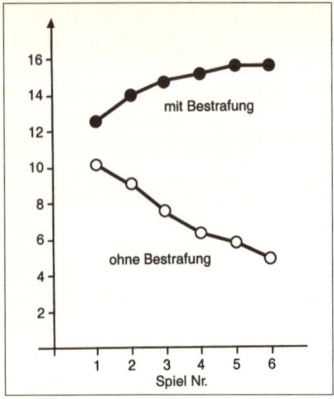

Abb. 42 Mittleres Investment (kooperatives Verhalten) in Euro über die sechs Spiele unter beiden Bedingungen, d.h. mit und ohne Bestrafung unkooperativen Verhaltens (gemittelte Daten aus [32]).

Euro bzw. etwa 40% aller Versuchspersonen ihr gesamtes Geld. Demgegenüber investierten dann, wenn keine Bestrafung von unkooperativem Verhalten erfolgte, gut 75% der Versuchspersonen weniger als 5 Euro und knapp 60% der Versuchspersonen sogar gar nichts! Nicht nur die Möglichkeit von Bestrafung führt zu kooperativerem Verhalten (sofort nach Einführung der entsprechenden Regel), sondern auch tatsächliche Strafen hatten eine Wirkung: Wurde eine Versuchsperson beispielsweise vor dem letzten und sechsten Durchgang bestraft, nahm ihr durchschnittliches Investment im letzten Spiel um 1,62 Euro zu. Der Strafende hatte hiervon allerdings nichts, denn die Gruppenzusammensetzung war ja in jedem Durchgang eine völlig andere.

»Der Akt der Bestrafung verursacht einen materiellen Vorteil für zukünftige Interaktionspartner des bestraften Individuums, nicht jedoch für den Strafenden. Somit ist der Akt des Strafens zwar mit Kosten für den Strafenden verbunden, bringt jedoch einen Vorteil für die anderen Mitglieder der Bevölkerung, denn er bewirkt bei potenziellen nicht kooperativen Personen eine Steigerung deren Investments. Aus diesem Grund ist der Akt des Strafens eine altruistische Handlung.«[32]

In einem Kommentar zu diesem Experiment weisen Bowles und Gintis [29] mit Recht auf seine Tragweite hin: »Das Experiment von Fehr und Gächter hat Konsequenzen für die Politik und das Design von Verfassungen. Es legt nahe, dass man darauf abzielen sollte, denjenigen, die bereit sind, sich öffentlich zu äußern, Gelegenheit zu geben, Trittbrettfahrer zu bestrafen. Man sollte demgegenüber nicht davon ausgehen, wie David Hume vor 250 Jahren, dass ›jedermann ein egoistischer Schurke ist und mit all seinen Handlungen kein anderes Ziel verfolgt als sein eigenes Wohlergehen‹.« Der Leser mag an dieser Stelle einen Moment innehalten und sich selbst Beispiele aus eigener Erfahrung vor Augen rufen, die in die Richtung der Ergebnisse von Fehr und Gächter weisen.

Was aber macht Bestrafung so attraktiv? Anders gefragt, wenn Bestrafung unter den Bedingungen des Spiels mit Kosten für den Strafenden verbunden ist, warum bestraft er dann überhaupt? Die Autoren legen Ergebnisse von Befragungen und Entscheidungssituationen vor, die darauf hinweisen, dass es die negativen Emotionen gegenüber dem Trittbrettfahrer sind, die für das Strafen sorgen, d.h. den Strafenden motivieren. Diese negativen Emotionen sind bei extrem großer Abweichung des Trittbrettfahrers von der Gruppe besonders ausgeprägt und werden sogar von diesen entsprechend erwartet! Negative Emotionen spielen damit für die Entstehung und Aufrechterhaltung kooperativen Verhaltens eine große Rolle. »Sozialpolitik, die für derartige Emotionen kein Ventil vorsieht, ist zum Scheitern verurteilt«, kommentiert entsprechend Herb Gintis von der Universität in Amherst, MA (zitiert nach [28]). Als Beispiel führt er an, dass man hierin ganz offensichtlich den Grund dafür sehen muss, warum in den USA während der 80er-Jahre Reformen im Sinne einer Verbesserung der sozialen Sicherung durch die Bevölkerung abgelehnt worden waren. Die Bevölkerung hatte den Eindruck, dass erkannte Trittbrettfahrer ungeschoren davon kamen, und wollte dies nicht.

Negative Emotionen gegenüber denjenigen, die nichts in die Gemeinschaft einbringen, aber von ihr profitieren, ergänzen damit – mindestens – die eingangs erwähnten evolutionsbiologischen Theorien zur Entstehung altruistischen Verhaltens. Dies zeigt, dass menschliches Sozialverhalten wahrscheinlich deutlich komplexer ist, als es uns so mancher unserer kulturellen Urväter hatte einreden wollen. – Auch denjenigen, der Strafe nicht mag, könnte die möglicherweise erforderliche Korrektur unseres Menschenbildes nicht allzu traurig stimmen.

Epilog: Der gute Ruf

Die meisten sozialen Interaktionen laufen nicht völlig anonym ab. So ist es zwar das Verdienst der oben diskutierten Arbeit, gezeigt zu haben, wie selbst unter den Bedingungen völliger Anonymität Kooperativität entstehen kann, aber oft kennt man sich ja. Ein weiteres cleveres sozialpsychologisches Experiment, das wieder aus einer Ecke kam, wo man es nicht vermutete (nämlich einem Institut für Gewässerkunde), macht deutlich, wie es durch Hinzuziehung der Möglichkeit, einen guten Ruf auszubilden, zu kooperativem Verhalten kommen kann. Der wichtigste Punkt des Experiments besteht dabei darin, dass der gute Ruf *nicht* auf Entscheidungen basieren muss, die den Bereich betreffen, um den es bei der Kooperativität geht.

Manfred Milinski und Mitarbeiter vom Max-Planck-Institut für Limnologie in Plön ließen von insgesamt 114 Studenten eine Variante des oben bereits beschriebenen Spiels der *gemeinsamen Investitionen* spielen. Ein zweites Spiel (die Autoren nennen es das der *indirekten Reziprozität*) hatte die folgenden Regeln: Jeder Spieler wurde wiederholt entweder als potenzieller Geber oder potenzieller Nehmer bezeichnet. Ein potenzieller Geber wurde auf einem für alle Spieler sichtbaren Bildschirm gefragt, ob er einem potenziellen Nehmer ein Geschenk machen würde. Im Falle einer positiven Entscheidung des Gebers verliert dieser 1,27 Euro, der Nehmer gewinnt jedoch 2 Euro. Die Entscheidung des Gebers wird auf dem Bildschirm angezeigt, so dass jeder Spieler weiß, wer wem wie viel Geld gegeben hat. Die Versuchspersonen wussten weiterhin, dass das Spiel so angelegt war, dass kein direkter Ausgleich möglich war. Wenn also Max der Geber von Moritz war, so war er niemals der Nehmer von Moritz. Eine solche *direkte* Reziprozität war also ausgeschlossen.

Wie man seit einiger Zeit weiß, kommt es bei einem solchen Spiel zu unterschiedlichen Verhaltensweisen der Teilnehmer. Manche sind eher geizig und geben wenig. Wie sich herausstellt, erhalten diese jedoch auch langfristig wenig. Die Teilnehmer merken sich nämlich sehr gut, was jeder einzelne Spieler zu geben bereit ist, und tendieren dazu, einem gegenüber anderen Spielern großzügigen Mitspieler selbst viel zu geben. Ein großzügiger Mensch bildet mithin einen guten Ruf aus, von dem er langfristig profitieren kann und auch profitiert.

Dieses Spiel wurde jeweils in Gruppen von sechs Studenten gespielt. Die gleichen Gruppen spielten auch eine Variante des oben diskutierten Spiels der allgemeinen Investition: Jeder Spieler konnte entweder 1,27 Euro oder gar nichts in das gemeinsame Projekt investieren, das eine Rendite für alle Spieler, unabhängig von deren Investition in Abhängigkeit von der Gesamtinvestition, ergab. Diese Rendite betrug ein Drittel der Gesamtinvestition. Investierte also jeder Mitspieler, so konnten alle sechs Spieler ihren Einsatz verdoppeln.

Das Besondere an der Arbeit von Milinski und Mitarbeitern besteht nun darin, dass sie 19 Gruppen zu jeweils sechs Spielern die beiden Spiele, das der indirekten Reziprozität und das der gemeinsamen Investitionen, in zwei unterschiedlichen Reihenfolgen spielen ließen. Neun Gruppen spielten zunächst das Spiel der gemeinsamen Investitionen achtmal und wechselten dann zum Spiel der indirekten Reziprozität, das ebenfalls achtmal gespielt wurde. Zehn Gruppen spielten die beiden Spiele jeweils abwechselnd, beginnend mit dem Spiel der indirekten Reziprozität, dann eine Runde Spiel der gemeinsamen Investitionen und dann wieder indirekte Reziprozität usw., insgesamt sechzehnmal. Im ersten Fall kam es zum erwarteten Abfall der Kooperativität während des Spiels der gemeinsamen Investitionen (vgl. Abb. 43). Wurde danach das Spiel der indirekten Reziprozität gespielt, stieg die Kooperation sprunghaft an. Anders verhielten sich die Gruppen, die abwechselnd beide Spiele spielten (vgl. Abb. 44): Das Ausmaß der Kooperation im Spiel der allgemeinen Investition war von Anfang an hoch, und es blieb während der gesamten Spieldauer hoch. Mit anderen Worten, das Ausmaß der Kooperation im Spiel der gemeinsamen Investitionen wurde durch das Abwechseln mit dem Spiel der indirekten Reziprozität deutlich gesteigert.

Durch die Analyse der Abfolge einzelner Entscheidungen einzelner Spieler wurde der Mechanismus hierfür klar aufgedeckt: Im Spiel der indirekten Reziprozität neigten die Spieler dazu, demjenigen Nehmer nichts zu geben, der im vorangegangenen Spiel der allgemeinen Investition nichts für das Allgemeinwohl übrig hatte.

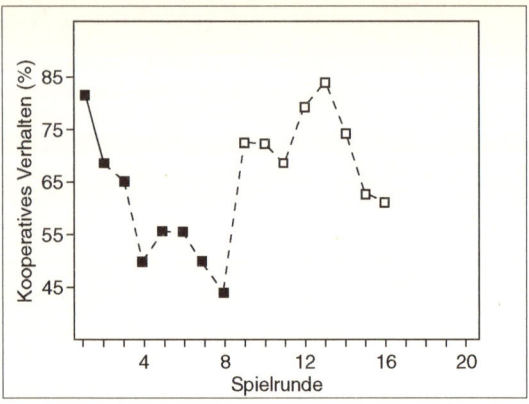

Abb. 43 Abfall des kooperativen Verhaltens während des Spiels der gemeinsamen Investition (schwarze Quadrate). Beim anschließenden Spiel der indirekten Reziprozität (offene Quadrate) war die Kooperativität dagegen hoch (nach [38]).

Um den Effekt der Wechselwirkung beider Spiele direkt zu untersuchen, gingen die Autoren des Weiteren wie folgt vor: Sie ließen alle 19 Gruppen nach den 16 Spielen jeweils vier Runden das Spiel der gemeinsamen Investitionen weiterspielen. Dies geschah unter zwei Instruktionen: Entweder wurde den Spielern gesagt, dass nun nur noch dieses Spiel gespielt würde, oder es wurde ihnen nicht gesagt, so dass die Spieler davon ausgehen mussten, dass noch eine Runde des Spiels der indirekten Reziprozität folgen würde. Ohne die drohende indirekte Reziprozität kam es dabei zu einem Abfall der Kooperation, der bei weiterhin drohender Reziprozität ausblieb (vgl. Abb. 45).

Ganz offensichtlich war es also so, dass ein Spieler seinen guten Ruf riskierte, wenn er im Spiel der gemeinsamen Investitionen nichts investierte. Der hieraus resultierende schlechte Ruf führte im Spiel der indirekten Reziprozität dazu, dass er als Nehmer wenig erhielt. Das zweite Spiel (das der indirekten Reziprozität) hatte also die Funktion der Bestrafung in der Untersuchung von Fehr und Gächter (vgl. [32] im vorangehenden Kapitel), ist aber unterschiedlich von der Bestrafung insofern, als der potenzielle Geber ja tatsächlich Geld spart, wenn er dem unkooperativen Nehmer nichts gibt. Umgekehrt stellte das Geben im Spiel

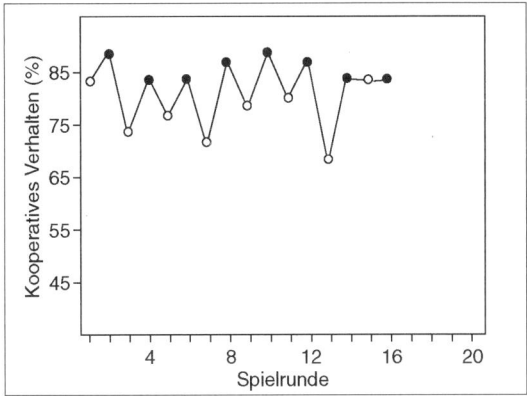

Abb. 44 Kooperatives Verhalten während des Spiels der indirekten Reziprozität (offene Kreise) und des der gemeinsamen Investition (schwarze Kreise). Die Kooperativität war hierbei durchgängig hoch (nach [38]).

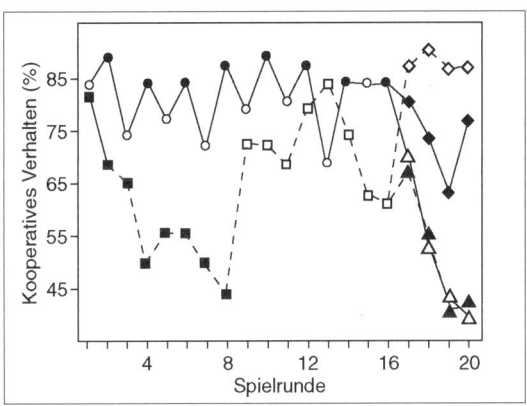

Abb. 45 Nach der 16. Spielrunde wurde nur noch das Spiel der gemeinschaftlichen Investitionen gespielt. Dies wurde den Spielern entweder mitgeteilt oder nicht. Davon hing es ab, ob die Versuchspersonen weiter kooperierten. Nahmen sie an, es würde nochmals eine Runde des Spiels der indirekten Reziprozität gespielt, so kooperierten sie weiter (offene und schwarze Rauten). Wussten sie dagegen, dass dieses Spiel nicht mehr gespielt würde, so nahm ihre Kopperationsbereitschaft rasch ab (offene und schwarze Dreiecke).

der indirekten Reziprozität eine Art Belohnung für denjenigen dar, der in das Gemeinwohl investiert.

Ganz allgemein gilt, dass Menschen in vielerlei Hinsicht sozial interagieren. Sie bilden dabei einen mehr oder weniger guten Ruf aus, der wiederum vorhersagt, wieweit ihnen andere helfen. Die Experimente von Fehr und Gächter sowie von Milinski und Mitarbeitern machen die Strategien interagierender Menschen konzeptuell transparent und empirisch untersuchbar. Es liegt an uns, die Randbedingungen unseres Sozialverhaltens so zu gestalten, dass wir den Menschen die Möglichkeit geben, sich entsprechend den »Spielregeln« zu verhalten. Viele brennende Probleme unserer Zeit, vom Rohstoffverbrauch bis zum Ausstoß von Treibhausgasen, lassen sich auf diese Weise besser verstehen und vielleicht auch lösen. Eine Gemeinschaft ist dann stabil, wenn sie so organisiert ist, dass jeder Einzelne das will, was er soll. Es ist an der Zeit, dass wir die Regeln unseres Gemeinwesens wissenschaftlich hinterfragen und gegebenenfalls nachbessern.

X. Nervenheilkunde

Was Psychiater von Flusskrebsen lernen können

Bis heute werden die Ursachen psychiatrischer Krankheitsbilder oft sehr kontrovers diskutiert: Für die einen stehen psychologische Sachverhalte im Vordergrund, während die anderen auf die Biologie verweisen. Gewiss, die modernen Diagnosemanuale wie ICD-10 und DSM-IV haben, beispielsweise bei der Depression, die Unterscheidung zwischen neurotischer (sprich: psychologischer) und endogener (sprich: biologischer) abgeschafft, aber man trifft das Denken in derlei Kategorien noch überall an. Allgemeinpraktiker lassen »die Finger« von depressiven Patienten ob der komplizierten Differenzialdiagnose, intelligente, depressive Patienten werden nur psychotherapeutisch behandelt, und bei der dritten depressiven Phase meinen manche, dass man das Reden jetzt sein lassen könne, da es sich ja offensichtlich um eine biologische Depression handele. Vor dem Hintergrund der scheinbar unausrottbaren kategorialen Denkschemata – psychiatrische Erkrankungen ließen sich in psychologische und biologische einteilen – sind die folgenden Beobachtungen und Experimente an einer sehr einfachen Tierart von Bedeutung. Sie führen sehr klar vor Augen, wie inadäquat die genannte kategoriale Denkweise ist, das heißt, wie wenig sie dem Gegenstand gerecht wird, den sie betrifft.

Flusskrebse besitzen ein vergleichsweise einfaches Nervensystem und weisen ein einfaches Sozialverhalten auf: Wenn sich zwei männliche Tiere begegnen, kämpfen sie miteinander. Ein solcher Kampf dauert in der Regel etwa zwanzig bis dreißig Minuten und entscheidet über das zukünftige Sozialverhalten der beiden Tiere, d.h. darüber, wer wem aus dem Weg geht. Yeh et al. [3] konnten zeigen, dass ein bestimmtes, für eine aufgerichtete, dominante Körperhaltung zuständiges Neuron unterschiedlich auf injiziertes Serotonin reagiert: Beim Gewinner des Kampfes kam es zu einer Verstärkung der Aktivität des Neurons, wohingegen Serotonin beim Verlierer einen gegenteiligen Effekt hatte: Die Aktivität des Neurons (d. h. die Zahl der pro Sekunde abgegebenen Aktionspotenziale) nahm ab.

Dieses Ergebnis hatte man zunächst dahingehend interpretiert, dass es gewissermaßen zwei Sorten von Flusskrebsen gäbe,

Gewinner und Verlierer. Die Gewinner reagierten mit Domi-
nanzgebaren, wenn sie einen anderen Flusskrebs trafen, die Verlierer mit einer submissiven Geste, und beides sei Resultat einer
offensichtlich unterschiedlichen Ausstattung mit Serotoninre-
zeptoren, da beide Verhaltensweisen durch Serotonin vermittelt
seien. Man meinte weiterhin, dass diese Rezeptorausstattung genetisch bedingt sei, d.h., dass Gene darüber entscheiden, ob es
sich bei einem bestimmten Flusskrebs um einen Gewinner oder
Verlierer handelt.

Dem ist nicht so, wie weitere Studien klar nachweisen konnten, bei denen man Flusskrebse in einem im Labor nachgebauten
Fluss – einer Art Aquarium – experimentell untersuchte: Wurden
zwei Verlierer in das gleiche Aquarium gesetzt, kam es erneut
zum Kampf, den einer der beiden gewann. Der neue Gewinner
entwickelte innerhalb von zwei Wochen eine Gewinnerreaktion
sowohl bei der Begegnung mit einem anderen Flusskrebs als
auch auf zugeführtes Serotonin. Wurden auf die gleiche Weise
zwei Gewinner in das Aquarium gesetzt, so hatte der neue Verlierer ganz offensichtlich Mühe mit der Anpassung an den nicht
dominanten Sozialstatus. Diese Tiere drangen trotz verlorenem
Kampf immer wieder in das Territorium des Gewinners ein, pro-
vozierten diesen, und überlebten daher zu über 70 % die ersten
fünf Tage nach dem Kampf nicht. Diejenigen, die überlebten,
passten sich im Laufe von etwa vier Wochen langsam an ihre
untergeordnete Rolle an. Sie entwickelten ein submissives Verhalten bei der Begegnung mit einem anderen Flusskrebs. Entsprechend war die Reaktion auf zugeführtes Serotonin. Eine einzige soziale Interaktion – ein Kampf von 20 Minuten Dauer –
führt somit bei Flusskrebsen zu einer völligen Umkehr des Sozialverhaltens und zu einer entsprechenden Umkehr der Reaktion
des dieses Verhalten vermittelnden Neurons auf zugeführtes Serotonin. Hat nun der frühere Gewinner beim Umgang mit anderen Flusskrebsen ein Problem, oder liegt bei ihm eine biochemische Veränderung auf Rezeptorebene vor? Diese Frage macht
bei genauer Betrachtung der Sachlage keinen Sinn! Das »oder«
ist unangebracht: Es gab einerseits eine soziale Interaktion mit
Folgen für das Verhalten, und es gibt andererseits messbare biologische Veränderungen.

Wenn aber diese Frage bei Organismen wie Flusskrebsen mit

vergleichsweise einfachem Nervensystem und Sozialverhalten bereits keinen Sinn macht, um wie viel unsinniger ist sie dann im Hinblick auf den Menschen, der sicherlich ein komplexeres Nervensystem besitzt und hoffentlich ein differenzierteres Sozialverhalten! Vor dem Hintergrund dieser Befunde erscheint es geradezu peinlich, dass Psychiater noch immer über psychologische oder biologische Ursachen psychiatrischer Störungsbilder debattieren.

Das Modell der Flusskrebse ist nicht das einzige, das uns heute sehr klar vor Augen führt, wie sehr Geist und Gehirn verwoben sind und wie wenig man das eine ohne das andere betrachten kann. Wir verstehen die Zusammenhänge immer besser – auf vielen Ebenen und bei vielen Organismen. Gerade dem Serotoninsystem kommt hier eine besondere Stellung zu, da es zu einem der ältesten neuronalen Systeme (mit einem Rezeptorstammbaum, der etwa eine halbe Milliarde Jahre zurückreicht) gehört. Der Einfluss des Serotoninsystems geht bei höheren Organismen durchaus bis in subtile Bereiche des Sozialverhaltens. Dies lässt sich bei manchen Säugetieren und insbesondere bei Primaten, die in hierarchisch geordneten Gruppen leben, demonstrieren. Das Alpha-Tier einer Affenhorde hat die höchste Serotoninkonzentration im Blut. Steigt das Tier in der Hierarchie ab, findet man entsprechend eine Abnahme der Serotoninkonzentration; bei einem Aufsteiger findet man entsprechend einen Anstieg [2]. Um die Richtung der Kausalität zu beurteilen, führten die Autoren experimentelle Veränderungen der Serotoninkonzentrationen durch. Der Effekt war eindeutig: Wenn mehr Serotonin verfügbar war, stieg ein Affe in der Hierarchie auf, war weniger Serotonin verfügbar, stieg er ab [2]. Entsprechende Beobachtungen zur Veränderung der Persönlichkeit unter Beeinflussung des Serotoninhaushalts beim Menschen wurden von Kramer [1] in eindrucksvoller Weise zusammengetragen.

All dies scheint nahe zu legen, dass Depression »eben doch nur Chemie«, d. h. kausal durch bestimmte neurochemische Prozesse bedingt sei. Dem ist jedoch nicht so, wie nicht nur die Flusskrebse eindrucksvoll belegen. So ist bekannt, dass das Selbstvertrauen von Kindern von deren Erfahrung im Elternhaus abhängt: Wärme, Geborgenheit, Anerkennung und klar gesetzte Grenzen durch die Eltern fördern das Selbstvertrauen der Kinder [1].

Weiterhin legen die empirisch gut abgesicherten kognitiven Theorien der Depression nahe, dass chronische Frustration einen Einfluss auf neuromodulatorische Effekte haben kann. Zurück zur Depression: Wir wissen, dass zu Beginn der Erkrankung in aller Regel psychologische Belastungsmomente vorliegen, wohingegen die Krankheit später oft einen eigengesetzlichen Verlauf nimmt. Die Erkrankung hat damit eindeutig psychologische und biologische Momente, die nicht gegeneinander ausgespielt, sondern in ihrer Bedeutung für das konkrete Management des Einzelfalls erwogen werden sollten.

Die Psychiatrie ist komplexer geworden, einfache dichotome Kategorien bilden diese Komplexität nicht ab. Der Reiz des Faches lag seit jeher und liegt noch immer in der zusammenschauenden Betrachtung von seelischen und körperlichen Prozessen. Genau dies macht das Wesen der Psychiatrie aus, hierin liegt die Expertise der Psychiater sowie die einzigartige Bedeutung des Faches im Fächerkanon der Medizin insgesamt.

Der letzte Facharzt
Ein Rückblick aus dem Jahr 2020

Man hört immer öfter die Meinung, die Psychiatrie werde es schon bald nicht mehr geben, denn nahezu alles, was der Psychiater heute macht, werde in nicht allzu ferner Zukunft von Vertretern anderer Fachdisziplinen übernommen: Jede Erkrankung des Gehirns, die man wirklich verstanden hat und daher diagnostizieren und therapieren kann, gehöre in die Neurologie. Seine Probleme bespricht man mit dem Psychologen oder dem Facharzt für Psychotherapie und soziale Schwierigkeiten mit dem Sozialarbeiter. Die Psychiatrie hat zudem bei Ärzten wie auch Patienten und Laien einen miserablen Ruf, der vom faulen, linkischen und dummen Kollegen bis zum die chemische Keule oder gar Elektroschocks gegen wehrlose Systemkritiker einsetzenden Unmenschen reicht. Zum Neurologen geht man, zum Therapeuten auch, aber um Himmels willen doch nicht zum Psychiater. (Dabei sind, um ein Beispiel zu nennen, die Rückenschmerzen und die Probleme im Alltag oft Symptom einer Depression, die – so die Erfahrungen des Autors – in der Regel nur der Psychiater sieht und sehr effektiv behandelt.) Ist nicht, so wird in Anbetracht dieser Situation immer lauter gefragt, die Psychiatrie eine aussterbende Disziplin, der Facharzt für Psychiatrie (auch der letztlich vor lauter Panik in »Facharzt für Psychiatrie und Psychotherapie« umgetaufte) ein Auslaufmodell?

Wir schreiben das Jahr 2020. Die Geschichte des Fachs während der letzten 20 Jahre schien den Skeptikern zunächst Recht zu geben. Zerrieben zwischen Neurologie (die sich um Demenzen und Zwänge kümmerte), Verhaltensneurologie (die sich für alles Übrige zuständig fühlte), neuropsychologischer Diagnostik und Rehabilitation (schon lange nicht mehr nur für Demente), ärztlicher und psychologischer Psychotherapie (nicht mehr nur für Gesunde), Sozialarbeit (nicht nur für Geld, Wohnung und Arbeit, sondern auch für Sorgen, Familiendynamik und Lebensqualität zuständig), war im Jahr 2007 schließlich der Versuch gescheitert, den Facharzt durch erneute Umbenennung in »Facharzt für chronische Schizophrenie« zu retten.

Kurze Zeit später wurde die gesamte Medizin jedoch vom Fortschritt der Gentechnik, der Computertechnik und der Nanotechnologie innerhalb weniger Jahre grundlegend transformiert. Diese Entwicklung kam zwar für viele überraschend, war jedoch im Grunde seit langem abzusehen und beispielsweise bereits in einer Arbeit aus dem ausgehenden letzten Jahrhundert [4] sehr klar vorgezeichnet. Die technischen Einzelprobleme bei der Klonierung menschlichen Gewebes bekam man zunehmend in den Griff, und reiche verzweifelte Patienten reisten seit dem Jahr 2003 in Länder, die sich der Gesetzgebung gegen die Verwendung menschlicher Eizellen nicht angeschlossen hatten. Seit 2005 wurden nur noch Zelllinien aus Tier-Mensch-Hybriden für die Generierung von befruchteten Eizellen verwendet und auch die Horror-Vorstellung, man würde zur Ersatzteilmedizin einen Säugling in einer Surrogatmutter heranziehen und dann zur Therapie ausweiden, wurde als geschickte Agitation religiöser Gruppen bar jeder Realitätsnähe in der öffentlichen Meinung entlarvt. Aufgrund dessen wurden kurze Zeit später in der gesamten zivilisierten Welt die Gesetze erneut geändert und die Ersatzteilmedizin auf breiter Front ermöglicht.

Zunächst Leber, Haut und Darm, später dann auch Herz, Lunge und sogar Nervengewebe – was auch immer aus welchem

Grund auch immer nicht mehr funktionierte, wird seit etwa
2009 routinemäßig in unzähligen privat geführten Labors aus
Zellen des Patienten automatisiert und zuverlässig innerhalb weniger Wochen gleichsam maßgeschneidert produziert und angewendet. Diese Anwendung wurde zunächst noch von den Fach-
vertretern der alten Disziplinen durchgeführt: der Dermatologe
ersetzte ein Stück kaputte Haut, der Urologe ein Stück kaputte
Blase und der Chirurg ein Stück kaputten Darm. Rein technisch
waren die Prozeduren jedoch nicht nur wenig verschieden, die
überall seit etwa 2002 in großem Stil durchgeführten Maßnahmen der Qualitätskontrolle in der Medizin zeigten sogar sehr
bald einen einzigen wesentlichen Faktor bei fehlgeschlagenen
Therapien: menschliches Versagen.

Hier kam, wieder für viele unerwartet, Abhilfe aus der Allianz
zweier Disziplinen, der Computertechnik und der Nanotechnologie. Computerhardware war mittlerweile unglaublich schnell
und billig. Die bereits im vergangenen Jahrhundert schleichend
begonnene Loslösung des Marketings von Magnetresonanztomographen von der Zielgruppe der Radiologen hatte dazu geführt, dass – um nur eine Zahl zu nennen – bereits 2012 zwei von
drei Hausärzten einen Scanner im Türrahmen eingebaut hatten,
der sowohl strukturelle wie funktionelle und sogar spektrosko-
pische Bilder des Patienten bei dessen Eintritt in die Praxis erstellt. Schnelle Computer vergleichen die Werte des Patienten mit
großen Vergleichskollektiven, mit früheren eigenen Werten und
vor allem mit den von der genetischen Ausstattung des Patienten
her zu erwartenden Werten.

Das *Human Genome Project* hatte seit 2008 voll in die Medizin durchgeschlagen. Jeder Patient führt seit 2011 sein individuelles Genom auf der Krankenkassenchipkarte mit sich, was
die Diagnose in den meisten Fällen per Knopfdruck am Computer erlaubt und für therapeutische Entscheidungen (vor allem bei
der Frage, wie viel Geld man im Einzelfall wofür ausgeben soll)
unabdingbar wurde. Die Nanotechnologie machte es seit 2010
in Verbindung mit leistungsstarker Hardware und Aktuatorik
möglich, den Faktor des menschlichen Versagens weitgehend
auszuschalten: Roboter übernahmen den Einbau der im Labor
produzierten Ersatzteile und führen die entsprechenden Eingriffe
seit nunmehr etwa vier Jahren praktisch ausschließlich durch.

Neue Materialien, aktive ferngelenkte Sonden und kleinste Bauteile ermöglichen den weitestgehend atraumatischen Ersatz von Leberlappen und Herzmuskel, Hautlappen und Gehirnrinde.

Das Resultat dieser Entwicklung war nicht nur, dass Ärzte in zunehmendem Maße überflüssig und durch Techniker und technische Assistenten abgelöst wurden, die am Computer mittels Tasten, Maus und Joystick die Eingriffe steuerten (bzw. der Steuersoftware die nötigen Metabefehle gaben). Vor allem die Fachgebiete erwiesen sich als der neuen Entwicklung im Wege und wurden daher der Reihe nach abgeschafft. In Anbetracht von Diagnostik per Genom, Scanner und Computer sowie von Therapie per Joystick, Software, Nanosonden und Aktuatorik brauchte man einfach keine Internisten, Chirurgen, Urologen, Dermatologen, Radiologen oder Orthopäden mehr. Übrigens waren die Psychotherapeuten seit 2005 durch Computerprogramme mit Expertsystemen ersetzt worden, nachdem das automatisierte Sprachverstehen und die Sprachsynthese erst einmal zur Anwendungsreife entwickelt worden waren: Es stellte sich rasch heraus, dass Computer immun waren für Gegenübertragungsphänomene und daher bei Vergleichsstudien regelmäßig besser abgeschnitten hatten als Menschen.

Hausärzte gab es noch zum Screenen und für allerlei Verwaltungskleinkram, alle übrigen Fachdisziplinen hatten sich jedoch als überflüssig erwiesen – mit einer Ausnahme: der Psychiatrie.

Nachdem nur einige mutige Psychiater im ersten Jahrzehnt des 21. Jahrhunderts übrig geblieben waren, erlebte das Fach gerade durch die technischen Neuerungen einen nie da gewesenen Aufschwung. Dies kam so: Zwischen den Jahren 2000 und 2010 hatte es bedeutende Fortschritte im Fach gegeben, diese waren jedoch weder von Medizinern noch von der Bevölkerung den Psychiatern gleichsam gegönnt worden: Die neuen Antidepressiva wurden von Psychosomatikern und allerlei »Therapeuten« verordnet, die den Erfolg für sich verbuchten. Medikamentöse und nicht-medikamentöse Therapieverfahren bei Demenzen wurden von Neurologen und Neuropsychologen eingesetzt und die Erfolge wurden entsprechend reklamiert. Angststörungen und manche Persönlichkeitsstörungen waren für einige Jahre nur psychologisch unter Inkaufnehmen vieler Abbrecher behandelt worden, bis man den Wert der Kombination von Psycho- und

Pharmakotherapie klar erkannte, die von Psychotherapeuten verordnet wurde. Selbst schizophrenen Menschen ging es dank neu entwickelter Medikamente und Reha-Maßnahmen wesentlich besser als früher, den Erfolg verbuchten jedoch die die Patienten verwaltenden Sozialarbeiter für sich.

Im Zuge der Ablösung der Fachdisziplinen durch eine einheitliche Ersatzteilmedizin wurde dann immer stärker deutlich, dass diese Form der Medizin im Bereich der psychischen Störungen nur teilweise greift. Erst kürzlich hat der bekannte Psychiater Emil Sigmund das Problem vereinfachend im Fernsehen wie folgt formuliert: Ebenso wie eine abgestürzte Festplatte nicht wirklich repariert ist, wenn sie nur wieder läuft, sondern nur dann, wenn die auf ihr gespeicherten Daten wieder verfügbar sind, ist auch der depressive oder schizophrene Mensch nicht einfach dadurch behandelt, dass man die Gehirnbiochemie durch entsprechende Ersatzteile wieder herrichtet. Der Mensch hat im Laufe seines Lebens nicht nur seine Festplatte formatiert (in frühester Kindheit), sondern auch auf seine ganz besondere Weise beschrieben. Seine jeweils individuelle Erfahrung, die nur er gemacht hat und die prinzipiell nicht wiederholbar ist, verleiht seinem Gehirn eine Einzigartigkeit, die weit über die genetische Einzigartigkeit hinausgeht. Die etwa 10^{14} Bit Information, die über den Vorgang der Neuroplastizität in den Synapsen der Neuronen des menschlichen Gehirns erfahrungsabhängig gespeichert sind, übersteigen die etwa 10^9 Bit des Genoms um den Faktor einhunderttausend. Wie sich nun herausstellte, waren die Psychiater die einzigen, die schon immer gelernt hatten, mit Problemen, die Software und Hardware zugleich betrafen, umzugehen. Psychiatrie war ja nie anders: Immer schon hatte man es mit der Biochemie und den Problemen, mit den Erfahrungen und dem Gehirn, mit dem Körper und mit dem Geist zu tun. So war es kein Wunder, dass Psychiater seit etwa 2015 sehr gefragte Spezialisten für Probleme der Neuroplastizität, für die Umstrukturierung, Neustrukturierung und Dynamisierung neuronaler Netzwerke sowie ganz allgemein für alle Fragen, die über die Ersatzteilmedizin hinausgingen, waren.

Nachdem die Psychiater erst einmal ihr ureigenstes Terrain kampflos zurückerobert hatten, stellte sich heraus, dass sie auch in den Nachbargebieten gebraucht wurden. Patienten mit Epilepsie oder Morbus Parkinson beispielsweise waren durch ein paar hunderttausend GABAerge bzw. dopaminerge Neuronen an der richtigen Stelle noch lange nicht geheilt. Sie hatten zu keiner Zeit nur an Anfällen oder nur an Bewegungsstörungen gelitten, man hatte ihre Erkrankung jedoch in der Vergangenheit vor allem unter diesen Blickwinkeln gesehen. Die auf Erleben, Denken und Handeln spezialisierten Psychiater konnten sich nun ungehindert von den einfach zu lösenden Problemen der Anfälle bzw. Bewegungsstörung um das Denken der Kranken, deren Emotionen und deren Lebensgeschichte kümmern. Nicht anders geschah es bei Patienten mit langsam wachsenden Hirntumoren, chronischen Krankheiten oder den noch immer nur begrenzt behandelbaren Krebsleiden. Psychiater wurden immer dann gebraucht, wenn es um Körper und Geist ging, wenn man wissen wollte, unter welchen Bedingungen diese Person am besten welche Inhalte neu lernt, um dadurch ihr Leben besser zu meistern. Sein Wissen um Neuromodulatoren und Motivation, um Determinanten der Neuroplastizität und um den Spontanverlauf vieler Krankheitsbilder, Konflikte und Krisen machte den Facharzt für Psychiatrie (so heißt er seit zwei Jahren wieder; die Psychotherapie, wenn sie trotz der gegenwärtig eher zurückhaltend eingeschätzten Macht der Geschichten indiziert ist, machen Computer; vgl. [5]) als Spezialist dafür, was den Menschen als Menschen über sein Genom hinaus (natürlich in Wechselwirkung mit diesem) ausmacht, zum einzigen unabdingbaren Facharzt in der Welt der Ersatzteilmedizin. Eigentlich war dies schon vor 20 Jahren klar. Aber damals hat dies niemand gesehen.

Die Zukunft der Psychiatrie

Ich habe mich an dieser Stelle bereits des Öfteren mit der Zukunft unseres Faches auseinander gesetzt. Dies geschah manchmal mit einem Augenzwinkern in Form von Rückblicken aus der Zukunft – hatte jedoch immer ernsthafte Beweg- und Hintergründe. Im Folgenden soll versucht werden, einige dieser Gedanken aufzugreifen und systematisch zu ordnen.

Zwei Gedanken vorweg

1) »Die Psychiatrie« gibt es etwa in dem Sinne, wie es den Mannschaftsgeist im Fußball gibt, nämlich streng genommen gar
   nicht. Es gibt vielmehr die Patienten, die Psychiater und die
   mit den Psychiatern zusammen am Patienten arbeitenden zusätzlichen Berufsgruppen; es gibt Gebäude und Institutionen;
   und schließlich gibt es in Büchern und Zeitschriften gedruckt
   Gedanken zu bestimmten Aspekten menschlicher Erlebnis-
   und Handlungsweisen, die unter einem übergeordneten medizinischen Aspekt formuliert sind. Von »der Psychiatrie« sub-
   jektivierend zu sprechen, ist daher etwa so präzise wie zu sagen, dass der Mannschaftsgeist gerade ein Tor geschossen hat.

Es geht daher im Folgenden um die Patienten, die Psychiater (die
Gebäude und die Institutionen überlasse ich den Architekten und
Politikern) und die Gedanken.

2) Manches lässt sich leicht vorhersagen. In der Psychiatrie beschäftigen sich Menschen mit Menschen, und da sich Menschen phylogenetisch wie ontogenetisch nur ganz langsam,
   wenn überhaupt, ändern, so ist eines gewiss: Die Probleme,
   die beim Zusammenleben und -arbeiten von Menschen entstehen, werden die gleichen bleiben: Primaten (und nicht nur
   die) leben in sozialen Hierarchien. Sie sind nicht nur mit der
   Befähigung zu sozialer Intelligenz, Solidarität, Lernen, Kommunikation und Altruismus ausgestattet, sondern auch mit
   der Bereitschaft zu Stressreaktionen, Täuschung und Gewalt.
   Menschliche Primaten sind nicht nur mit Vernunft, Einsicht,
   Barmherzigkeit, Mut, Gelassenheit, Altruismus, Vertrauen
   und Verstand ausgestattet, sondern auch mit Neid, Egoismus,
   Misstrauen und Fanatismus.

Es wird also weiter »menscheln«, im Guten wie im Schlechten,
d.h. Menschen werden sich selbst und anderen bei der Verwirklichung des Optimalen im Wege stehen und mit deutlich darunter
liegenden Ergebnissen leben müssen.

Die Patienten

Von den zehn häufigsten Krankheiten überhaupt gehören nach Einschätzung der Weltgesundheitsorganisation (WHO) fünf in den Bereich der Psychiatrie. Dabei wird sich die Häufigkeit der schweren psychiatrischen Erkrankungen in absehbarer Zukunft ebenso wenig ändern, wie sie sich in der Vergangenheit geändert hat. Veränderungen spielen sich jedoch durchaus bei den mittelschweren und leichten Erkrankungen ab. Die Natur dieser Veränderungen ist komplex und die vielfältigen Wechselwirkungen sind nur schwer zu durchschauen. Noch schwerer ist es, hier Vorhersagen zu wagen. Betrachten wir daher Beispiele.

Gesellschaftliche bzw. kulturelle Veränderungen können psychiatrische Erkrankungen zum Verschwinden oder zur Existenz bringen, wie die Beispiele der Homosexualität (war eine Krankheit, ist heute keine mehr) und der Alkoholsucht (ist heute eine Krankheit, war früher keine) zeigen.

Auch kommen durch ein verbessertes medizinisches Verständnis viele Dinge in den Blick, die früher einfach unbeachtet oder zumindest medizinisch unbeachtet waren. Wer gegen Tuberkulose und Vitaminmangel in einer Gesellschaft kämpfte, deren Mitglieder im Durchschnitt etwa 50 Jahre leben, für den waren die heutigen Volkskrankheiten Übergewicht und Bluthochdruck keine Probleme. Nicht viel anders dürfte es um die narzisstische Persönlichkeitsstörung, die Bulimie, die maligne Hysterie und die Zwangsneurose bestellt gewesen sein im Kontext eines 14-Stunden-Tages auf dem Bauernhof oder im Bergwerk. Bei einer 38,5-Stunden-Woche, nahezu unendlich viel Freizeit und einem Überangebot an unbewerteten Informationen gibt es viele Borderline-Persönlichkeiten, Zwangskranke und ess- und narzisstisch gestörte Menschen. Gab es diese Erkrankungen also früher nicht? – Gab es früher Adipositas und Hypertonie? ...

Fassen wir zusammen: Es ist eine Frage der Gesellschaft, der Definition und des Kenntnisstandes der Medizin, wer als Patient bezeichnet wird und welche Diagnose er bekommt. Hieraus jedoch auf die Willkürlichkeit, Unwissenschaftlichkeit oder völlige Beliebigkeit von Patientenstatus oder Diagnose zu schließen, wäre völlig verkehrt. Diagnostische Kategorien ändern sich mit unserem Wissen über Krankheiten. Man sollte zuweilen reflektieren, dass sich zwar unsere Kategorien ändern, nicht jedoch die Kranken.

Die Psychiatrie ist ein Fach der Medizin, und mit ihren Patienten verhält es sich nicht viel anders als mit den Patienten sonst auch. Einen Sonderstatus haben sie nicht. Vielleicht sind sie nicht die einfachsten Patienten und vielleicht nimmt ihre Zahl auch eher noch zu.

Was dem Orthopäden der Tennisellenbogen, dem Gynäkologen die IVF, dem Chirurgen die Darmverkürzung bei Adipositas oder dem Urologen die Potenzprobleme der 40-Jährigen sind, das sind dem Psychiater die Beziehungskrisen, Erschöpfungs- oder Überforderungssyndrome. Da die Welt komplexer wird, dürften auch die Probleme, die die Menschen mit ihr haben, eher zunehmen. Hierauf habe ich erst kürzlich in meinem Beitrag *Ambulanz für Klonierungsprobleme* Bezug genommen, ohne zu ahnen, dass die Wirklichkeit der Fiktion weit voraus ist, wie der Fall eines Kindes mit sechs – und doch gar keinen – Eltern zeigt. Ein kinderloses Paar beschließt, die moderne Reproduktionsmedizin in Anspruch zu nehmen. Man sucht und findet eine Spenderin für Eizellen und einen Samenspender, erzeugt eine befruchtete Eizelle, findet eine Leihmutter (mitsamt einem toleranten Freund), und das Kind hat sechs Eltern, noch bevor es geboren wird. Zwei biologische, zwei, die es wollen, und zwei, die es austragen. Die Geschichte endet hier leider nicht, denn die Beziehungskrise und Scheidung der Eltern, die den Produktionsprozess des Kindes in Gang gebracht haben, führte dazu, dass diese sich nicht mehr für das Kind zuständig fühlten. Die leiblichen und die austragenden jedoch auch nicht. So hatte das Kind bei der Geburt unversehens gar keine Eltern, wie ein Gericht zwischenzeitlich befunden hatte. Dass dieses Beispiel keineswegs unüberbietbar ist, zeigt die mancherorts von Gerichten zu klärende Frage, ob jemand ein Recht darauf hat, wegen einer Behinderung getötet worden zu sein. Hierbei geht es wohlgemerkt nicht um die Frage der Euthanasie, also um das Recht darauf, bei unheilbarer Krankheit, sicherem nahen Tod und unerträglichen Schmerzen getötet zu werden. Nein, es geht hier um die Frage, ob jemand, der sich bester Gesundheit erfreut, ein Recht darauf hat, einen anderen zu verklagen, der ihn lege artis hätte töten müssen, weil in utero durchgeführte diagnostische Prozeduren das Vorliegen einer Erkrankung anzeigten. Der Kläger klagt also darüber, dass er fälschlicherweise existiert. Da der Kläger in aller Regel zu jung ist, um die Klage vorzubringen, tun dies seine Eltern für ihn. Wer würde bezweifeln, dass die mit Sicherheit zunehmende Zahl von Kindern mit derartigen zivilisationsbedingten Vorgeschichten uns Psychiatern künftig nicht ein weites Betätigungsfeld eröffnete?

Nicht nur im Hinblick auf Zivilisationskrankheiten und die klassischen psychiatrischen Erkrankungen, sondern auch in Bezug auf gesunde »Patienten« unterscheidet sich die Psychiatrie wenig von der übrigen Medizin. Wir haben uns längst daran gewöhnt, dass Sportmediziner und Schönheitschirurgen gesunde Menschen zu optimieren versuchen. Dass manche Kollegen bei »kosmetischer Psychopharmakologie« noch verängstigt reagieren, ist im Grunde nicht verständlich, denn »kosmetische Psychotherapie« (also Psychotherapie nicht für Kranke, sondern für Gesunde, die es sich leisten können und wollen) gibt es längst und wird nicht selten von genau den verängstigten Kollegen, zumindest mit ökonomischem Erfolg, betrieben. Halten sie die Psychopharmakologie insgeheim für gefährlicher, weil für wirksamer?

Psychotherapeutische Kompetenz muss, vereint mit psychiatrischer Kompetenz, gepflegt, weitergetrieben und gelehrt werden. Wir müssen lernen, mit den Erfahrungen des Patienten *und* seinen Neurotransmittern zu arbeiten und das eine nicht zu vernachlässigen, wenn wir das andere tun. Entscheidend ist letztlich, dass den Patienten rasch und nachhaltig geholfen wird.

Übrigens: Ob die Patienten in Zukunft noch so heißen werden, ist ungewiss: Vielleicht behandeln wir demnächst »Klienten«, »Betroffene«, »Psychiatrieerfahrene«, »mental health care consumers« oder schlicht »Kunden« bzw. »Geschäftspartner«. In den USA zumindest hat das Wort »Patient« bereits weitgehend ausgedient. Hierzulande jedoch zeigen Umfragen, dass es die Patienten selbst sind, die am liebsten so genannt werden wollen. Man wird also abwarten, und es ist nicht auszuschließen, dass in Zukunft einmal die Kunden Suizid begehen oder die Klienten fixiert werden, weil es mit dem Konsumieren der Psychiater nicht optimal geklappt hat.

Die Psychiater

Hand aufs Herz: Wir wissen, dass die Psychiater nicht nur zu den am schlechtesten bezahlten Medizinern, sondern auch zu denen mit der höchsten Suizidrate gehören. Wir wissen auch (und leiden darunter), dass Psychiater einen schlechten Ruf haben: Sie haben zwei linke Hände und gelten als etwas fauler und langsamer im Kopf als der Durchschnitt. Es sei hier keineswegs behauptet, dass dies so sei, fest steht jedoch, dass diese Meinung unter Medizinern verbreitet ist. Dies hat so lange nicht geschadet, wie es Studenten gab, die aus Interesse am Menschen studiert und aus Verzweiflung über irgendeinen Sachverhalt – von den gesellschaftlichen Verhältnissen im Allgemeinen bis zur »Apparatemedizin« im Besonderen – letztlich in der Psychiatrie Zuflucht fanden. Getragen von hohen Idealen, gleichgesinnten Kollegen und vielleicht auch manchmal niederen Meinungen über die übrige Medizin, waren selbst üble Demütigungen durch Kollegen benachbarter Fachrichtung nicht geeignet, sie vom Pfad der Ausbildung abzubringen.

Die Medizin ist unattraktiv geworden. Die Zahl der Studienanfänger ist in Deutschland zwar noch konstant oder steigt sogar (wie beispielsweise in Ulm in diesem Wintersemester), in den USA sinkt sie jedoch bereits deutlich, und dies kann man nach dem Abbau des aufgrund der Beschränkungen noch vorhandenen Rückstaus hierzulande auch erwarten. Die fertigen Mediziner gehen nach abgeschlossener Ausbildung keineswegs mehr automatisch in das Krankenhaus und die Weiterbildung, sondern in die Industrie, in die Wirtschaftsberatung für Arztpraxen oder in andere randständige, aber profitablere Bereiche. Die Zeiten, in denen die Außendienstmitarbeiter der Pharma-Firmen weniger verdienten als die Ärzte, die sie besuchten, sind vorbei. Man füge noch die öffentliche Diskussion um das seit Jahren kränkelnde Gesundheitssystem und die medienwirksamen Skandale um manche schwarzen Schafe unter den Ärzten hinzu, und es wird deutlich, dass der Beruf des Arztes längst nicht mehr die Attraktivität hat, die ihm früher zugemessen wurde.

Sind Ruf und Beruf des Arztes überhaupt schon heftig angeschlagen, so steht es um den Psychiater noch deutlich schlechter.

Die Medien sind halbwegs zuverlässig, wenn sie über Herzkrankheiten oder Krebs berichten; Dokumentationen über die Psychiatrie hingegen gleichen regelmäßig Horrorfilmen. Allen Bemühungen zum Trotz ist die Psychiatrie nach wie vor mit einem Stigma behaftet, und es bedarf einer guten Portion Idealismus, um als Psychiater nicht zu resignieren. Diesen Idealismus besaßen, wie oben bereits angedeutet, durchaus manche der Berufsanfänger vor 20 Jahren. Es waren nicht selten Querköpfe, die es mit der Psychiatrie aufnahmen, aber Querköpfe mit hohen Idealen und guten Vorsätzen. Was immer aus diesen Idealen wurde, aus den Querköpfen wurden zumindest Psychiater, die irgendwann heirateten, sich niederließen, ihre Schulden abzahlten und ihren Beruf (was mittlerweile aus den Idealen wurde, sei nicht weiter vertieft) weiter ausübten. Kurz: Es gab einen Mechanismus, der dazu führte, dass automatisch aus manchen jungen Ärzten Psychiater wurden.

Einen solchen Mechanismus gibt es nicht mehr; die Weltverbesserer sind ausgestorben. Stattdessen wurde die Weiterbildung so verändert, dass der 26-jährige Kandidat (gerade im Begriff, eine Familie zu gründen) etwa zusätzlich DM 1.000 im Monat für Zusatzqualifikationen durch Wochenendseminare aufbringen muss, deren Inhalte mitunter weder evidenzbasiert noch verfassungskonform sind. Die Zeiten der Ärzteschwemme, in denen sich jedes Landeskrankenhaus an der polnischen Grenze vor AiPlern nicht retten konnte, sind vorbei. Es gibt Nachwuchssorgen in unserem Fachgebiet, und es wird höchste Zeit, dass wir etwas unternehmen.

Im Grunde wäre alles ganz einfach. Die Neurobiologie ist neben der Genetik derzeit der spannendste Zweig nicht nur in den Lebens-, sondern in den gesamten Naturwissenschaften. Psychiatrie verhält sich zur Neurobiologie wie Innere Medizin zur Biochemie. Es geht in der Medizin dabei jeweils um wesentlich mehr als in dem entsprechenden Grundlagenfach. Gefragt ist die kreative Anwendung von allgemeinen Erkenntnissen auf den einzelnen Fall. Dazu müssen die Grundkenntnisse nicht nur vorhanden sein, sondern sie müssen auch so in die Medizin eingebettet werden, dass aus ihnen ganz konkrete Handlungsanweisungen ableitbar sind. Nun sind sowohl die Neurobiologie als auch deren klinische Umsetzung ungemein interessant, spannend, hilfreich und wirksam, so dass man im Grunde keine Mühe haben sollte, junge Menschen für diese Aufgabe zu begeistern. Da das Aufgabengebiet mittel- bis langfristig eher größer als kleiner und das Wissen kurz- bis mittelfristig deutlich größer wird, kann man auch die Gefahr der Arbeitslosigkeit getrost vergessen.

Wenn wir es nicht schaffen, die Psychiatrie in dieser Weise positiv darzustellen und den Facharzt für Psychiatrie als etwas Interessantes und Befriedigendes, was sich nach der Approbation anzustreben lohnt, wird es in einigen Jahrzehnten keine Psychiatrie mehr geben, weil es keine Psychiater mehr geben wird. Die heutige Generation der Psychiater, besonders diejenige, die an Universitäten für den medizinischen Nachwuchs zuständig ist, hätte dann versagt.

Die Gedanken

Es wurde oben bereits angedeutet: Die Psychiatrie befindet sich wissenschaftlich betrachtet etwa auf dem Stand, den die Innere Medizin vor etwa 100 Jahren erreicht hatte. Es gab damals die Chemie und in Anfängen die Biochemie, es gab die Physiologie, aber kaum richtige Pathophysiologie. Es gab Analgetika, aber keine Theorie der Nozizeption, es gab die Infektionslehre, aber keine Antibiotika. Von einigen Mythen vergangener Jahrhunderte hatte man sich verabschiedet, wobei unzählige und gegenüber dem Fortschritt der Wissenschaft offenbar immune Ausnahmen (Neuraltherapie, Homöopathie, um nur zwei Beispiele zu nennen) die gefundenen Regeln bis heute keineswegs bestätigen. Besonders wichtig sind in der Phase des Übergangs Leitbilder bzw. Modelle, die beispielhaft zeigen, wie Medizin im Prinzip zu funktionieren hat. Was hiermit gemeint ist, mag das folgende Beispiel verdeutlichen. Praktisch jeder Mediziner lernte in den vergangenen Jahrzehnten bereits in der Vorklinik, dass es eine Punktmutation im Gen für das Hämoglobin gibt, die zu einem »falschen« Protein führt, das die Sichelzellanämie verursacht. Auch lernte man, dass dieses Gen bei heterozygoten Trägern vor Malaria schützt und deshalb in der schwarzen Bevölkerung Zentralafrikas verbreitet ist. Warum mussten wir dies lernen? – Ganz gewiss *nicht* deswegen, weil unter Malaria oder Sichelzellanämie hierzulande viele Menschen leiden. Der Grund war vielmehr, dass man hier ein Modell einer molekularen Krankheit hatte, deren Pathophysiologie vom Gen zum Symptom geklärt war und die als Richtschnur gelten konnte für weitere entsprechende Bemühungen in anderen Bereichen. Nicht »das ist alltagsrelevant« war die Botschaft (und mancher Student beschwerte sich darüber, dass man nicht mehr über Erkältungskrankheiten oder Kopfschmerzen erfuhr), sondern »so sieht Medizin, zumindest prinzipiell, aus«. Dieses Modell wurde wohlgemerkt lange vor der Ära des *Human Genome Project* propagiert und erst Jahrzehnte später durch die Möglichkeiten der Genforschung und der Proteinforschung (genomics und proteomics) zumindest in Ansätzen eingeholt. Obwohl die praktische Umsetzung dieses Modells in der Medizin auf breiter Front noch immer nicht erfolgt ist (und wahrscheinlich wird es noch ein Weilchen dauern), war es wichtig und bildete gewissermaßen den Rahmen, innerhalb dessen sich Medizin in Forschung und Praxis abspielte.

Mit der Einführung des »Diagnostic and Statistical Manual of Mental Disorders«, 3rd edition (DSM, dritte Auflage), im Jahr 1980 wurde auch in der Psychiatrie mit Mythen aufgeräumt. Es sollte klar werden, um es mit Jaspers zu formulieren, was man weiß, wie man es weiß und was man nicht weiß. Durch die Forderung nach evidenzbasierter Therapie wurde zudem dafür gesorgt, dass auch im Bereich der Psychiatrie wirksame Therapieverfahren die Oberhand gewannen, wenn auch die Ausnahmen leider noch zahlreich sind.

Welche Modelle seelischer Erkrankungen gibt es? – Auf Engel geht das *bio-psycho-soziale Modell psychischer Krankheit* zurück, d.h. die Auffassung, dass seelisches Leiden weder rein seelisch noch rein biologisch noch rein sozial zu verstehen ist. Dies war vor mehr als zwei Jahrzehnten sicherlich ein Fortschritt und trug dazu bei, zwischen den sich bekämpfenden dogmatischen Schulen der »biologischen« Psychiater, der Sozialpsychiater und der vor allem psychotherapeutisch arbeitenden Kollegen zu vermitteln. Das Modell war aber im Grunde gar keines, sondern nur eine Leerformel, denn es fehlte an konkreten Beispielen. Diese missliche Situation hat sich geändert: Wir wissen, dass und wie die Biologie des Gehirns auf die Psychologie, d.h. unsere subjektiven Erfahrungen, wirkt, und wie die Erfahrungen umgekehrt die Biologie beeinflussen. Wir haben das Modell der Flusskrebse, deren Serotoninsystem nach einer einzigen sozialen Interaktion völlig umgekehrt reagiert. Auch wissen wir, dass bei Leseschwäche ein »Mikroverdrahtungsdefizit« im Bereich derjenigen Faserbündel vorliegt, die links-frontale mit links-temporalen Arealen verbinden, also normalerweise für eine Integration von wahrgenommenem und gesprochenem Wort sorgen. Wir wissen weiterhin, dass diese »Mikropathologie« je nach sozialem Kontext unbemerkt bleibt (nämlich in Italien, wo es für die etwa 30 Phoneme genau so viele Weisen gibt, sie zu schreiben) oder zu einem Defizit führt (nämlich in England, wo man 44 Phoneme auf 1.120 verschiedene Weisen schreiben kann). Und wir können die Störung durch spezifisches Training mit digital verlangsamter Sprache zumindest teilweise beheben, wie durch Studien zur Neuroplastizität des Kortex nahe gelegt wurde. Es gibt Tiermodelle zur genetischen Vulnerabilität für Sucht, Netzwerkmodelle für Autismus und anatomische Verschaltungsmodelle für die Zwangsstörung, um nur wenige weitere wichtige Gedanken zu nennen, die den Ideenhorizont, in dem sich Psychiatrie in Forschung und Praxis abspielt, ausmachen können. Wir haben damit in der Psychiatrie gleich mehrere Äquivalente der internistischen Sichelzellanämie, die den Blick dafür schärfen können, wohin die Reise erst konzeptuell und irgendwann auch praktisch geht.

Das Ziel: Integration

Die Zukunft der Psychiatrie ist in mehrfacher Hinsicht mit dem Wort Integration zu charakterisieren. Bei der großen Zahl der Patienten, den diagnostischen und therapeutischen Möglichkeiten kann das Ziel im Hinblick auf die Praxis nur *Reintegration* lauten. Hier ist die Psychiatrie in den vergangenen 25 Jahren sehr weit gekommen, wurden doch mehr als 50% der vorhandenen Betten in diesem Zeitraum abgeschafft. Die Patienten, deren Zahl nicht ab-, sondern eher zugenommen hat, befinden sich zum großen Teil nicht mehr weit entfernt in großen Krankenhäusern, sondern sind in ihren sozialen Verbund reintegriert.

Aber nicht nur die Patienten müssen in die Welt reintegriert werden, auch die Psychiater. Wir sind Ärzte, die mit klaren Konzepten und naturwissenschaftlich begründeten Modellen kranke Menschen recht erfolgreich behandeln.

Hierzu sei eine Anmerkung gestattet: Man findet immer wieder die Meinung, dass der Psychiater therapeutisch machtlos sei, was dann mit dem Wort der Drehtürpsychiatrie belegt wird. Hierbei handelt es sich jedoch um Polemik derjenigen, die die Natur seelischer Störungen nicht kennen, sonst wüssten sie von derem häufig chronischen, phasenhaften oder schubförmigen Verlauf. (Warum spricht im Hinblick auf Dialysezentren eigentlich niemand von Drehtürnephrologie?) Würde man ein Maß dafür einführen, um wie viel Prozent gebessert der Zustand eines Patienten beim Verlassen der Klinik im Vergleich zur Aufnahme sich darstellt, so bin ich mir sicher, dass die Psychiatrie im Vergleich zu anderen Disziplinen sehr gut dastünde. Die Patienten kommen erregt, manchmal in Handschellen oder auf der Liege nach einem Suizidversuch und gehen nach Tagen bis Wochen aufrecht zur Tür hinaus, nachdem sie in aller Regel sozial, psychologisch und biologisch von einem Team aus Spezialisten für die jeweiligen Bereiche betreut wurden.

Auch die Gebäude und Institutionen, innerhalb derer Psychiatrie stattfindet, sollten besser integriert werden. Wer an einer Universitätsklinik mit Maximalversorgungsanspruch und -auftrag arbeitet, der vergisst leicht, dass es auch psychiatrische Settings gibt, in denen schon ein EEG Probleme macht, von einer CT oder MRT einmal ganz zu schweigen. Das vergangene Jahrzehnt brachte berufspolitische Entscheidungen, die der wissenschaftlichen Entwicklung zuwiderliefen: Warum, so muss man fragen, wurde nur in Deutschland ein neuer Facharzt für Psychotherapie eingeführt, wenn man bedenkt, dass im gleichen Zeitraum das Wissen um die Interaktionen von Geist und Gehirn stark zugenommen hat und die entsprechenden Modelle psychiatrischer Erkrankungen deutlicher denn je auf eine Integration therapeutischer Strategien verweisen? Warum muss man Abrechnungsmodalitäten einführen, die es den Kollegen geradezu verbieten, integrativ (d.h. psychologisch und biologisch) zu arbeiten? Warum wurde das in den neuen Bundesländern vor der Wende praktizierte Modell der integrativen Nervenheilkunde nicht stärker strukturbildend für die ganze Republik herangezogen? (Das Argument, die Kollegen hätten keine gute Medizin ge-

macht, ist – davon konnte ich mich immer wieder selbst überzeu-
gen – falsch.) Warum muss es neben der DGPPN auch noch die
DGN und die DGP geben? Und warum hiervon abgegrenzt den
BVDN? Warum muss die Diskrepanz zwischen der Arbeit der
niedergelassenen Kollegen, die zur Hauptsache Neurologen und
Psychiater sind und in deren ganz praktischem Alltag die Spal-
tung dieser Fächer noch nie viel Sinn gemacht hat, und den Vertretern an den Universitäten (die oft nur über ihre Anwälte miteinander reden) so groß sein? Warum schaffen es die Internisten,
den gemeinsamen Facharzt aufrecht zu erhalten und erst danach
die Differenzierung in Kardiologie und Gastroenterologie vorzunehmen, wohingegen Neurologen und Psychiater sogar die (in
manchen Ländern ja bereits erfolgte) Abschaffung nur eines Jahres der Weiterbildung im jeweils anderen Fach ernsthaft diskutieren? Haben die Erkrankungen von Herz und Darm mehr Gemeinsamkeiten als die von Gehirn und Geist?

Die Zukunft der Psychiatrie könnte faszinierend, breit, tief
und spannend sein. Ob es dazu kommt, wird nicht unwesentlich
davon abhängen, inwieweit es uns gelingt, die Psychiatrie und
die Nervenheilkunde gleichsam neu zu erfinden und integrativ
vorzugehen. Arbeit gibt es genug. Spezialisierung sollte es geben
– Dogmatismus, Sektierertum und Kämpfe um das Ego einzelner
nicht.

Nervenheilkunde und Nervenarzt

Gelegentlich plaudere ich mit einem Engländer oder Amerikaner
über meine Tätigkeit als Mitherausgeber der *Nervenheilkunde*.
Dabei kommt es dann immer wieder zur gleichen Wortfindungs-
störung (»I am the editor of – hmmm«), gefolgt, wie bei Wortfin-
dungsstörungen üblich, von einem Umschreibungsschwall (»a
journal of neurology and psychiatry, with a name that cannot be
properly translated, well, litterally ›nerve-healing-knowledge‹,
an old German term for neuropsychiatry, that symbolizes the
unity of both fields« etc.). Aber warum auch soll es mir besser
gehen als dem Herausgeber des *Nervenarztes* mitsamt all den
Kollegen, die diese Berufsbezeichnung tragen?

Manchmal schließt sich hier eine Diskussion über den Sinn

oder Unsinn der Weiterbildungsordnungen verschiedener Länder oder Kulturgemeinschaften an. Das Problem ist immer das gleiche: Die Medizin ist längst zu komplex geworden, als dass einer alleine noch alles überblicken könnte. Man kommt also um Spezialisierung nicht herum. Krank ist aber in aller Regel der ganze Mensch, meist in komplexer Weise, woraus folgt, dass jede Unterteilung der Medizin in Fachgebiete die Gefahr birgt, dass man eben nicht, modern platonisch geredet, *Nature at its joints* schneidet, sondern irgendwie willkürlich. Da man gerade in jüngster Zeit wieder über neue Modelle bei Weiterbildung und Spezialisierung nachdenkt, seien einige einfache Gedanken zur Zerschneidung der Medizin gewagt.

Wir leben zweifellos in einer Zeit, in der das medizinische Wissen auf historisch beispiellose Weise anwächst. Dies erfordert eine zunehmende Spezialisierung, was sich nicht nur in Fachärzten für medizinische Informationsverarbeitung (bereits geschehen) oder Intensivmedizin (geplant) äußert, sondern auch in der Subspezialisierung nach der Weiterbildung: Man ist nicht mehr nur einfach Internist, sondern Gastroenterologe oder Kardiologe. Zugleich macht die medizinische Praxis einen breit ausgebildeten Arzt notwendig, einen Allgemeinpraktiker, der alles im Blick hat. Im Spannungsfeld von High-Tech-Medizin einerseits und allgemeinem Überblick andererseits, so kann es scheinen, bleibt der »ganz normale Facharzt« zwischen Spezialisierung und ganzheitlicher Versorgungspraxis gelegentlich auf der Strecke.

In diesen Argumentationsstrudel ist auch der Nervenarzt, gerade im letzten Jahrzehnt, geraten. Er wurde aufgeteilt in Neurologie, Psychiatrie und psychologische Medizin. Es gibt zudem Bestrebungen, die Spezialisierung im Bereich der Psychiatrie durch zusätzliche Fachgebiete, beispielsweise für forensische Psychiatrie oder Liaisonpsychiatrie etc., sowie durch die Abschaffung des obligaten Jahres Neurologie für Psychiater und des Jahres Psychiatrie für Neurologen noch weiter zu treiben.

Dieser Trend steht in sonderbarem Kontrast zur Theorie und zur Praxis: Zu keiner Zeit wurde mehr über den Zusammenhang von Gehirn und Geist in Erfahrung gebracht als im vergangenen Jahrzehnt des Gehirns, und nach wie vor bilden sich nicht wenige Kollegen zum Doppelfacharzt für Psychiatrie und Neurologie (also den alten Nervenarzt) weiter.

Der Trend zur Trennung von Psychiatrie und Neurologie ist
durchaus international (wenn es auch den neu erfundenen »rein
psychologischen Mediziner« nur bei uns gibt): Ein neulich aus
den USA nach Ulm zu einem Besuch gekommener Psychiater erzählte, wie es auf der anderen Seite des großen Teichs auf einer
Akutstation zugeht: Für zwölf Patienten hat man drei Stunden
Zeit. Das reicht gerade mal für Akutsymptomatik und die Eck-
daten von Anamnese und Sozialstatus. Zusätzliche Untersuchungen wie CT, EEG oder Lumbalpunktion sind indiskutabel,
weil zu teuer, auch beispielsweise bei psychotischen Erstmanife-
stationen. Körperliche Untersuchung? – Nein; aber dafür neu-
erdings wieder mehr Gegenübertragungsanalyse (weil von der
Weiterbildungsordnung so gewünscht; vielleicht auch, so könnte
man böswillig vermuten, weil billiger). Ein obligates Jahr Neurologie für Psychiater (und das entsprechend Umgekehrte) gibt es
in den USA ebenso wenig wie in der Schweiz, so dass der Neuro-
loge bei jeglichem »Verdacht auf Psyche« den Psychiater und der
wiederum bei »V.a. Gehirn« den Neurologen hinzuzieht. Bei feh-
lender Weiterbildung im jeweils anderen Fachgebiet kann jedoch
schon der Dialog aufgrund des Fehlens einer gemeinsamen Sprache Schwierigkeiten bereiten, wie mir Kollegen aus anderen Ländern immer wieder berichten. Muss das so sein?

Ein Blick auf die Innere Medizin lehrt, wie man dort mit dem
seit bereits längerer Zeit bestehenden Problem der Wissensflut
und Spezialisierung, wie mir scheint, vernünftig umgegangen ist.
Es gibt keinen Facharzt für Herz, Lunge, Leber oder Nieren, sondern zunächst resultiert die Weiterbildung im Facharzt für Innere
Medizin. Das ist auch gut so, denn viele Krankheiten beschränken sich bekanntlich nicht auf ein Organ. Erst *nach* einer Ausbildung zum Facharzt für die gesamte Innere Medizin erfolgt, wenn
man will, die weitere Spezialisierung zum Kardiologen,
Pneumologen usw. Die Internisten haben es also geschafft, trotz
der Wissensflut auf ihrem Gebiet und trotz der Tatsache, dass sie
mit vielen Organen konfrontiert sind, die Einheit ihres Fachs zu
bewahren.

Das haben sie den Nervenheilkundlern voraus. Obwohl Neurologen und Psychiater sich um *ein und dasselbe* Organ – das
Gehirn – kümmern, sind Neurologie und Psychiatrie schon lange
getrennt. Dies mag historische Gründe haben, *inhaltlich* macht

es weniger Sinn, als beispielsweise die Trennung von Nephrologie und Kardiologie machen würde, die im Hinblick auf den Facharzt gerade *nicht* erfolgt ist, sondern erst *nach* diesem einsetzt. Die Folge im Bereich der Nervenheilkunde ist, dass immer weniger klar ist, wer sich eigentlich um welche Krankheit kümmert, wie sich nicht nur an den Demenzen (Psychiater, Neurologen oder Neuropsychologen?), Depressionen und Angsterkrankungen (Psychiater, psychologische Mediziner oder gar klinische Psychologen?), Zwangserkrankungen und Ticstörungen (Psychiater oder Verhaltensneurologen?), um nur einige Beispiele zu nennen, zeigt, sondern auch an der mittlerweile unüberschaubaren Anzahl von Fachgesellschaften, Interessengruppen und Publikationsorganen (ganz zu schweigen von den mancherorts statthabenden unnötigen und schädlichen »Grabenkämpfen«). Die Situation ist im Grunde unerträglich: Für immer die gleichen sehr häufigen Störungen im Bereich des Zusammenhangs von Gehirn mit Erleben und Verhalten sind (bzw. erklären sich) die verschiedensten »Spezialisten« zuständig.

Man kann sich dabei des Eindrucks nicht erwehren, dass die Standespolitik gelegentlich weniger von sachlichen Gesichtspunkten geleitet wird als vielmehr von Macht, Geld und persönlichen Eitelkeiten, was manchmal gerne mit dem Hinweis auf »historisch gewachsene Besonderheiten der deutschen Situation« (und damit die Notwendigkeit idiosynkratischer Lösungen) verschleiert wird. Muss das so weitergehen?

Noch beneiden uns die Amerikaner um das Neurologie-Pflichtjahr für Psychiater (und das Psychiatrie-Pflichtjahr für den Neurologen), und sie beneiden uns nicht um den Facharzt für psychotherapeutische Medizin (man versteht anderswo gar nicht, was das sein soll). Könnten wir nicht aus der Geschichte und von anderen medizinischen Disziplinen lernen?

Die Fakten sind klar: Unser theoretisches Wissen über die Zusammenhänge von Erleben und Verhalten einerseits und neuronalen Prozessen andererseits war nie größer und wächst täglich weiter. Kartesianische Dichotomien (vom Schlage »endogen versus neurotisch«) wurden offiziell mit guten Gründen abgeschafft, und schließlich belegen die entsprechenden Therapiestudien, dass es gerade die Kombination psychologischer und biologischer Verfahren ist, die in den meisten Fällen am besten wirkt.

Die Erkrankungen des Gehirns sperren sich gegen eine Eintei-
lung in grob- versus feinneurologische ebenso wie in solche der
Hardware und solche der Software. Wir sind dabei, alte Dogmen, mit denen tief greifende Teilungen gerechtfertigt wurden,
über Bord zu werfen, Mauern einzureißen und Gräben zuzu-
schütten. Das ist auch gut so und äußert sich bereits jetzt in prag-
matischeren und vor allem wirksameren Behandlungsstrategien.
Man mag einwenden, dass die meisten niedergelassenen Nervenärzte auf eher psychiatrische oder eher neurologische Erkrankungen spezialisiert sind. Dazu zwingen sie jedoch eher die ökonomischen Realitäten von Psychotherapiestunden bzw. Geräte-
auslastung, nicht hingegen die Realität der Krankheiten und am
allerwenigsten die Realität der Kranken. Die Internisten zeigen
uns, wie man einen »großen« Facharzt behalten und dennoch
Spezialisierung erreichen kann. Geschichte, Tagespolitik und Ei-
telkeit beiseite: Ist es nicht an der Zeit, über eine fünfjährige
Basisausbildung zum Cerebrologen (für diejenigen, denen »Nervenarzt« zu altbacken klingt) mit anschließender Spezialisierung
in Neurologie oder Psychiatrie nachzudenken? (Ebenso wie der
Internist nicht »Facharzt für Innere Medizin und Pharmakotherapie« heißt, sollte man sich auch in der Nervenheilkunde den
Verweis auf bestimmte Therapieformen in der Fachgebietsbe-
zeichnung sparen.)

Man mag weiterhin einwenden, dass der Austausch zwischen
Neurologen und Psychiatern mancherorts Schwierigkeiten bereitet und das »Nadelöhr« in der psychiatrischen Weiterbildung
darstellt, gibt es doch mehr Weiterbildungsstellen für Psychiater
als für Neurologen. Man sollte jedoch diesen Austausch nicht
mit dem Argument abschaffen, das Klopfen von Reflexen
brächte dem Psychiater nichts. Man sollte vielmehr darüber reden, wo die »Austauschkollegen« sinnvoll einzusetzen sind, was
u.a. auch heißen könnte, dass die Kollegen aus der Neurologie
nicht, wie landauf landab üblich, auf den psychiatrischen Akut-
stationen eingesetzt werden, sondern auf Reha-, Psychosomatik-
oder Psychotherapiestationen, weil das Tagesgeschäft des Neurologen weniger die akuten Psychosen und mehr die chronischen
psychischen Effekte neurologischer Krankheitsbilder beinhaltet.
Kurz, man sollte hier mehr miteinander darüber reden, was sinnvoll ist. Dass damit zuweilen gerade die Vertreter der so genann-

ten »sprechenden Medizin« (nebenbei: dieser Begriff ist etwa so sinnvoll wie »operative Chirurgie« oder »unverheirateter Junggeselle«) ihre Probleme haben, entbehrt nicht einer gewissen Ironie.

Neben der Genetik ist die Neurobiologie derzeit der spannendste Wissenschaftszweig. Dies wird Auswirkungen auf die Medizin haben, im Sinne der Patienten hoffentlich bald. Es gilt, die Herausforderung einer angewandten Neurowissenschaft als großes Fach neben Innerer Medizin und Chirurgie anzunehmen und den Psycho- und Neuro-Urwald gründlich von »historisch gewachsenem« Wildwuchs zu befreien. Mit Blick auf die sinkende Attraktivität der Psychiatrie bei den Studenten, ihre schon immer geringe Wertschätzung bei den Kollegen aus der »Organmedizin« (nebenbei: ebenso sinnreich wie »sprechende Medizin«), die steigenden Kosten und zunehmende Effektivität neuropsychiatrischer Interventionsmethoden und nicht zuletzt die vielen verunsicherten Patienten können und sollten wir uns Aufsplitterung und die damit unvermeidlichen Grenzgefechte um Besitzstandssicherung nicht leisten. Wir brauchen vielmehr klare Linien, Geschlossenheit und eine positive Vision vom Cerebrologen, der Erleben und Verhalten primär ebenso gut kennt wie Neuronenverbände, kortikale Karten und Modulationssysteme und sich danach sekundär auf bestimmte Erkrankungsformen, Patientengruppen oder Therapieverfahren spezialisiert. Drei (oder noch mehr) Fachärzte für das Gehirn brauchen wir nicht. Solange wir sie haben, muss es in der Weiterbildung einen Austausch geben.

Das Konzept der Zeitschrift *Nervenheilkunde* wurde in diesem Geist vor 19 Jahren von einem Chirurgen, Herrn Prof. Dr. Dr. h.c. Paul Matis, dem damaligen wissenschaftlichen Leiter des Schattauer Verlages, und einem Neurologen, Herrn Prof. Dr. Dieter Soyka, entwickelt. Ihre Herausgeber versuchen seither aktiv, diesen sich bereits im Wort Nervenheilkunde ausdrückenden gemeinsamen Geist von Neurologie und Psychiatrie in publikatorische Praxis umzusetzen. Herr Kollege Soyka hat dies über mittlerweile nahezu zwei Jahrzehnte getan, und ich bin froh, mit ihm zusammen nun schon seit zwei Jahren ganz in diesem Sinne diese Arbeit fortzuführen.

Ambulanz für Klonierungsprobleme

Wir schreiben das Jahr 2033. Die Menschheit ist mehrfach
knapp an einem dritten Weltkrieg vorbeigeschrappt, der welt-
weite Aufstand von Küstenbewohnern gegen die USA konnte
nur durch heftige Zugeständnisse der derzeitigen US-Präsidentin
politisch gelöst werden. Dennoch ist nicht mehr zu ändern, dass
die Malediven längst unter der Wasseroberfläche liegen, die
Nordseeküste südlich von Bremen und Hamburg verläuft und
man Venedig nur im Rahmen von Tauchurlauben besichtigen
kann. Über den seit mehr als einem Jahrzehnt vollzogenen tief
greifenden Wandel in der Medizin wurde an dieser Stelle bereits
berichtet [17]. Heute soll ein zunehmend psychiatrische Ambulanzen betreffendes Problem diskutiert werden, das unserem Be-
rufsstand einerseits noch viel Kopfzerbrechen bereiten, andererseits aber Arbeitsplätze sichern wird. Es geht um die psychosozialen Folgen reproduktiver Klonierung.

Nachdem um die Jahrtausendwende zunächst in England und
bald darauf auch in Deutschland und den USA die politischen
Weichen für eine therapeutische Stammzellenforschung gestellt
worden waren [10, 15], war es nur noch ein kleiner Schritt zur reproduktiven Klonierung. Eine Gruppe italienischer Wissenschaftler um Severino Antinori hatte dies bereits 2001 im Rahmen einer am NIH durchgeführten Konferenz angekündigt und
kurze Zeit später die ersten Erfolge verbucht [11]. Pressemittei-
lungen von Menschen mit drei Eltern gehörten zum Alltag [7]
und seit etwa dem Jahr 2005 wurde das Klonieren unfruchtbarer
Eltern als therapeutische Alternative zur Adoption und anderen
reproduktionsmedizinischen Leistungen gesehen. Da das Klonieren immer günstiger wurde, zahlten auch bald die Kassen.

Kurze Zeit später waren Vereine gegründet worden, die das
Klonieren hoch angesehener Persönlichkeiten als ihr Ziel ver-
folgten, nach dem Motto: »Warum neue Kombinationen von
Genen riskieren, wenn wir auf Bewährtes zurückgreifen können?« – Seit dem Jahr 2001 gab es bereits Firmen und Anwalts-
kanzleien, die sich auf die rechtlichen Probleme der Klonierung
von Menschen spezialisiert hatten [12]. Da immer wieder Versuche unternommen worden waren, bedeutende Persönlichkeiten

gegen deren Willen zu klonen, lassen seit mindestens zwei Jahrzehnten praktisch alle Personen des öffentlichen Lebens, Politiker, Pop-Stars, Schauspieler etc., ihre DNA beim DNA-Copyright-Institute (DCI) in San Francisco schützen. Bereits 1992 hatte Larry Miller damit begonnen, für 10 Dollar Copyright-Zertifikate des genetischen Codes von Personen zu erstellen und auszugeben, um entsprechendem Missbrauch vorzubeugen [12]. Berühmte Persönlichkeiten gingen später dazu über, sich biologisch von ihrer Fangemeinde abzuschirmen, denn ein paar abgeschilferte Epithelzellen nach einem Händedruck, ein Haar oder ein Rest Speichel an einem leeren Trinkglas genügten, um aus der jeweils vorhandenen DNA einen Menschen zu klonen. Vom amerikanischen Präsidenten Bill Clinton wird behauptet, dass seine Leibwächter bei einem Irlandbesuch sein benutztes Guiness-Glas hinterher kauften, um zu verhindern, dass seine DNA in falsche Hände gelange [12]. Am meisten Befürchtungen hatten in dieser Hinsicht Schauspieler, Sängerinnen und Models, deren Fangemeinden unter der Hand Millionen für klonierungsfähiges Zellmaterial boten.

Nachdem diese rechtlichen Schwierigkeiten illegalen Klonierens durch entsprechende Gesetze und harte Strafen im Griff waren, wurde das Klonieren – das Wort war bereits lange zu einem Umgangswort geworden [16] – zur Alltäglichkeit. Wir gewöhnten uns daran, gelegentlich einer Familie zu begegnen, in der der Sohn oder die Tochter dem Vater oder der Mutter aus dem Gesicht geschnitten war.

Die eigentliche Geschichte der Spezialambulanzen an psychiatrischen Kliniken ist rasch erzählt: Nachdem es etwa um die Jahrtausendwende zu einem regelrechten Boom gekommen war – Spezialambulanzen für Essstörungen, Zwangsstörungen, Sexualstörungen, Mobbing, Eifersuchts- und Gedächtnisprobleme, zu viel oder zu wenig Selbstbewusstsein, Sucht (selbstverständlich getrennt nach Suchtstoff), zuviel Internetgebrauch (getrennt nach Provider und Computermarke) – und Patienten, die versuchten, die passende Ambulanz aufzusuchen, zur bösen Behauptung Anlass gaben, das Auffinden der richtigen Ambulanz mache die Diagnose überflüssig, kam es bald danach zu einer Gegenbewegung: Man besann sich wieder darauf, dass Menschen mit Problemen im psychischen Bereich zunächst einmal *einen* Ansprechpartner brauchen, der ihnen zuhört und dann seinerseits die richtige Diagnose stellt und therapeutische Entscheidungen fällt. Ökologisch bewusste Psychiater schafften Spezialambulanzen nicht zuletzt auch aus dem Grund ab, um die Briefköpfe der Kliniken kürzer zu gestalten und damit pro Arztbrief mindestens eine Seite (und damit jede Menge Bäume) zu sparen.

In der jüngeren Vergangenheit allerdings häuften sich die Besuche psychiatrischer Ambulanzen durch Familien mit einem geklonten Familienmitglied, in denen es aufgrund des stattgehabten Klonens zu psychosozialen Spannungen kam. Aufgrund der Besonderheit und Komplexität der Phänomene entschloss man sich daher an vielen Krankenhäusern, Spezialambulanzen erneut einzurichten, und zwar nur für Probleme im Zusammenhang mit der Klonierung. Da der Tatbestand an sich klar definiert war, ergaben sich keine Probleme von Irrläufern, wie man dies Jahrzehnte früher von Depressiven in Demenz- oder Zwangssprechstunden gekannt hatte. Derzeit überlegt man, ob eine eigene Subspezialisierung des Facharztes – Psychiater mit Zusatzbezeichnung »Psychosoziale Klonierungsprobleme« – nötig sei, ähnlich der, die vor einigen Jahrzehnten für Forensik und Gerontopsychiatrie eingeführt worden war. Zur Illustration seien ein paar Kasuistiken aus der Literatur sowie aus dem Ulmer Zentrum für Seelische Gesundheit kurz vorgestellt.

Die historischen Wurzeln entsprechender Kasuistiken reichen mehr als drei Jahrzehnte zurück [8]. Else [14] beschrieb damals das Syndrom der fragilen Kindheit (312.654.988.00007 Fragile Childhood Syndrome, vgl. DSM-XXIII-R-WT, S. 2468 [6]; nicht ganz identisch mit ICD-17, F93.765.987 [18]; vgl. [9]) anhand des folgenden Falles. Tom und Margie, beide um die 40, hatten sich nach fünfzehnjähriger kinderloser Ehe für das reproduktive Klonen entschieden und waren aufgrund der Stabilität ihres psychosozialen Hintergrundes (beide berufstätig, Angehörige der oberen Mittelklasse, bei guter Gesundheit, Hausbesitzer, Bausparvertrag etc.) eines der ersten Ehepaare, bei dem reproduktives Klonieren durchgeführt wurde. Der Sohn Dominik war das Ebenbild von Tom und zunächst verlief alles wie erwartet und die Familie war glücklich.

Ein Jahr nach der Geburt bekam die Mutter jedoch Probleme mit ihren Gefühlen dem Sohn gegenüber: Sie fühlte sich an Dominik nicht recht gebunden, er sehe gar nicht so aus wie sie. Gewiss hatte sie dies aufgrund der Umstände seiner Erzeugung erwartet, nun sei sie jedoch von dem Phänomen überwältigt. Eine mehrjährige Psychotherapie half ihr, mit diesen Problemen fertig zu werden. Sie lernte zu verstehen, dass auch bei normalen Schwangerschaften die Leibesfrucht manchmal ganz dem Vater ähnlich sehen kann und dass solche rein ästhetischen Gesichtspunkte für die Gefühle der Mutter irrelevant sein sollten.

Der Vater Tom hatte das gegenteilige Problem. Als der Junge fünf Jahre alt wurde, konnte er es nicht mehr ertragen, dass ihm der Bub praktisch sein eigenes Spiegelbild jeden Tag vorhielt. Tom war zu sehr, zu eng und zu häufig mit sich selbst konfrontiert und verkraftete diese Form der Selbsterfahrung zunehmend nicht mehr. Seine Reaktion bestand darin, auf jede nur erdenkliche Weise die Kindheit seines Sohnes von seiner eigenen abzuheben. Dies ging bis ins Absurde: Tom hatte seinen Vater nie gemocht, der ihm immer das Sammeln von Briefmarken hatte beibringen wollen. Deswegen hasste Tom Briefmarken und sein Sohn sollte es besser haben. So kaufte er ihm schon zum dritten Geburtstag eine Märklin-Eisenbahn und versuchte, Dominik für das Eisenbahnspielen zu begeistern. Der aber hatte für das Hobby seines Vaters absolut nichts übrig …

Am schlimmsten war für Tom, wenn Margie mit Dominik schimpfte: Er selbst hatte früher immer wieder von seiner Mutter Schimpfe erhalten und fühlte nun jedes etwas zu laute Wort, das seine Frau an den Sohn richtete, selber mit. Schließlich war er es doch, der die Schimpfe bekam, denn der Kleine, das war schließlich er. Tom hatte dies mit Margie auch schon mehrfach zu besprechen versucht. Margie war jedoch der Auffassung, dass der Junge durchaus Erziehung und eine starke Hand brauche. Wenn er schon als Vater diesen Part nicht übernehmen könne oder wolle, weil er kindheitsgeschädigt sei, so müsse sie dies übernehmen. Ohne jegliche Führung und Korrektur würde das Kind ja richtungslos verlottern. Was immer Margie tat, sie konnte es also nur falsch machen. Schimpfte sie mit ihrem Sohn, zuckte der Vater zusammen, schimpfte sie nicht, hatte sie ein schlechtes Gewissen.

Man könnte nun meinen, dass der Sohn in Anbetracht der reflektierten und fürsorgenden Eltern eine schöne Kindheit verbringen würde. Dem war jedoch nicht so. Dominik hatte schlichtweg die Nase voll. Ihm waren die Umstände seiner Entstehung immer wieder erzählt worden und bereits mit vier Jahren hatte er alle erdenklichen diesbezüglichen existentiellen Fragen mit seinen Eltern durchdiskutiert. Im Alter von fünfeinhalb Jahren war er nur noch gelangweilt und machte alles bewusst anders als sein Vater. Der war ein eher schüchterner, intellektueller Typ, so dass Dominik Machosprüche und ein entsprechendes Verhalten an den Tag legte, wann immer es möglich und geeignet oder auch unmöglich und ungeeignet war.

Drei Ulmer Fälle aus der vergangenen Woche entsprachen etwa diesem Schema und wurden entsprechend als Syndrom der fragilen Kindheit (nach ICD) diagnostiziert. Man hat gelernt, mit derlei Problemen umzugehen, sind sie doch Teil des klinisch-psychiatrischen Alltags. Keineswegs liegen jedoch alle Fälle so einfach. Mechthild und Hans beispielsweise kamen zusammen mit ihrer Tochter Jennifer, in die sich Hans im Rahmen seiner Midlife-Crisis verliebt hatte. Hans fühlte sich zu Jennifer hingezogen, sie war so attraktiv wie seine Frau vor 25 Jahren, nur kannte sie ihn noch besser als seine Frau ihn damals kannte, was bei ihm zu einem überwältigenden Gefühl von Vertrautheit führte, welches ihm seine Frau niemals hatte geben können. Diese wiederum war stolz und gekränkt zugleich, denn ihr Mann verliebte sich ja nochmals in sie, aber nur um den Preis, dass er sich von ihr, ihr selber, abwandte. Die Tochter, bildhübsch und blond, hatte nach den Angaben des zuständigen Assistenzarztes in den Persönlichkeitsfragebögen das gleiche histrionische Profil wie die Mutter und genoss das Spiel mit ihren beiden Eltern sichtlich. Die Mutter jedoch musste wegen zunehmender Suizidalität (war das nicht der einzige Ausweg, den Weg frei zu machen für ihren Mann und ihre Tochter?) auf eine geschlossene Station aufgenommen werden.

Ein anderer Fall ist Brigitte, die sich mit ihrem Sohn Robert vorstellte, der durch Klonierung ihres Exmannes Paul vor 22 Jahren das Licht der Welt erblickt hatte. Bald nach der Geburt kam es wegen einer Affäre von Paul zur Trennung, wobei das Gericht wegen Pauls Unzuverlässigkeit Brigitte das Sorgerecht für den kleinen Robert zugesprochen hatte. Robert wurde im Laufe des Heranwachsens seinem Vater immer ähnlicher und Brigitte wurde das Schürzenjägertum ihres Sohnes leid.

Anders als von ihrem Mann konnte sie sich von ihrem Sohn jedoch rechtlich nicht trennen und hatte noch dazu das alleinige Sorgerecht. Als ihr Sohn nun mit seiner schwangeren Freundin zu Besuch war und seiner Mutter beim Sonntagnachmittagskaffee eröffnete, das Kind sei durch Klonierung aus einer Zelle seines Unterarmes entstanden, erlitt Brigitte einen Nervenzusammenbruch: Der Gedanke, dass es sich bei Exmann, Sohn und Enkel letztlich um den gleichen Menschen mit den ihr unerträglichen Charaktereigenschaften handelte, war zu viel. Sie wurde mit psychotisch anmutenden Derealisationserlebnissen notfallmäßig in die Klinik gebracht.

Auch dieses dritte Beispiel zeigt damit auf, dass die Bandbreite menschlicher Reaktionen begrenzt ist und keineswegs mit der Bandbreite reproduktionsmedizinischer Möglichkeiten automatisch zunimmt. Auf dem ersten Kongress für Probleme des Klonens der Gesellschaft für phänomenologisch-dialektische Ganzheitsanthropologie wurde erst kürzlich darauf hingewiesen.

Die Deutsche Forschungsgemeinschaft ist daher in jüngerer Zeit bemüht, Projekte aus dem Bereich der psychosozialen Klonierungsproblematik selektiv zu fördern. Nur durch eine Intensivierung diesbezüglicher Forschungsbemühungen, so ein Sprecher, würde man zukünftig in die Lage versetzt sein, derartigen Problemen rational zu begegnen. Die Bundesdirektorenkonferenz plant, durch Ersetzen einiger Lehrstühle für Molekularbiologie bzw. Informatik durch Lehrstühle für Philosophie dem teilweise abhanden gekommenen Verständnis existenzieller Fragen wieder Breite und Tiefe zu verleihen. Bei derzeit ungebrochenem Trend zum reproduktiven Klonieren (jedes 3. Kind entsteht derzeit auf diese Weise) sind diese Bemühungen überfällig. Wir können nur hoffen, dass den Psychologen, Psychiatern und Philosophen etwas einfällt!

XI. Evolution

Heidegger, Chili und das Wesen der Schärfe

Der Philosoph Martin Heidegger (1989–1976) war und ist noch immer bekannt dafür, dass er den Dingen so richtig auf den Grund ging. Egal, ob es nun um Wahrheit [5] oder Freiheit [3] oder das Wesen des Grundes selber ging [2, 4], er verstand es, die jeweilige Frage so zu drehen und zu wenden, dass das richtige und klare Verständnis eben dieser Frage schon die halbe Antwort darstellte. Die richtige Frage war für ihn schon die halbe Antwort, und der Argumentationsweg zur Antwort seinerseits war fast schon die ganze Antwort. Er stellte selbst der Gesamtausgabe seiner Arbeiten das Motto »Wege, nicht Werke« voran und bestand auf dem Fehlen von Registern, die die Auffindbarkeit von so etwas wie Fakten suggerierten, die es doch seiner Meinung nach in der Philosophie gar nicht gab, weswegen nur ein Dummkopf ein wirklich philosophisches Werk mit einem Register versehen könne. Entsprechend soll er auf die Frage, warum er sein Hauptwerk *Sein und Zeit* nicht fertig geschrieben habe, geantwortet haben, dass Denkende aus dem Fehlenden nachhaltiger lernen würden. (Und es bliebe nachzutragen: Auf Hitler angesprochen, soll er gesagt haben: »Wer groß denkt, muss groß irren.«)

Wenn auch die Arroganz dieses Philosophen vielleicht nur durch seine Altgriechisch-Kenntnisse übertroffen wurde, so muss man ihm doch lassen, dass er das richtige Fragen und damit das Hinterfragen von Fragen wie kaum ein anderer zu einer Kunst des Philosophierens erhoben hat. Dabei kommt es fast immer darauf an, erst einmal die richtigen interessanten Fragen zu formulieren. Philosophen haben in dieser Hinsicht seit alters den Bogen raus: Warum gibt es überhaupt etwas? Was heißt »sein«? Oder: Wie kann ich überhaupt etwas wissen? – Auf solche Fragen muss man erst einmal kommen!

Auch Naturwissenschaftler stellen Fragen: Gibt es das Higgs-Boson? Wie groß ist die Zahl der Gene des Menschen? Warum starben die Dinosaurier aus? Gibt es Leben anderswo in unserem Sonnensystem, in anderen Sonnensystemen? – Selbst vermeintlich große Fragen wie diese wirken neben den zuvor genannten philosophischen Fragen recht bescheiden. Gerade Fragen nach dem Wesen von etwas, also warum es so ist, wie es ist oder – noch schlimmer – warum es etwas überhaupt gibt, scheinen außerhalb des Bereichs der Naturwissenschaft zu liegen.

Der Schein jedoch trügt! Auch der Naturwissenschaftler fragt nach dem Wesen der Dinge oder gar nach dem Grund von deren Existenz. Ganz ähnlich wie beim Philosophieren besteht die Antwort nicht selten in der richtigen Frage bzw. ist die richtige Frage auch hier schon die halbe Antwort.

Zur Verdeutlichung sei ein Beispiel angeführt, das uns vielleicht bislang eher selten Kopfzerbrechen gemacht hat und sich insofern von beispielsweise der ersten oben gestellten Frage (mit der sich Parmenides herumschlug) nicht unterscheidet: Warum ist Chili scharf?

Reife Früchte schmecken gut, sind gesund und stellen eine wesentliche Nahrungsquelle nicht nur für den Menschen dar. Es gibt sie, obgleich es für Pflanzen einen enormen Aufwand darstellt, sie hervorzubringen. Pflanzen wiederum tun dies nicht, um uns und vielen anderen Tieren einen Gefallen zu tun. Vielmehr stellen Früchte ein cleveres Distributionssystem für Pflanzensamen dar: Sie werden von Tieren gegessen und durchwandern deren Verdauungstrakt, währenddessen die Tiere die Landschaft durchwandern. Bei Abschluss der erstgenannten Wanderung fällt der Pflanzensamen samt einem kleinen Häufchen Dünger weit weg vom Ausgangspunkt zur Erde und lohnt der Pflanze die Investition in die Frucht. Früchtelose Pflanzen müssen sich auf den Wind verlassen und ohne Dünger auskommen.

Dies alles macht verständlich, warum es süße Äpfel und Birnen, Himbeeren und Kirschen gibt. Auch Erbsen und Bohnen, Kürbisse und Gurken funktionieren im Wesentlichen nach dem gleichen Prinzip. Sie halten für den Verteiler wichtige Nährstoffe bereit und dieser wiederum übernimmt die Ausbreitung der Art.

Wie aber, so kann man fragen, kann es dann Früchte geben, die so scheußlich schmecken, dass sie keiner essen mag? Um erst gar nicht Probleme idiosynkratischen Geschmackserlebens (Präsident Bush senior mag keinen Broccoli, mein Sohn mag keine Tomaten etc.) aufkommen zu lassen, kann man die Frage auch auf erwiesenermaßen ungenießbare Pflanzen beschränken. Ein Prototyp hierfür sind Chilifrüchte (Capsicum). Diese reifen fleischigen Chilifrüchte enthalten Capsaicin, einen Stoff, für den erst kürzlich ein Rezeptor gefunden wurde [1], und der bei Säugetieren die Empfindung von Brennen verursacht. Gewiss, in ganz geringen Dosen kann diese Empfindung zum Reiz (sic!) einer Mahlzeit beitragen, aber der Genuss von rohen Chilifrüchten liegt jenseits dessen, was Tiere sowie Menschen ohne sophistizierte Kochkunst ertragen können. Wie also, so lautet jetzt unsere Frage, kann es Chilifrüchte geben, wenn es sie eigentlich gar nicht geben dürfte? Die Investition in eine Frucht lohnt sich für eine Pflanze nur, wenn die Frucht auch gerne gegessen wird und dadurch die Samen verteilt werden. Wenn die Frucht aber nicht gerne gegessen und damit nicht verteilt wird, dann lohnt sie sich nicht und hätte auch gar nicht entstehen dürfen. Gut aussehende, scharfe, fleischige Chilifrüchte dürfte es also im Grunde aus evolutionärer Sicht nicht geben. Es gibt sie aber weltweit, diese niedrig wachsenden Pflanzen mit den gelben oder roten, kleinen, schrecklich scharfen Früchten, die für uns ungenießbar sind.

Dieses Rätsel um die Chilifrucht wurde vor einigen Monaten durch die folgende empirische Studie aufgeklärt [7]. Laboruntersuchungen hatten zunächst gezeigt, dass das in Chilifrüchten enthaltende Capsaicin zwar Säugetiere, nicht jedoch Vögel vom Verzehr abschreckt. Man stellte daher die Hypothese auf, dass Chilifrüchte Säuger durch ihre Schärfe vom Verzehr abhalten, damit ihre Verbreitung auf effizientere Weise erfolgen kann. Werden Chilifrüchte nicht von Säugern gefressen, erhöht sich die Wahrscheinlichkeit, dass sie durch Vögel verzehrt werden, was den Pflanzen bei der größeren Reichweite von Vögeln (Fliegen ist besser als Wandern) einen Vorteil bezüglich der Verbreitung verschaffen sollte.

Um diese Überlegung zu testen, wurden eine bestimmte Chilipflanze einer bestimmten Sorte (Capsicum annuum var. glabriusculum) im südlichen Arizona für insgesamt 146 Stunden mittels Videokamera genau beobachtet. Man wollte schlicht und einfach wissen, wer sie frisst und damit für ihre Verbreitung (und damit wiederum für ihre evolutionäre Fitness) sorgt, ob es Säuger oder Vögel sind. Es stellte sich heraus, dass Chilifrüchte praktisch ausschließlich von Vögeln (zu 72% von einer bestimmten Art) verzehrt werden, nicht jedoch von kleinen Mäusen und Ratten. Um dies noch genauer zu testen, wurden die Vögel, Mäuse und Ratten von der Chilifutterstelle ins Labor gebracht

und mit Chili, einer Chilimutante, die kein Capsaicin enthält, sowie einer Beerenart gefüttert. Die Vögel aßen alles, wohingegen
die Mäuse und Ratten die Beeren sowie einige der nicht scharfen
Chilifrüchte und keine der scharfen Chilifrüchte verzehrten.

Die Autoren untersuchten daraufhin den Einfluss des Essers
auf das Auskeimen der Samen der nicht scharfen Chilipflanze
(da ja nur diese von allen drei Spezies überhaupt gegessen
wurde). Hierbei zeigte sich, dass die von Mäusen und Ratten verzehrten Chilisamen nicht auskeimten, wohingegen die von den
Vögeln gegessenen Samen dies ebenso gut taten wie Kontrollsa-
men, die direkt von der Frucht eingepflanzt wurden. Dies klapp-
te auch mit den Samen scharfer Chilipflanzen.

Zu guter Letzt wurde noch gefunden, dass die Vögel die Chilisamen auch noch genau da fallen lassen, wo es für die Samen
besonders günstig ist: In der Nähe bzw. unter anderen von Vögeln verbreiteten Pflanzen, in deren Schatten sich die Chilipflanzen besonders wohl fühlen.

Die Autoren kommentieren ihre Ergebnisse wie folgt: »Die
hier beschriebene Capsaicin-vermittelte Verteilung von Chilifrüchten ist unseres Wissens der erste Hinweis darauf, dass direkte Abschreckung durch eine reife Frucht die Wechselwirkungen zwischen Pflanzen und Tieren beeinflussen kann.« [7]

Und was geht uns das an?

Erstens zeigt diese Untersuchung, dass nicht nur die Philosophie, sondern auch die Naturwissenschaft vom richtigen Fragen
profitiert. »Warum ist Chili scharf?«, ist zwar nicht ganz so radi-
kal wie »Warum gibt es überhaupt etwas?«, aber für den Anfang
(eines Beweises meiner These) auch gar nicht so schlecht!

Zweitens vermittelt das Beispiel einen Eindruck von der Komplexität evolutionärer Entwicklungen. Säuger entwickeln einen
Rezeptor, der durch Hitze aktiviert wird, so dass ihr Nervensystem besser zur Schadensmeldung (und damit -begrenzung) geeignet ist. Dies wird von Pflanzen ausgenutzt, um ihren Samen besser zu verteilen.

Drittens wird deutlich, dass es sich bei der Empfindung der
Schärfe um eine weitere eigenständige Qualität handelt, die in
den bekannten fünf Geschmacksqualitäten nicht vorhanden ist
[6]. Gibt es also sechs primäre Geschmacksqualitäten oder legen
wir fest, dass die Aktivierung eines Rezeptors für Hitze mit Ge-

schmack nichts zu tun hat? Eine solche Festlegung wäre sicherlich nicht nur nach Meinung der Mexikaner und Taiwanesen willkürlich, sondern würde auch dem Sprachgebrauch (»it tastes hot«) in manchen Sprachen zuwider laufen (»these chillies really taste hot«, meint, dass sie wirklich scharf schmecken).

So wird viertens unser Empfinden nicht nur von der Molekularbiologie, sondern auch von der Verhaltensforschung zuweilen eines Besseren belehrt. Über die Implikationen für philosophische Debatten zur Natur der Qualia und zur Unhintergehbarkeit von Empfindungen – also letztlich zum Verhältnis von Gehirn und Geist – mag sich jeder seine eigenen Gedanken machen.

Busen und Gehirn

Warum haben Frauen einen Busen? – Weil das Männern gefällt, die daher entsprechende Frauen zur Paarung wählen, so dass entsprechende Gene an die Folgegenerationen weitergegeben werden. Die Antwort greift zu kurz, denn man muss sofort fragen, warum Männer ein solches Verhalten entwickelt haben. Bei anderen Primaten kommen hervortretende Brüste nicht vor: Die weiblichen Vertreter der Schimpansen, Gorillas, Orang-Utans und anderer näherer Verwandter der Spezies *homo* weisen keinen Busen auf. Man(n)/Frau kommt mit Brustwarzen aus, die sich wie beim Mann (oder Männchen) auf der flachen Brust befinden, praktisch ohne Erhebung (jedenfalls ohne die Erhebung durch eigens dafür eingelagertes Fett). Die menschliche weibliche Brust (und zwei erst recht!) ist zunächst einmal eine unnötige Ansammlung von Unterhautfettgewebe; energetisch kostspielig, beim Rennen (und nicht nur da) hinderlich und funktionell scheinbar ohne Belang. Wie konnte dieses Merkmal evolutionär entstehen?

Erste Randbemerkung: Erst durch den Vergleich mit anderen Arten wird die Frage überhaupt so richtig interessant! Man käme ja ehrlicherweise gar nicht auf sie. Gerade durch den Vergleich gerät sie in den Blick.

Die Frage nach der phylogenetischen Entstehung der weiblichen Brust beim Menschen lässt sich umformulieren: Welcher Mechanismus ist dafür verantwortlich, dass es die weibliche

Brust gibt, obwohl sich zunächst aus evolutionsbiologischer Sicht gute Gründe dafür anführen lassen, dass es eine hervortretende weibliche Brust nicht geben sollte?

Eine der Antworten von Evolutionsbiologen lautete etwa wie folgt (vgl. [9]): Die Fähigkeit zum Gebären korreliert bei Frauen mit der Weite des Beckens, denn aufgrund der beim Menschen besonderen Größe des Gehirns nahmen Geburtskomplikationen bei Beckendeformitäten zu. Bei unseren Verwandten, den Schimpansen oder Gorillas, fallen die Babys gleichsam bei der Geburt völlig problemlos aus der Gebärmutter heraus, denn es gibt keinen besonders umfangreichen Kopf, der sich durch das Becken zwängen müsste. Die Schwierigkeiten bei der Geburt von Menschen sind eine Evolutionsfolge: Der aufrechte Gang macht das Benutzen der Hände für komplexe Aufgaben möglich. Hierzu braucht man wiederum ein großes Gehirn, das dummerweise bei der Geburt durch genau den Apparat hindurch muss, der den aufrechten Gang ermöglicht: das weibliche Becken. Wird es zu breit, wird die Geburt einfacher, das Laufen aber instabiler. Nicht nur Marilyn Monroe litt unter einem habituell insuffizienten Musculus gluteus medius und daher einer beim Gehen schwankenden Horizontalachse des Beckens. Wird es zu eng, geht es mit dem Laufen gut, aber das Gehirn passt nicht mehr durch den Geburtskanal, kann daher nicht größer werden, was wiederum den Vorteil des aufrechten Gangs (und damit seine Notwendigkeit überhaupt) zunichte macht. Bei Frauen liegt damit ein, wie der Ingenieur sagen würde, Optimierungsproblem vor, das durch die Form ihres Beckens (nicht zu groß und nicht zu klein) jeweils gelöst ist.

Zweite Randbemerkung: Dies ist nicht die einzige Erklärung für die nur beim Menschen zu beobachtende Problematik einer schwierigen Geburt (vgl. [10], S. 197 ff. und die dort genannte Literatur).

Ein heiratsfähiges Männchen tut daher gut daran, sich eine Frau mit prallem rundem Gesäß auszusuchen, denn dieses signalisiert Gebärfähigkeit. Daher kam es im Laufe der Evolution zur Entwicklung einer entsprechenden Verteilung des Unterhautfettgewebes bei Frauen um die Hüften (und ein ganzer Industriezweig, die Kosmetikindustrie, hat diesen ganz normalen Sachverhalt zur Krankheit »Zellulitis« erklärt, für die ebenso teure

wie wirkungslose Mittelchen angeboten werden). So weit, so
gut, aber was hat dies mit den weiblichen Brüsten und der dazwischen liegenden Vertiefung, dem Busen (im strengen Sinn des
Wortes), zu tun?

Hier kommt der Sachverhalt der Mimikry ins Spiel. Im Jahre
1862 publizierte der Engländer Henry W. Bates eine Arbeit über
brasilianische Schmetterlinge. Er hatte beobachtet, dass für Vögel ungiftige Arten von Schmetterlingen anderen Arten, die giftig
für Vögel waren, sehr ähnlich sahen, und daraus geschlossen,
dass die ungiftigen Schmetterlinge im Laufe der Zeit ihr Äußeres
so verändert hatten, dass sie den giftigen immer stärker ähnelten.
Sie ahmten diese nach, um den Räubern gegenüber zu signalisieren: Ich bin auch giftig und daher nicht genießbar. Neben dieser
defensiven Form von Mimikry (nach ihrem Entdecker auch Ba-
tessche Mimikry genannt) gibt es auch aggressive Mimikry (der
Kuckuck beispielsweise ähnelt Raubvögeln und vertreibt durch
diese Erscheinung die brutpflegenden Eltern, in deren Nest er
dann seine eigenen Eier legt) sowie Automimikry, die sich auf
Nachahmung innerhalb der gleichen Spezies bezieht: So verfügen bei vielen Bienen- und Wespenarten die Männchen über keinerlei Verteidigungswaffen, ähneln jedoch den mit Stacheln aus-
gestatteten Weibchen in hohem Maße und signalisieren damit
Abwehrbereitschaft. Nach Morris sind die weiblichen Brüste
nichts als eine Art von Mimikry innerhalb des gleichen Organismus. Ihre Form erinnert an die Form des Gesäßes und signalisiert daher ebenso wie dieses eine gute Gebärfähigkeit.

Der die Frau von vorne betrachtende Mann erkennt auf diese
Weise sofort deren Gebärfähigkeit und handelt entsprechend.
Dies wiederum sorgt für die Verbreitung der Gene (genau genommen: der Allele der entsprechenden Gene) für entsprechende
weibliche Körperformen. Diese sind damit letztlich das Produkt
aus der menschenspezifischen Vergrößerung des Primatenge-
hirns mit den Folgen für den Geburtsvorgang und daraus ent-
standener Notwendigkeit zur Werbung für die eigene Fitness.
Die weibliche Brust ist damit eine, wenn auch sehr indirekte,
Folge der Gehirnentwicklung des Menschen.

Dritte Randbemerkung: Diese Überlegungen klingen sehr eigenartig: Die Frau trägt eine Abbildung ihres Gesäßes vor sich
her, um reproduktive Fitness anzuzeigen? – An Absurdität (und

man möchte hinzufügen Geschmacklosigkeit) kaum zu überbieten. Manche halten solche Argumente jedoch für plausibel. Treffen sie zu? Die Antwort auf diese ketzerische Frage lautet ehrlicherweise zunächst: Man weiß es nicht. Evolutionsbiologische Überlegungen sind nicht unbedingt wahr oder falsch, sondern zunächst einmal plausibel oder unplausibel. Ihre Stärke oder Schwäche zeigt sich nicht zuletzt daran, inwieweit sie zu einer besseren Ordnung bekannter Phänomene dienen, neue Phänomene vorhersagen (die dann auch beobachtet werden) oder zu Experimenten Anlass geben. Man spricht hier statt vom Wahrheitsgehalt vom so genannten heuristischen Wert einer Idee (um das Wort »Theorie« nicht zu verwenden, das in vieler Hinsicht zu inflationär gebraucht wird).

Nach einer kürzlich publizierten Überlegung der Londoner Anthropologin Gillian Bentley (vgl. [8]) lautet die Antwort jedoch gänzlich anders. Man betrachtete hierzu die Geometrie eines säugenden Affen- und Menschenkindes (vgl. Abb. 46). Der Affenschädel besitzt einen hervorstehenden unteren Gesichtsschädel bzw. eine fliehende Stirn mit entsprechend dazwischen liegenden Nasenlöchern. Eine solche Anordnung erlaubt das Säugen von einer flachen Brustwand, wie sie bei der Affenmutter vorliegt. Ganz anders liegen die Verhältnisse beim Menschenkind. Das deutlich größere »frontalisierte« Gehirn des Säuglings führt zu einer völlig anderen Geometrie des Gesichtsschädels mit prinzipiell flach-senkrechter Anordnung von Mund, Stirn und damit auch Nase. Würde ein Säugling an einer wie beim Affen flachen Brustwand saugen, liefe er Gefahr zu ersticken. Mund und Nase in einer Ebene sind ungünstig, wenn man den Mund an die Brust der Mutter drückt, um auf diese Weise für einen guten luftdichten Abschluss zwischen Lippen und Brustwarze zu sorgen. Je besser man trinken kann, desto eher läuft man Gefahr, keine Luft mehr durch die Nase zu bekommen. Das Affenbaby hat dieses Problem nicht: Die Nase liegt wegen des fliehenden Schädels in einigem Sicherheitsabstand vom Mund, und das Saugen und das Atmen können sich so gegenseitig nicht stören.

Die Lösung des Problems beim Menschen: Wenn der Mund nicht zur Brust gebracht werden kann, ohne dass es zu Atemproblemen kommt, dann muss eben die Brustwarze zum Mund gebracht werden. Die hervortretende weibliche Brust ist damit eine

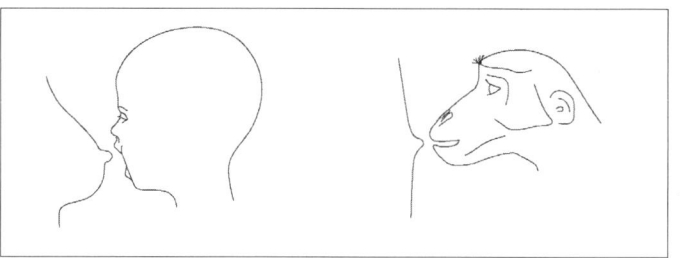

Abb. 46 Schematische Darstellung des trinkenden Säuglings beim Menschen und Affen. Man stelle sich den menschlichen Säugling vor, der an der Brust einer Affenmutter trinkt. Es ist leicht sichtbar, dass er Probleme beim Atmen bekommen könnte.

direkte Anpassung an die Gehirnentwicklung: Je größer das Gehirn des Säuglings und je flacher damit das Gesicht im Laufe der Evolution wurden, desto mehr bedurfte es einer hervortretenden Brust. Die weibliche Brust ist damit nichts weiter als eine geometrische Notwendigkeit zur Sicherstellung der Atmung beim trinkenden Säugling.

Vierte Randbemerkung: Interessant, aber stimmt's? Zunächst sind diese Überlegungen nicht weniger oder mehr plausibel als die obigen. Wer hat nun Recht? Aus evolutionsbiologischer Sicht ist dies nicht zu entscheiden. Es muss aber auch gar nicht entschieden werden, denn es ist durchaus denkbar, dass zwei völlig verschiedene »Evolutionsdrucke« ein Merkmal in dieselbe Richtung »drückten«. Die Metapher vom Evolutionsdruck hat allerdings selbst ihre Tücken, ebenso wie die der Nische, denn beides lässt sich nicht unabhängig vom Gedrückten bzw. vom Bewohner definieren, wodurch die mit diesen Begriffen arbeitenden Argumente nicht selten zirkulär (und damit leer) werden.

Wie auch immer die Evolutionsbiologie zur besonderen menschlichen Form der weiblichen Brust steht, interessant ist, dass sie mit dem ebenfalls spezifisch menschlichen großen Gehirn in Verbindung gebracht wird. Wer also argumentiert, dass so mancher Busen so manchen grundsätzlich immer nur um den Verstand bringt, der denke noch einmal genauer nach.

Verlobungsringe, Parasiten und Gehirne

Einem ungeschriebenen Gesetz der amerikanischen Kultur zufolge sollte der Verlobungsring mindestens etwa zwei Monatsge-
hälter kosten. Warum hält sich ein solcher Brauch in einer Gesellschaft, die ansonsten die Erledigung der unterschiedlichsten
Aktivitäten des Lebens ökonomisch optimiert (wenn man einmal
nicht eine extrem erfolgreiche manipulative Werbestrategie des
Diamanten-Konzerns DeBeers unterstellt)? Ein Diamant kostet
den Schenkenden viel, bringt jedoch der Beschenkten im Grunde
fast nichts; er ist damit das genaue Gegenteil einer vernünftigen
Investition. Warum gibt es so etwas, zumal gerade in dem Land,
das sich besonders auf das richtige Investieren zu verstehen
scheint?

Dieses Problem löst bei Biologen bis heute hitzige Diskussionen aus, gibt es doch im Tierreich viele Äquivalente zu solch vermeintlich unsinnigem Verhalten, die eine Erklärung fordern. Das
vielleicht berühmteste Beispiel stellt das Rad männlicher Pfauen
dar. Es ist vollkommen nutzlos und bringt dem Pfauenmann nur
Nachteile: Es kostet Energie, die Federn wachsen zu lassen, sie
mit sich zu tragen und zu erhalten. Es ist zudem schwerer, einem
Raubtier mit so viel Ballast zu entkommen. Da alle Lebewesen,
einschließlich ihrer Verhaltensweisen, Produkt der Evolution
sind, stellt sich die Frage, warum Pfauen mit großen, langen,
bunten Schwanzfedern evolutiv entstehen konnten bzw. warum
sie nicht längst ausgestorben sind. Allgemein lautet die Frage,
wie etwas scheinbar Nutzloses in der Natur überhaupt entstehen
kann.

Bekanntermaßen benutzen Pfauenmänner ihre farbenprächtigen Schwanzfedern, um ein Rad zu formen und mit diesem spek-
takulären Schauspiel Pfauenweibchen zu beeindrucken; Biologen haben festgestellt, dass dies auch tatsächlich funktioniert:
Pfauenfrauen paaren sich mit den Pfauenmännern, die die präch-
tigsten Schwanzfedern haben! – Denkt man etwas nach, so befriedigt diese Antwort jedoch nicht: Warum, so muss man fragen, haben Pfauenweibchen einen so seltsamen Geschmack? Wer
sich mit einem Männchen paart, dessen Gene einen offensichtlichen Nachteil mit sich bringen, setzt die eigenen Gene diesem

Nachteil ja auch aus und sorgt damit für eine geringere Überlebenswahrscheinlichkeit der Nachkommenschaft. Mit anderen
Worten: Ebenso wie mit großen, farbenprächtigen Schwanzfedern steht es mit der Vorliebe für dieselben: Beides sollte aussterben bzw. gar nicht erst entstehen, denn es bringt nur Nachteile
im Hinblick auf das Überleben.

Man muss dabei nicht einmal annehmen, dass alle besonders
schönen Pfauen aufgefressen werden. Es genügt schon die Annahme, dass das Wachstum der Federn und deren Herumtragen
Ressourcen binden, die ansonsten auf rascheres Wachstum und
damit raschere Reproduktion verwendet werden könnten. Die
Evolution würde somit automatisch für das sorgen, was man
heute gerne *lean capitalism* nennt, also für das Ausmerzen von
unnützen Eigenschaften und Verhaltensweisen.

Wenn dem aber so ist, warum singt dann das Nachtigall-
männchen und warum geben sich Nachtigallweibchen den besten Sängern hin? Warum sind manche männliche Käfer so bunt
(und damit für Vögel mit gutem Farbensehen ein buchstäblich
leichtes Fressen), warum haben Elchmänner riesig große, unför-
mige und nutzlose Geweihe oder die männlichen Tiere mancher
Affenarten eine sehr auffällige Gesichtsbehaarung? Warum gibt
es also in der Natur so viel vermeintlich Nutzloses?

Die Antwort der modernen Biologie auf diese Frage lautet
kurz zusammengefasst etwa so: Sexuelle Reproduktion läuft aus
bestimmten Gründen (deren Ausführung hier zu weit führen
würde; vgl. [14], [12]) in vielen Fällen so ab, dass Männchen um
Weibchen konkurrieren, und diese wiederum aus den Männchen
diejenigen zur Paarung auswählen, die am »fittesten« sind, also
die weiblichen Gene in der nächsten Generation am ehesten
weitergeben. Alle anderen Wahlstrategien sterben schlechter-
dings aus, d.h., ein Weibchen, das nicht wählerisch in Bezug auf
den Reproduktionspartner ist, wird weniger bzw. weniger fitte
Nachkommen haben; die Erbanlage hingegen, die Weibchen
wählerisch macht, wird langfristig zur genetischen Ausstattung
von Weibchen gehören. Männchen unterliegen daher nicht nur
dem Evolutionsdruck des »survival of the fittest«, sondern auch
der sexuellen Selektion, d.h. der Auswahl durch den Sexualpart-
ner, mit dem zusammen die eigenen Gene jeweils weitergegeben
werden.

Wie aber erkennt ein Weibchen die Fitness des Männchens? Es geht hier wohlgemerkt nicht unbedingt um das, was man in diversen Studios an Kraftmaschinen seinem Körper antut, sondern um genetische Fitness, die letztlich als Wahrscheinlichkeit definiert ist, mit der die Gene eines Organismus in den nächsten Generationen vertreten sind. Da in der Natur Lug und Trug an der Tagesordnung sind (vgl. [20]), haben es die Weibchen schwer, zwischen unfitten Angebern und tatsächlich fitten Männchen zu unterscheiden. Sie orientieren sich bei ihren Entscheidungen daher an so genannten Fitness-Indikatoren, die von Biologen in den vergangenen Jahren recht genau erforscht wurden.

Ein Fitness-Indikator ist eine Eigenschaft, die sich ein Männchen sozusagen leisten kann, gerade weil es vor Gesundheit und Kraft nur so strotzt, und die daher anzeigt, dass es ein genetisch besonders qualitativ hochwertiges Männchen ist. Auf das Beispiel des Pfauen übertragen heißt dies: Nur wer über besonders große Körperkraft, scharfe Sinneswahrnehmung, leistungsfähige Immunabwehr oder rasche Reaktionsgeschwindigkeit verfügt, kann sich eine bunte, übergroße Federpracht leisten. Sofern es also Variationen der Fitness männlicher Individuen in dieser oder anderer relevanter Hinsicht (oder irgendwelchen Kombinationen hiervon) gibt, ist es für das Pfauenweibchen sinnvoll, sich dasjenige Pfauenmännchen zur Reproduktion auszusuchen, das am verschwenderischsten mit seinen Ressourcen umgeht. Pfauenmännchen mit großem, buntem Rad und Pfauenweibchen mit einem Geschmack für großes, buntes Radförmiges werden daher langfristig fittere Nachkommen produzieren.

Diese Überlegung setzt voraus, dass es überhaupt individuelle Variationen der Fitness gibt. Warum, so lautet die Frage, sind nicht alle Individuen einer Art optimal an ihre Umgebung angepasst – schließlich ließ ihnen die Evolution ja offensichtlich lange genug hierfür Zeit? Auf die Pfauen übertragen lautet die Frage somit, warum nicht alle Pfauen kräftig sind, scharf sehen, Erkrankungen abwehren und rasch reagieren, wenn doch für die Weibchen genug Zeit war, bei der Paarung immer nur die fittesten Männchen zu wählen? Diese scheinbar einfache Frage – warum gibt es Unterschiede zwischen Individuen einer Art im Hinblick auf ihre Fitness – beschäftigt Biologen seit etwa zwei Jahrzehnten. Es gibt im Wesentlichen zwei Antworten: Mutationen und Parasiten.

Obgleich Organismen durch Mutation und Selektion entstanden sind, haben die meisten Mutationen einen ungünstigen Effekt, d.h. vermindern die Fitness eines Individuums. Damit eine Art langfristig erhalten bleibt, müssen spontan auftretende Mutationen irgendwie ausgemerzt werden, was in aller Regel durch eine Reduktion der Fitness, d.h. durch eine Verringerung der Fortpflanzungswahrscheinlichkeit, erfolgt. Wäre es nun nicht praktisch, wenn es eine Möglichkeit für weibliche Individuen gäbe, die Anzahl der Mutationen eines männlichen Organismus abzuschätzen? Damit dies möglich ist, wäre ein Organ zu bewerten, dessen Funktion möglichst komplex und durch das Zusammenspiel sehr vieler Gene bedingt ist, denn dann würde die Funktion dieses Organs ein sehr sensibles Maß für die Häufigkeit von Mutationen darstellen. Wie Miller [17] argumentiert, ist das menschliche Gehirn, für dessen Entwicklung die Hälfte aller Gene eine Rolle spielt und in dem etwa ein Drittel aller Gene exprimiert (d.h. funktional) sind, ein sehr geeigneter Kandidat für genau diese Rolle: Das Gehirn vermittelt wesentlich mehr Informationen über etwaige Spontanmutationen und damit die genetische Fitness eines Organismus als jedes andere Organ, denn seine Funktion ist von der Interaktion von weitaus mehr Genen abhängig. So betrachtet ist das Gehirn ein genauer Indikator genetischer Gesundheit, eine Art Achillesferse, die sehr genau anzeigt, wie fit ein Männchen tatsächlich ist. Gerade diese Eigenschaft der *offensichtlichen Anfälligkeit* macht das Gehirn und seine Leistungen damit zu einem sehr guten Fitness-Indikator.

Praktisch alle komplexeren Organismen wie Insekten, Reptilien, Vögel oder Säugetiere (und damit auch wir Menschen) sind nicht nur permanent von Spontanmutationen bedroht, sondern auch von Parasiten. Dieser Gedanke erscheint zunächst eigenartig, ist jedoch bei näherer Betrachtung nicht von der Hand zu weisen (vgl. hierzu [19]): Ganz gleich, ob Viren, Bakterien oder Würmer, Parasiten entwickeln sich parallel mit ihren Wirtsorganismen. Sie haben dabei einen rascheren Generationenwechsel und sind daher in evolutionärer Hinsicht (d.h. was ihre Fähigkeit zur Anpassung durch Mutation und Selektion anbelangt) schneller als ihre Wirte. Entwickelt eine Wirtspezies mithin eine Abwehrstrategie (ebenfalls durch Mutation und Selektion), so sind die Parasiten in aller Regel schneller mit ihren Gegenmaßnahmen,

denn sie reproduzieren sich viel schneller. Kurz, Parasiten sind ihren Wirten im Grunde immer voraus, weswegen sie für die Wirte
– analog zum ständigen Auftreten von Spontanmutationen – eine
permanente Bedrohung darstellen. Damit gilt, dass sich keine
Art eines größeren Organismus in einem evolutionären Gleichgewicht befindet, denn die einzelnen Individuen kämpfen beständig – *mit variablem Erfolg* – gegen die sie plagenden Parasiten.
Der große, bunte Federschmuck des männlichen Pfauen signalisiert, dass sein Träger relativ frei von Parasiten ist, denn Bandwürmer, Blutsauger, Bakterien und Viren hätten ansonsten die
Entwicklung des schönen Rades vereitelt. Pfauenfrauen mit Geschmack für große, bunte Räder geben ihre Gene damit eher an
abwehrstarke und somit parasitenärmere Nachkommen weiter.
Oder anders: Pfauenfrauen mit anderen ästhetischen Präferenzen waren evolutionsgenetische Sackgassen.

Wir haben gesehen: Ein wesentliches Merkmal von Fitness-Indikatoren stellt gerade ihre Nutzlosigkeit dar! Ebenso wie der
heiratswillige Mann seiner Verlobten durch einen teuren Ring
signalisiert, dass er sich solcherlei Verschwendung leisten kann
und damit auch für jahrzehntelange Unterstützung der Nachkommen gewappnet ist, zeigt der Elch mit dem besonders großen
Geweih, die Nachtigall mit dem besonders abwechslungsreichen
Gesang und der Pfau mit dem besonders großen, schönen, bunten Rad: Ich kann mir dies leisten, denn ich bin fit.

Beenden wir unseren Argumentationsgang mit dem folgenden
Gedanken: Viele Fähigkeiten des menschlichen Gehirns sind an
Nutzlosigkeit nicht zu überbieten. Warum, so kann man in unserem Zusammenhang fragen, gibt es Musik, Malerei, Tanz, elaborierte Sprache und Humor? Diese sehr menschlichen Tätigkeiten tragen nichts zum Überleben bei. Im Gegenteil! Wer singt,
tanzt, schwätzt oder gar blödelt, verschwendet mittelfristig bestenfalls Energie (die er für die Suche nach Nahrung oder einem
Geschlechtspartner aufbringen könnte) und wird ungünstigstenfalls kurzfristig Energielieferant eines hungrigen Raubtiers. Viele
menschliche Tätigkeiten bzw. Fähigkeiten des menschlichen Gehirns erscheinen somit im Prinzip überflüssig und nutzlos. Warum gibt es sie dann?

Nach den bisherigen Ausführungen fällt die Antwort auf diese
Frage nicht mehr schwer: Das Gehirn mit all seinen wundervol-

len Fähigkeiten und seinem verschwenderischen Umgang mit
Energie (25% dessen, was wir essen, wird von 2% unseres Körpers, dem Gehirn, verbraucht) ist das Produkt sexueller Selektion. Es stellt einen Fitness-Indikator dar.

Vielleicht noch ein Letztes: Diese Sicht der Dinge schließt keineswegs aus, dass unser Gehirn auch etwas nützt. Sie zeigt lediglich, dass man die Frage nach dem evolutionären Nutzen von
Merkmalen nicht übertreiben darf. Sexuelle Selektion kann – so
der hier vorgestellte Argumentationsgang – zur Entwicklung von
zunächst Nutzlosem führen. Dies war im Laufe der Evolution
mit hoher Wahrscheinlichkeit von größter Bedeutung. Betrachten wir hierzu folgendes Problem: Immer wieder kam es im Verlauf der Entwicklung der Arten zum Entstehen völlig neuer
Merkmale und Eigenschaften, und es ist vielfach schwer vorstellbar, wie die »Zwischenschritte« dieser Entwicklung überleben
konnten. Machen wir hierzu ein Gedankenexperiment (vgl. [17],
S. 170f): Es ist schwer vorstellbar, wie ein so kompliziertes Organ wie beispielsweise die Flügel eines Vogels aus den verküm-
merten Arm-Gliedmaßen der evolutionären Vorfahren der Vögel, der Saurier, entstehen konnte. Gewiss, man kann sich vorstellen, dass eine Mutation zu einem Hautlappen zwischen oberen Gliedmaßen und Oberkörper geführt hat. Es ist jedoch kaum
wahrscheinlich, dass dieser Protoflügel dem Träger schon das
Fliegen ermöglichte. Im Gegenteil, er kostete Energie und war
wahrscheinlich eher hinderlich. Nicht anders steht es um die Re-
sultate weiterer Mutationsschritte. Mutation und Selektion allein können somit das Überleben der vielen notwendigen Zwischenschritte bei der Evolution komplexer Merkmale bzw. Organe nicht plausibel machen. Hier kommt sexuelle Selektion zu
Hilfe. Man braucht nur anzunehmen, dass dieser Hautlappen
vielleicht dazu diente, die eigene Größe etwas zu übertreiben, um
damit ein potenzielles Weibchen zu beeindrucken. Gerade wenn
der Hautlappen völlig überflüssig war, bildete er einen guten Fitness-Indikator und bedingte damit eine weibliche Präferenz für
zunehmend große Hautlappen.

Sexuelle Selektion hat damit eine ähnliche Funktion wie Risi-
kokapital in einem Wirtschaftssystem: Sie fördert zunächst sinn-
lose Neuerungen, die sich später als Kern ganzer Wirtschaftszweige entpuppen können. Würde man immer nur auf kurzfristi-

gen Gewinn schauen (analog zu Mutation und Selektion, die immer auf der Ebene des in evolutionärer Zeitskala kurzlebigen
Einzelindividuums wirken), so könnte sich wirklich Neues niemals oder nur sehr langsam entwickeln.

Übertragen auf die Entwicklung unseres Gehirns macht diese
Sicht verständlich, warum das menschliche Gehirn entwickelt
war, bevor seine wesentlichen Vorteile lebensbestimmend wurden: Wir, Vertreter der Art Homo sapiens mit unserem großen
Gehirn, bevölkerten Afrika hunderttausend Jahre vor dem Beginn so wesentlicher, letztlich dem Gehirn zugeschriebener kultureller Errungenschaften wie Ackerbau, Viehzucht, Werkzeug-
herstellung und -gebrauch, komplexe soziale Strukturen, Schrift,
Recht oder Medizin. Unser komplexer Geist war zunächst nichts
weiter als gleichsam das *Softwareäquivalent* von nutzloser Hardware, wie bunten Pfauenfedern oder großen Hirschgeweihen
(vgl. [15]). Erst später stellte sich heraus, dass man mehr damit
anstellen kann, als durch Gemälde, Kreativität, Musik, Poesie
und Humor das andere Geschlecht zu beeindrucken.

Noch ein Allerletztes: Diese für den Laien zunächst neuen und
vielleicht unerwarteten Gedanken – große Gehirne und komplexe nutzlose geistige Leistungen, analog zu Verlobungsringen,
als Indikatoren der Fitness zur Parasitenabwehr – verdeutlichen
nahezu unüberbietbar die Buntheit gegenwärtigen evolutionsbiologischen Denkens. Gewiss, man kann das menschliche Gehirn auch als Produkt der Entwicklung immer besserer Techni-
ken zur Kommunikation beim Jagen [16, 18], zur Täuschung anderer beim Verteilen der Beute [13] oder zur Kriegführung zwischen Stämmen [11] auffassen. Die jüngere Geschichte zeigt
jedoch die Gefahren derartiger, auf Gewalt und Stärke fokussier-
ter Gedanken! Die Idee, unser Gehirn entwickelte sich – allen
Nachteilen für das Überleben zum Trotz – zunächst zum Meistern von Kunst, Dichtung, Musik und Tanz, und erst später stellten sich Überleben und bessere Kriegführung als Nebenprodukte
ein, ist ungewöhnlich. Mir gefällt sie.

Epilog: Seitensprünge, wählerische Weibchen, langweilige Männchen und die Unausrottbarkeit von Dummheit

Zu den größten Belohnungen für das monatliche Abfassen zweier Kurzgeschichten aus dem Bereich der Neurobiologie und Nervenheilkunde gehören die Anregungen, Rückmeldungen, Kritiken und ganz allgemein die sich oft anschließenden Gespräche und Korrespondenzen. Es macht ganz einfach Spaß, mit Kollegen nicht nur über Berufspolitik und Abrechnungsziffern, sondern auch über *Inhalte* zu sprechen. Hierbei erlebe ich immer wieder angenehme Überraschungen.

So auch bei einer Rückmeldung (von recht vielen) zum vorstehenden Beitrag in Geist & Gehirn aus dem Juliheft der *Nervenheilkunde* 2000. Ein Kollege, Lehrstuhlinhaber für Psychotherapie und Psychosomatik an einer deutschen Universität und zugleich Hobbyvogelkundler, übersandte mir eine Arbeit zur sexuellen Selektion von »Fremdgeh-Verhalten« bei Vögeln aus dem *Journal für Ornithologie*, das zugegebenermaßen nicht zu dem etwa einem Dutzend Zeitschriften gehört, die ich regelmäßig an den vielen vernebelten Ulmer Sonntagnachmittagen durchblättere.

In dieser Arbeit [21] werden die Auswirkungen der sexuellen Selektion auf das Paarungsverhalten bei Vögeln zusammenfassend etwa wie folgt diskutiert: Obgleich bei etwa 90% aller Vogelarten die Paare zur Reproduktionszeit monogam sind, fand man durch die seit einigen Jahren zur Verfügung stehende Methodik der DNA-Analyse heraus, dass nicht wenige Nachkommen bei Vögeln das Resultat von »Seitensprüngen« der Weibchen darstellen. Diese Nachkommen stammen also nicht von dem Männchen, das erhebliche Ressourcen in deren Aufzucht investiert. Für die Weibchen ergibt sich hieraus – so die allgemeine Interpretation dieses Sachverhalts – ein Fortpflanzungsvorteil, denn sie können sich für diese Seitensprünge sehr »fitte« Männchen (d.h. männliche Tiere mit entsprechende Genen), die jedoch vielleicht nicht »treusorgend« sind, heraussuchen und haben zugleich die Brutpflege durch ein »treusorgendes« Männchen gesichert. Das Vorkommen von Seitensprüngen (in der Literatur

kühl als extra-pair-copulations, EPC, abgekürzt) hat dazu geführt, dass der Aspekt der Wahl des Weibchens in den Vordergrund der Forschung gerückt ist, nachdem noch vor wenigen
Jahren vor allem – anthropomorph gesprochen – recht chauvi-
nistische Gedanken vom fortpflanzungsbestimmenden Männchen die Ideenwelt der Evolutionsbiologen beherrschten.

Wie auch der sehr lesenswerten Monographie von Blaffer
Hrdy [22] zu den evolutionsbiologischen Grundlagen von Mut-
terschaft zu entnehmen ist, muss eine soziobiologische Interpretation menschlichen Reproduktionsverhaltens keineswegs mit
einer Mann-zentrierten Sicht einhergehen. Im Gegenteil: Je genauer man hinschaut, umso deutlicher sieht man den sehr variablen Beitrag beider Geschlechter zu allen Aspekten der Paarung.
Die Auffassung vom passivenWeibchen und vom aktiven Männchen lässt sich wissenschaftlich in jedem Fall nicht halten. So suchen die Weibchen bei vielen Vogelarten in den frühen Morgenstunden, der Zeit der höchsten Befruchtungswahrscheinlichkeit,
aktiv die Territorien anderer Männchen auf, um die Männchen
dort, wie es Amrhein formuliert, aktiv um EPCs zu ersuchen. Er
stellt fest, »dass Weibchen eine recht sichere Kontrolle über die
Vaterschaft ihrer Kinder haben. [...] Diese Kontrolle wird ausge-
übt mit Hilfe von gezieltem Paarungsverhalten wie der speziellen
Auswahl von Männchen, der Häufigkeitszuteilung von Kopulationen an verschiedene Männchen oder der Kopulation mit dem
gewünschten außerehelichen Kindsvater zur fruchtbarsten Zeit
des Weibchens« ([21], S. 435). An späterer Stelle zieht der Autor
das folgende Fazit: »Die Erkenntnis, dass das weibliche Sexualverhalten kein Anhängsel dessen der Männchen ist, sondern von
Anfang an [...] zu [...] möglicherweise der aktiven Rolle bei der
Paarung evolviert ist, beginnt sich seit gerade 15-20 Jahren
durchzusetzen. Darwin hatte eine entsprechende Rolle für die
Männchen bereits 1871 vorgesehen.«

Kurz vor der Drucklegung dieses Büchleins erschien eine weitere Arbeit zur sexuellen Selektion, die ein besonders unerwarte-
tes Ergebnis hatte. Obgleich sie allein aus diesem Grund Erwähnung verdient, möchte ich sie vor allem zur Unterstützung der
unten angeführten ganz allgemeinen Schlussfolgerung kurz darstellen.

Greene und Mitarbeiter [23] untersuchten das Territorial- und

Paarungsverhalten einer Vogelart (Passerina amoena), deren Männchen sich, im Gegensatz zu den unscheinbar braunen Weibchen, durch eine mehr oder weniger ausgeprägte Blaufärbung ihres Gefieders auszeichnen. Manche Männchen sind ebenso langweilig braun wie die Weibchen, manche sind etwas blau und wieder andere weisen ein intensiv blau gefärbtes Federkleid auf. Die Vögel sind im oben eingeschränkten Sinn monogam und bauen ihre Nester in buschbewachsenen Regionen des westlichen Nordamerika. Bei erwachsenen Männchen zeigte sich der im Sinne der sexuellen Selektion erwartete Zusammenhang zwischen auffälliger Färbung einerseits und Güte der Umgebung des Nests (gemessen als prozentuale Buschbedeckung des Bodens im jeweiligen Territorium) und damit Reproduktionsfähigkeit des Männchens andererseits. Wer viele Büsche um sein Nest hat, kann für seine Nachkommen besser sorgen als derjenige, dessen Nest sich in einer weitgehend pflanzenlosen kahlen Umgebung befindet.

Die Untersuchung der jungen einjährigen Männchen hingegen zeigte das unerwartete Bild einer bimodalen Verteilung guter Nistplätze (und entsprechend der Anzahl der Nachkommen) in Abhängigkeit von der Buntheit des Gefieders: Ganz langweilig braune und sehr blaue einjährige Männchen hatten ihre Nester in einer besseren Umgebung und entsprechend mehr Nachkommen als männliche Tiere, die ein mittelgradig blau gefärbtes Federkleid trugen. Wie war dies zu erklären? Bei genauem Hinsehen (einschließlich DNA-Analyse der Nachkommen) zeigte sich Folgendes: Braun gefärbte einjährige Männchen wurden von älteren intensiv blau gefärbten Männchen toleriert in dem Sinne, dass die blauen älteren dominanten Männchen weniger aggressiv ihnen gegenüber waren und sie gleichsam in der Nachbarschaft duldeten. Die braunen einjährigen Männchen stellten für die ausgewachsenen blauen Männchen offenbar keine Bedrohung dar. Im Gegenteil: Wie die DNA-Analysen der Nachkommen zeigten, fanden sich in den Nestern der braunen Einjährigen gehäuft die Nachkommen des älteren blauen Männchens aus der Nachbarschaft. Indem dies den ansonsten im Hinblick auf eigene Nachkommen chancenlosen braun gefärbten Einjährigen einen Platz in seiner qualitativ (im Hinblick auf das Gebüsch) hochwertigen Nachbarschaft gewährt, erhöht es die Anzahl seiner eigenen Nachkommen (und damit seine reproduktive Fitness). Und obgleich sich im Nest des langweilig braun gefärbten Nachbarn ein paar Kuckuckseier befinden mögen, weist dieser immer noch eine höhere reproduktive Fitness auf als der kinderlose mittelblau gefiederte Kollege in der buschlosen Nestumgebung. Das Beispiel zeigt, dass sexuelle Selektion nicht notwendigerweise Organismen mit dem größten, besten oder buntesten Charakteristikum begünstigt. Und was dem Gefieder recht ist, das könnte auch dem Geweih billig sein: – Oder gar dem Gehirn? Haben wir also endlich den tieferen Grund der Unausrottbarkeit von Dummheit im Visier? – »Denkende lernen aus dem Fehlenden nachhaltiger«, soll der Philosoph Martin Heidegger gesagt haben, als er darauf angesprochen wurde, warum sein wichtigstes Buch, Sein und Zeit, gleichsam in der Mitte aufhört, also nicht fertig geschrieben ist. Im Vertrauen auf die Wahrheit des Philosophenwortes und die kognitiven Ressourcen des Lesers möchte ich die evolutionsbiologischen Meditationen hiermit abschließen, nicht ohne jedoch nochmals vor ihrer vorschnellen Anwendung auf den Menschen zu warnen.

Die angeführten Fakten und Untersuchungsergebnisse machen deutlich, was evolutionsbiologische Überlegungen zum Paarungsverhalten aussagen können und was sie nicht aussagen können. Man sollte sich hüten vor moralisierenden oder die Moral in Frage stellenden »Schnellschüssen«, wie sie immer wieder in der Literatur zu finden sind. Dies aus zwei Gründen: Zum einen repräsentieren alle Schlüsse aus dem Bereich des Seins in den des Sollens einen naturalistischen Fehlschluss – dass Vögel monogam sind oder auch gerade nicht, sagt uns ebenso wenig etwas darüber, wie das Paarungsverhalten von Menschen aussehen soll, wie uns die Tatsache der häufigen Fälle von Tötung der Nachkommen bei den verschiedensten Arten etwas über den Umgang mit Kindern verrät. Zum zweiten ist die Datenlage alles andere als geklärt. Wir stehen erst am Anfang der Inventarisierung von Sozialverhalten und es gibt leider noch viel zu wenig Studien hierzu. Kurz und pointiert lässt sich zur Ethologie im Hinblick auf den Menschen damit Folgendes sagen: *Wir wissen sehr wenig, und selbst wenn wir sehr viel wüssten, folgte daraus nichts im Hinblick darauf, was wir tun sollen.* Die Fakten sind wenig bekannt und aus ihnen allein lassen sich keine ethischen

Konsequenzen ableiten. *Dies* und nichts anderes war und ist – gerade auch nach diesem Epilog – die hier vertretene These zur Ethologie bzw. Soziobiologie des Menschen.

Evolution und Psychopathologie

Heterozygote und kulturabhängig-homozygote Fitness

Manche Sachverhalte aus dem Bereich der Medizin lassen sich besser (oder überhaupt nur dann) verstehen, wenn man Überlegungen zur Evolutionsbiologie hinzuzieht. Das älteste Beispiel hierfür, die Sichelzellanämie, ist zugleich das älteste Beispiel einer molekularen Krankheit. Zu dieser mit deformierten (sichelförmigen) Erythrozyten einhergehenden Form der Blutarmut kommt es bekannterweise durch eine Punktmutation im Gen für Hämoglobin: An der 6. Stelle sitzt dadurch statt der Aminosäure Glutamin die Aminosäure Valin; das Hb-Protein faltet sich anders, und dies verursacht letztlich die abnorme Form der Erythrozyten.

Nach der Entdeckung dieses Sachverhalts vor einem halben Jahrhundert war zunächst unklar, wie sich eine solche Mutation im Genpool überhaupt halten kann: Wer an der Krankheit leidet, verstirbt, bevor er sich reproduzieren kann, so dass die Mutation eigentlich nicht vererbt werden dürfte und nur spontan auftreten sollte. Die Häufigkeit der Sichelzellanämie sprach jedoch eine eindeutig andere Sprache: Das Gen muss zumindest bei heterozygoten Genträgern irgendeinen Vorteil mit sich bringen. Dieser Vorteil wurde schließlich entdeckt: Er bestand in einer verbesserten Resistenz der heterozygoten Genträger gegen Malaria. Diese oft tödlich verlaufende Infektionskrankheit setzt bekanntermaßen die Vermehrung des Parasiten in den Erythrozyten voraus. Und genau dies ist bei Menschen mit (nur) einem Gen für Sichelzellanämie für den Parasiten schwerer möglich, so dass ein gewisser Schutz besteht. Man spricht in diesem Fall von heterozygoter Fitness.

Dieser Schutz wiederum ist natürlich nur in den Gegenden wirksam, in denen die Malaria vorkommt. Nur dort besteht ein Selektionsdruck für (und nicht gegen) die Träger des Gens für

Sichelzellanämie. Und dies wiederum erklärt, warum die Sichelzellanämie bei der schwarzen Bevölkerung in Afrika (sowie mit
geringerer Häufigkeit in den südlichen Mittelmeerländern) vorkommt. Auch die schwarzen Amerikaner leiden an ihr, ohne dass
es dort jedoch Malaria gäbe. Sie tun dies aufgrund ihrer Abstammung aus Afrika.

Dieses Beispiel ist weithin bekannt und zeigt, wie wichtig evolutionsbiologische Gedanken für ein Verständnis von vorder-
gründiger Krankheit sein können. Nur wer die Konzepte von Selektionsdruck, Mutation und heterozygoter Fitness kennt, kann
verstehen, warum die Sichelzellanämie in speziellen Gebieten
auftritt.

Man muss begrifflich auf der Hut sein, um nicht Fehler bei der
Beschreibung dieses Sachverhalts zu machen, die sich dann später fatal auswirken: Die Existenz des Gens für Sichelzellanämie
kann man im gerade diskutierten Sinn als Phänomen der Anpassung verstehen. Dies bedeutet jedoch keineswegs, dass es sich bei
der Sichelzellanämie nicht um eine Krankheit handelt. Es bedeutet nur (und nicht mehr und nicht weniger), dass das Gen für Sichelzellanämie überhaupt allein deshalb noch existiert (und damit die Krankheit), weil es auch für etwas (anderes) gut ist.

Heterozygote Fitness am Beispiel
Farbenblindheit und Mukoviszidose

Wofür ist Farbenblindheit gut? Wer bei der Suche nach reifen
Früchten die roten von den grünen nicht unterscheiden kann, der
wird langfristig weniger Überlebenschancen haben, weswegen
sich die Frage nach dem Nutzen der Farbenblindheit durchaus
stellt. Wie man zeigen konnte, haben Menschen mit einer Rotgrünblindheit einen Vorteil beim Sehen in der Dämmerung. Daraus lässt sich wiederum ableiten, dass es in den Tropen (wo die
Sonne senkrecht untergeht und die Dämmerung daher nur kurz
ist) wenig Farbenblinde geben sollte, in den Polargebieten (mit
sehr schräg untergehender Sonne und dadurch bedingter sehr
langer Dämmerung) jedoch viele. Diese aus einem evolutionären
Verständnis der Farbenblindheit folgende Hypothese wurde empirisch untersucht und bestätigt: Während die Häufigkeit der

Rotgrünblindheit am Äquator bei etwa 1% liegt, beträgt sie in Polargebieten bis zu 8%. Anders ausgedrückt: Nur in Gegenden wie Nord-Norwegen lohnt es sich, farbenblind zu sein.

Betrachten wir ein drittes Beispiel: Wofür ist Mukoviszidose gut? – Diese Frage mag zunächst überraschen, aber sie stellt sich im Grunde genauso wie bei der Malaria. Patienten mit Mukoviszidose leiden an einer Mutation, die zu einer Änderung der molekularen Struktur des Schleims führt, wodurch dieser dickflüssiger ist. Dies hat vielfältige Probleme zur Folge, insbesondere in der Lunge (zu dickes Sekret kann nicht abgehustet werden und führt zu Verschleimung und damit zu vermehrter Infektionsgefahr), aber auch in der Bauchspeicheldrüse und im Magen-Darm-Trakt. Die Patienten verstarben früher sehr jung, erreichen jedoch heute dank guter Pflege und antibiotischer Therapie durchaus das zwanzigste Lebensjahr. Der Erbgang der Mukoviszidose ist der gleiche wie bei der Malaria, und die Häufigkeit heterozygoter Genträger beträgt 2%. Einer von 50 Menschen trägt also ein Gen für diese homozygote, tödlich verlaufende Erkrankung mit sich herum. – Warum? Auch diese Mutation sollte längst ausgestorben sein, so dass sich das Auftreten der Mukoviszidose auf weltweit einige wenige Fälle von Spontanmutationen beschränken sollte. Wenn dem aber offensichtlich nicht so ist, dann muss Mukoviszidose für irgendetwas gut sein.

Die Antwort fand man vor ein paar Jahren [28]. Heterozygote Genträger besitzen einen geringfügig dickeren Schleim, der ihnen klinisch keine Probleme macht, jedoch zu besseren Überlebenschancen bei Durchfallerkrankungen führt. Diese waren früher sehr häufig, nicht nur in Form der Cholera, sondern auch in Form anderer toxischer oder bakterieller Enteritiden. Gewiss, heute stirbt so schnell niemand an einer Durchfallerkrankung, früher war dies jedoch anders. Ein Gen, das hier einen gewissen Schutz bewirkte, brachte seinem Träger somit deutliche Vorteile und konnte sich dadurch trotz großer Nachteile für alle homozygoten Genträger in der Bevölkerung halten. Es gab also einen Selektionsdruck für dieses Gen.

Heterozygote Fitness
und psychiatrische Erkrankungen

Aber macht die Frage, wofür sie gut sein könnten, auch bei psychiatrischen Erkrankungen Sinn? Betrachten wir zunächst die Randbedingungen heterozygoter Fitness: Die Erkrankung muss eine genetische Komponente aufweisen, sollte wesentlich häufiger sein als Spontanmutationen, muss mit einem deutlichen Nachteil in Hinblick auf die Reproduktion verbunden sein, und es muss denkbar sein, dass eine wie auch immer abgeschwächte Form der Erkrankung für den »Genträger« Vorteile bringt.

Die Kriterien der Häufigkeit, der genetischen Prädisposition und des Reproduktionsnachteils sind bei sehr vielen psychiatrischen Erkrankungen (die allgemein zu den häufigsten Krankheiten überhaupt zählen) erfüllt. Man kann sich also durchaus darüber wundern, warum es im menschlichen Genom Gene gibt, die beispielsweise zu einer erhöhten Wahrscheinlichkeit, an Schizophrenie zu erkranken, führen. Bekanntermaßen erkranken die Betroffenen zumeist vor der Reproduktion, was zu einer nachgewiesen deutlichen Reduktion der Anzahl der Nachkommen schizophrener Menschen führt. Damit jedoch sollte die Erkrankung im Laufe der Zeit verschwinden, was sie ganz offensichtlich nicht tut. Daraus muss man im Grunde schließen, dass die Gene, die für eine erhöhte Vulnerabilität gegenüber Schizophrenie sorgen, bei Menschen mit einer geringeren Gendosis bzw. bei heterozygoten Individuen für irgendetwas gut sein müssen. Wofür, so lässt sich also plakativ fragen, ist die Schizophrenie gut?

Beispiel Schizophrenie

Die Schizophrenie ist nach Untersuchungen zur Genetik und zu Symptomen bei nicht betroffenen Angehörigen der Kern einer weiter gefassten Gruppe von Störungsbildern, die heute gemeinhin als Schizophrenie-Spektrum-Störungen bezeichnet werden. Hierzu gehören vor allem die schizotype Persönlichkeit sowie (wenn die Person und/oder die Gesellschaft darunter leiden) die schizotype Persönlichkeitsstörung. Menschen mit entsprechen-

den Eigenschaften neigen dazu, Dinge wahrzunehmen bzw. an
Dinge zu glauben, die es nicht gibt (UFOs, Magie, Telepathie und
u.a. auch so manches nachgewiesen wirkungslose medizinische
Behandlungsverfahren) und sich sprachlich umständlich oder
mit ganz neuen Wortschöpfungen auszudrücken. Zusammen mit
den Tendenzen zur Kälte und Unnahbarkeit, zu Misstrauen und
Exzentrizität führen diese Persönlichkeitsmerkmale meist zu sozialem Rückzug und einem Leben in Einsamkeit und Bedeu-
tungslosigkeit. Unter bestimmten Umständen jedoch geschieht
das Gegenteil: Wenn die Gruppe einen charismatischen Führer
braucht und wenn die Person mit schizotypen Merkmalen erst
einmal in diese Rolle kommt, dann kann die Person unglaublich
viel bewirken, gerade weil sie diese Eigenschaften besitzt.

Die beiden Psychiater John Price und Anthony Stevens ([33];
vgl. [35], S. 146ff.), haben aus diesen Randbedingungen ihre
»group-splitting«-Hypothese der Schizophrenie abgeleitet. Diese
besagt ganz allgemein, dass die Schizophrenie gleichsam der
Preis dafür ist, den manche Individuen zahlen, dass es in Gesellschaften eine genetische Prädisposition für Schizotypie gibt.
Diese ist gleichsam die milde und unter bestimmten Umständen
für die Gesellschaft sehr vorteilhafte Form der Schizophrenie.
Die Autoren erläutern ihre Überlegungen zur »group-splitting«-
Hypothese der Schizophrenie beispielhaft an einem für die Entwicklung des Menschen wichtigen Vorgang: dem der Gruppen-
teilung und Integration. Bekanntermaßen spielte sich die Evolution des heutigen Menschen während der letzten zwei Millionen
Jahre ab, während der die Menschen in sozialen Verbänden von
etwa 30 Mitgliedern die Savanne bevölkerten. Die Ausbreitung
der Art Mensch ist nicht zuletzt darauf zurückzuführen, dass es
den Gruppen immer wieder gelungen ist, sich zu teilen und die
»Abtrünnigen« neue Lebensräume erschlossen haben. Soll dies
geschehen, so braucht die Gruppe einen charismatischen Führer,
der sie zu neuen Ufern oder Tälern führt. Menschen mit entsprechenden Eigenschaften sind daher für die Gruppe unter bestimmten Umständen sehr wichtig, auch wenn die gleichen Charaktereigenschaften in vielen Fällen zu einem eher fehlangepasst
zu nennenden Verhalten führt.

Entsprechend diskutieren Stevens und Price [35] die »group-
splitting«-Hypothese der Entstehung schizotypischer Charakter-

eigenschaften: Schizotypie ist ein Nachteil (wie Sichelzellanämie), der unter bestimmten Bedingungen einer zu groß geworde-
nen Gruppe der Artverbreitung dient (d.h. dem Überleben von
mehr Individuen der Art) und damit (wie Sichelzellanämie in
Malaria-Endemie-Gebieten) zu einem Vorteil wird.

Wofür sind affektive Störungen gut?

Die Häufigkeit affektiver Störungen, insbesondere depressiver
Syndrome, ist kaum durch eine andere Erkrankung zu übertref-
fen: Etwa 10% aller Frauen und 2–3% aller Männer erleben
mindestens einmal im Leben eine depressive Episode (Major Depression; [29]).

Da das Ersterkrankungsalter in der zweiten und dritten Le-
bensdekade gipfelt, kann auch hier die Frage gestellt werden, wie
sich prädisponierende Gene im Genpool der Population halten
können, geht doch die Depression mit einer Beeinträchtigung der
Reproduktionsfähigkeit und -wahrscheinlichkeit einher, verursacht durch sozialen Rückzug, Anhedonie oder gar Suizid. Depression, so kann man kurz formulieren, muss für etwas gut sein,
sonst würde es prädisponierende Gene in der Population nicht
mit der beobachteten Häufigkeit geben.

Die Anzahl der möglichen diesbezüglichen Erklärungen für
die Existenz affektiver Schwankungen scheint nur durch die Kreativität und klinische Erfahrung des Autors begrenzt: Hypomane
Episoden können für den Betreffenden äußerst produktiv sein,
von den Erfolgen kaum schlafender Geschäftsleute über die Pro-
duktionen mancher Künstler bis zu den Nachkommen mancher
diesbezüglich hyperaktiver Menschen. Man kennt die Fälle, in
denen ein Maniker es schaffte, während seines Aufenthaltes auf
der geschlossenen Station einen roten Porsche vor die Tür geliefert zu bekommen (also an die Adresse der Psychiatrie) oder die
gehobene Angestellte einer Software-Firma, die während ihrer
manischen Phase durch zwei Telefonate ihr Monatsgehalt (das
ohnehin bereits deutlich höher war als das gewöhnlicher Assis-
tenzärzte) verdoppelte. Eine hypomane Episode kann also durchaus Vorteile bringen und selbst eine ausgewachsene manische
Phase kann den Betroffenen in mancher Hinsicht weiter bringen.

Aber wofür kann eine depressive Phase gut sein? – Stevens und Price schlagen vor, dass es für das Individuum günstig ist, wenn es nach einer Niederlage oder einem Verlust depressiv reagiert, d.h. mit einer Verstärkung der Stimmungsschwankung in die negative Richtung. Dies hält das Individuum davon ab, es gleich wieder (mit hoher Wahrscheinlichkeit erfolglos) zu versuchen und schützt es dadurch vor unnötigen weiteren Verlusten. Die Schwankung der Stimmung über das objektiv begründbare Maß hinaus ist demzufolge adaptiv und stellt eine Art Selbstschutz dar. Dies erklärt allerdings nur leichtgradige depressive Schwankungen. Schwerere Formen sind dann wieder als heterozygote Fitness und homozygote Erkrankung zu deuten.

Zwänge

Die Tatsache, dass man erst kürzlich eine genetisch veränderte Maus gezüchtet hat, die sich »zwanghaft« das Fell abwetzt bzw. ausreißt und daher chronisch an multiplen Hautläsionen leidet, macht bereits im Tiermodell deutlich, dass auch sehr komplexe Verhaltensweisen durch sehr einfache genetische Veränderungen bedingt sein können. Weitere Beispiele hierfür sind Oxytocin-Rezeptormutationen und Brutpflege bzw. »mütterliches« Verhalten oder die Störungen des Sozialverhaltens durch ein dysfunktionales Serotonin-System. Beim Menschen ist bekannt, dass beispielsweise die Folgen der Phenylketonurie (PKU) trotz des sehr einfachen Gendefekts im Hinblick auf das Erleben und Verhalten sehr komplex sein können.

Man kann all diese Tatsachen als Indizien dafür werten, dass es sich bei manchen zwanghaften Verhaltensweisen um Phänomene der Anpassung handelt. So jedenfalls argumentieren Stevens und Price ([35], S. 97; Übersetzung durch den Autor):

»Als menschliche Gemeinschaften damit begannen, überschüssige Nahrung zu speichern und Werkzeuge, Waffen und andere Gebrauchsgegenstände herzustellen, mussten diese wertvollen Besitztümer vor Diebstahl geschützt werden. Entsprechende Sicherheitsarrangements mussten daher sorgfältig und häufig überprüft werden, um sicherzustellen, dass sie wirksam waren. Da dieses Überprüfen eine evolutionär recht junge Entwicklung

darstellt, muss es mit einer weiten genetischen Variabilität verbunden sein; auch steht es wahrscheinlich noch immer unter aktiver Selektion. Gene, die für überschießendes Überprüfen bei sexuell gehemmten Zwangskranken verantwortlich sind, werden
langfristig daher ebenso aus dem Genpool verschwinden wie
Gene, die zu insuffizientem Überprüfen prädisponieren, da diese
Genträger ihre Speicher nicht effektiv schützen. So gibt es also
eine Balance zwischen denen, die zu viel und denen, die zu wenig
überprüfen.«

Schwere Zwangsstörungen wären dann wie bei den affektiven
Störungen auch mit einem Zuviel der entsprechenden Gendosis
erklärbar.

Laktoseintoleranz: Kulturabhängige homozygote Fitness

Wer nun glaubt, durch diese Sicht der Dinge würden die Grenzen
zwischen Gesundheit und Krankheit doch irgendwie verwischt,
hat verstanden, worum es geht. Hierzu ein erst kürzlich publi-
ziertes Beispiel: Die Laktoseintoleranz ist eine Krankheit, die in
einem nach dem Abstillen auftretenden Mangel an dem Verdau-
ungsenzym Laktase besteht und nach dem Verzehr von Milch
oder Milchprodukten zu einem Abbau des Milchzuckers durch
Darmbakterien führt, was wiederum Völlegefühl, Flatulenz,
Übelkeit oder Diarrhöe verursacht. Vielen Betroffenen wird es
schon beim Gedanken an Milch so richtig schlecht. Die Erkrankung ist hierzulande eher selten, tritt in anderen Gegenden wie
beispielsweise Südeuropa und Asien aber geradezu endemisch
auf, wie man etwa seit den 60er-Jahren weiß (davor dachte man,
die Chinesen mögen einfach keine Milch, und schickte ihnen bei
Katastrophen dennoch Milchpulver [34]).

Eine Forschergruppe an der University of California, Los An-
geles, untersuchte insgesamt neun finnische Großfamilien mit
Laktoseintoleranz sowie jeweils einige Patienten aus Deutschland, Italien und Südkorea [26]. Unter Verwendung von Daten
aus dem Human Genome Project wurden bei den Patienten zwei
Punktmutationen (man spricht heute von single-nucleotid-poly-
morphismen, SNP) identifiziert, die beide in der Nähe des Lak-
tase-Gens lokalisiert sind und möglicherweise dessen Expression

regeln. Einer der beiden SNPs war bei allen 236 untersuchten Patienten nachzuweisen, der andere bei 229. Interessant ist dabei, dass Personen aus den verschiedensten Teilen der Erde die gleiche Punktmutation aufweisen. Da diese Mutationen reine Zufallsprodukte sind, ist es sehr unwahrscheinlich, dass ein und derselbe Zufall überall auf der Welt in genau gleicher Weise aufgetreten war. Man muss aufgrund der Studienergebnisse vielmehr annehmen, dass es sich bei der Laktoseintoleranz früher um den Normalfall handelte: Jäger und Sammler trinken keine Milch und brauchen das Enzym nach dem Abstillen nicht mehr. Deswegen war es von Vorteil, wenn seine Expression ab dem Kleinkindalter herunterreguliert wurde. Erst mit dem Aufkommen der Domestikation von Milchvieh waren Mutationen von Vorteil, bei denen das Enzym im Erwachsenenalter weiter produziert wird. Durch diesen kulturellen Faktor entstand daher ein Selektionsdruck für die entsprechende Mutation. Damit wird auch verständlich, warum es in Gegenden mit nachgewiesener langer Tradition von Viehzucht zur Milchproduktion (wie in Nordeuropa oder beim Stamm der Tutsi in Afrika) besonders wenig Laktoseintoleranz gibt. Die Mutation hatte am meisten Zeit, sich im Genpool dieser Populationen zu verbreiten.

Wer ist nun krank, der Mensch mit oder der ohne Laktoseintoleranz? – Die Antwort auf diese Frage hängt eindeutig vom Kontext ab, da die Mutation auch bei homozygotem Vorliegen nur für denjenigen krankhaft ist, der Milch trinkt. Wer keine Viehzucht betreibt, lebt ohne das Enzym metabolisch sparsamer. Betraf der Vorteil also bei der Sichelzellanämie oder Farbenblindheit nur die heterozygoten Genträger, so führt das Beispiel der Laktoseintoleranz den noch drastischeren Fall der reinen kulturellen Bestimmtheit des Krankheitswertes eines Sachverhalts vor Augen.

Gibt es so etwas in der Psychopathologie?

Psychopathie, Max Hamilton
und die Piloten im Zweiten Weltkrieg

Der Psychiater Max Hamilton (1981) beschreibt seine Erlebnisse bei der Royal Airforce während des zweiten Weltkriegs wie folgt:

Er hatte für eine gewisse Zeit jeden Morgen die Piloten beobachtet, wie sie zu den Flugzeugen gehen, um ihr »Tagwerk« zu verrichten. Dabei war ihm aufgefallen, dass es zwei Typen von Piloten gibt, Bomberpiloten und Jagdpiloten. Die Erstgenannten waren fleißig und pflichtbewusst (um nicht zu sagen zwanghaft) und hatten nichts weiter zum Ziel, als ihre Bomben treffsicher abzuwerfen und wieder nach Hause zu fliegen. Ganz anders die Jagdpiloten. Ihnen sah man morgens schon an, dass sie darauf aus waren, jemanden abzuschießen und umzubringen. In Friedenszeiten, wie Hamilton zu Recht bemerkt, ist dies eher keine günstige Persönlichkeitseigenschaft. In der Luftschlacht jedoch hat England diesen Menschen den Sieg zu verdanken [27].

Wie Hamilton weiter ausführt, hat die »Störung« der Jagdpiloten offensichtlich in Kriegszeiten einen für die Individuen und die Gesellschaft äußerst positiven Wert: Diese Menschen wurden für ihre »Verdienste« geehrt und ausgezeichnet. Es handelt sich hier also ganz offensichtlich um einen Fall von kulturabhängiger homozygoter Fitness: In Friedenszeiten sind die Persönlichkeitsmerkmale der Aggressivität und Risikofreudigkeit keineswegs von Vorteil. Wer sie aufweist, landet nur allzu oft hinter Gittern oder früher als andere auf dem Friedhof. Herrscht hingegen Kriegszustand, so kommen der Gesellschaft Menschen mit diesen Charaktereigenschaften gerade recht. Sie werden dringend gebraucht und gefeiert, wenn sie ihren (ansonsten für pathologisch erklärten) Neigungen nachgehen.

Hamilton selbst verglich diesen Sachverhalt mit dem der heterozygoten Fitness bei Sichelzellanämie und Malaria, er dürfte jedoch eher in die Kategorie der kulturabhängigen homozygoten Fitness gehören. Beim Kriminellen oder Jagdpiloten sind es allein die kulturellen Randbedingungen, die über den Grad der Angepasstheit des Verhaltens entscheiden. Bei gleicher Gendosis entscheidet die Kultur bzw. die Geschichte darüber, wer zum Helden und wer zum Verbrecher wird.

Diskussion

Seelische Erkrankungen gehören zum Menschen wie körperliche Erkrankungen auch. Gerade die Tatsache, dass sich psychisch kranke Menschen in den verschiedensten Kulturen mehr gleichen als psychisch gesunde Menschen lässt darauf schließen, dass die kulturelle Überformung bei zugrunde liegender psychiatrischer Krankheit gleichsam weniger Chancen hat, zu greifen [32]. Kulturspezifische Unterschiede beim Laufen sind ja bei Paraplegikern auch weniger deutlich, und nicht anders steht es um den Ausdruck kulturspezifischer Unterschiede im Denken und Fühlen bei Patienten mit schizophrener oder affektiver Erkrankung.

Die genannten Beispiele für ein evolutionsbiologisches Verständnis psychiatrischer Erkrankungen machen deutlich, dass es durchaus sinnvoll sein kann, diese Perspektive einmal einzunehmen, um zu schauen, wie weit man damit kommt [24, 25, 31]. Gerade in der Psychiatrie muss man jedoch aufpassen, dass man sich nicht in reinen Spekulationen verrennt. Konrad Lorenz hat diese Gefahr sehr prägnant formuliert: »Rachitisch verkrümmte Knochen sind keine Anpassung an Vitamin-D-Mangel.« [30] Man muss also klare Hypothesen ableiten, die kontraintuitiv (oder zumindest nicht trivial) und empirisch prüfbar sind (vgl. das oben diskutierte Beispiel der Farbenblindheit). Sofern der evolutionäre Gesichtspunkt hierzu dient, ist er wissenschaftlich fruchtbar. Wird er hingegen dogmatisch vertreten, ist er unfruchtbar und stört nicht nur den Wissenschaftsbetrieb, sondern schlimmstenfalls auch den klinischen Alltag. Dies darf nicht geschehen! Evolutionäre Gesichtspunkte haben, wie man gerne sagt, vor allem heuristischen Wert. Wird dies übersehen, können sie zu Glaubensinhalten degenerieren. Davor sollten gerade wir Psychiater uns hüten.

Anhang

Literaturnachweise

Vorwort

1. Spitzer M. Geist, Gehirn & Nervenheilkunde. Grenzgänge zwischen Neurobiologie, Psychopathologie und Gesellschaft. Stuttgart – New York: Schattauer Verlag 2000.
2. Spitzer M. Ketchup und das kollektive Unbewusste. Stuttgart – New York: Schattauer Verlag 2001.
3. Spitzer M. Schokolade im Gehirn. Stuttgart – New York: Schattauer Verlag 2002.

I. Geschichten

1. Gopnik A. Meltzhoff AN, Kuhl PK. The Scientist in the crib. New York: William Morrow 1999.
2. Schrenk F. Bromage TG. Adams Eltern. München: CH Beck 2002.
3. Spitzer M. Geist im Netz. Heidelberg: Spektrum Akademischer Verlag 1996.
4. Sykes B. The seven daughters of Eve. New York: WW Norton 2001.
5. Gazzaniga MS, Ivry RB, Mangun GR. Cognitive Neuroscience. The Biology of the mind. New York, London: WW Norton & Co. 1998; 542-50.
6. Smyth JM, Stone AA, Hurewitz A, Kaell-A. Effects of writing about stressful experiences on symptom reduction in patients with asthma or rheumatoid arthritis: a randomized trial. JAMA 1999; 281 (14): 1304-9.
7. Basu, S, Kate K, Farmer PE. Debt and poverty turn a disease into an epidemic. Nature 2000; 407:13.
8. Butler D. AIDS: In and out Africa. Nature 2000; 408: 901-2.
9. Wood E, Braitstein P, Montaner JSG, Schechter MT, Tyndall MW, O'Shaugnessy MV, Hogg RS. Extent to which low-level use of antiretroviral treatment could curb the IDS epidemic in sub-Saharan Africa. Lancet 2000; 355: 2095-100.
10. Fromm E. Haben oder Sein. Stuttgart: Deutsche Verlagsanstalt 1976.
11. Leary T. High Priest. California/USA: Ronin Publishing 1995.
12. Rogers C. Die Kraft des Guten. München: Kindler 1978.
13. Skinner BF. Beyond freedom and dignity (Jenseits von Freiheit und Würde). New York: Alfred A. Knopf 1971.
14. Skinner BF. Walden two (Futurum II). New York: MacMillan Publishing Co., Inc. 1976.

II. Neuroplastizität

1. Kim KH, Relkin NR, Lee KM, Hirsch J. Distinct cortical areas associated with native and second languages. Nature 1997; 388: 171-4.
2. Polk TA, Farah MJ. The neural development and organization of letter recognition: evidence from functional neuroimaging, computational modeling, and behavioral studies. Proceedings of the National Academy of Science USA 1998; 95 (3): 847-52.
3. Spitzer M. Geist im Netz. Heidelberg: Spektrum Akademischer Verlag 1996.
4. Scharff C, Kirn JR, Grossman M, Macklis JD, Nottebohm F. Targeted neuronal death affects neuronal replacement and vocal behavior in adult songbirds. Neuron 2000; 25: 481-92.
5. Spitzer M. Nicht im Traum: Lernen im Schlaf. In: Geist, Gehirn und Nervenheilkunde. Stuttgart – New York: Schattauer Verlag 2000; S. 38-40.
6. Unger J, Spitzer M. Bildung neuer Nervenzellen in alten Gehirnen? Ein kritischer Überblick über das Problem der postnatalen Neurogenese. Nervenheilkunde 2000; 19: 65-8.
7. Vogel G. Death triggers regrowth of zebra finch neurons. Science 2000; 287: 1381.
8. Anderson MC, Green C. Suppressing unwanted memories by executive control. Nature 2001; 410: 366-9.
9. Conway MA. Repression revisited. Nature 2001; 410: 319-20.
10. Eriksson PS, Perfilieva E, Björk-Eriksson T, Alborn A-M, Nordborg C, Peterson DA, Gage FH. Neurogenesis in the adult human hippocampus. Nature Medicine 1998; 4: 1313.
11. Freud S. Zur Psychopathologie des Alltagslebens. Fischer 1904/1980.
12. Gould E, Tanapat P, Hastings NB, Shors TJ. Neurogenesis in adulthood: a possible role in learning. Trends in Cognitive Sciences 1999; 3: 186-92.
13. Kempermann G, Kuhn HG, Gage FH. More hippocampal neurons in adult mice living in an enriched environment. Nature 1997; 386: 493-5.
14. Macklis JD. New memories from new neurons. Nature 2001; 410: 314-7.
15. Scharff C, Kirn JR, Grossman M, Macklis JD, Nottebohm F. Targeted neuronal death affects neuronal replacement and vocal behavior in adult songbirds. Neuron 2000; 25: 481-92.
16. Shors TJ, Miesegaes G, Beylin A, Zhao M, Rydel T, Gould E. Neurogenesis in the adult is involved in the formation of trace memories. Nature 2001; 410: 372-6.

17. Spitzer M. In: Spitzer M. Ketchup und das kollektive Unbewusste, Stuttgart – New York: Schattauer 2001; 79-81.

18. Spitzer M. Lernen im Schlaf: Off-line-Reprocessing von Gelerntem. Nervenheilkunde 2001; 20: 59-61.

19. Unger J, Spitzer M. Neue Neuronen für alte Gehirne? Nervenheilkunde 2000; 19: 65-8.

20. Weischedel W. Die philosophische Hintertreppe. München: Nymphenburger 2001.

21. Münte TF, Kohlmetz C, Nager W, Altenmuller E. Superior auditory spatial tunnig in conductors. Nature 2001; 409: 580.

22. Röder B, Teder-Slejrvi W, Sterr A, Rsler F, Hillyard SA, Neville HJ. Improved auditory spatial tuning in blind humans. Nature 1999; 400: 162-6.

23. Spitzer M. Musik im Kopf. Stuttgart – New York: Schattauer 2002.

24. Adler R. In the Mood. Does having sex make men more aggressive? New Scientist 1999; 164 (2214): 18.

25. Jannini EA, Screponi E, Carosa E, Pepe M, F Lo Guidice, F Trimarchi, F Benvenga. Lack of sexual activity from erectile dysfunction is associated with a reversible reduction in serum testosterone. Int J Androl 1999; 22 (6): 385-92.

26. Toni N, Buchs P-A, Nikonenko L, Bron CR, Müller D. LTP promotes formation of multiple spine synapses between a single axon terminal and a dendrite. Nature 1999; 402: 421-5.

III. Entwicklung

1. Farah M. Why does the somatosensory homunculus have hands next to the face and feet next to genitals? A hypothesis. Neural Computation 1998; 10: 1983-5.

2. Van Heteren CF, Boekkooi PF, Jongsma HW, Nijhuls JG. Fetal learning and memory. Lancet 2000, 356: 1169-70.

3. Lecanuet J-P. Prenatal auditory experience. In: Delège I, Sloboda J (Hrsg): Musical Beginnings. Origins and development of musical competence. Oxford University Press 1996: 3-34.

4. Schaal B, Marlier L, Soussignan R. Human foetusses learn odors from their pregnant mother's diet. Chemical Senses 2000; 25: 229-37.

5. Spitzer M. Geist im Netz. Heidelberg: Spektrum Akademischer Verlag 1996.

6. Spitzer M. Psychohygiene und Missbildungen in der Schwangerschaft – Vom »Versehen« zur Life-Event-Teratogenität. Nervenheilkunde 2000; 19: 575-6.

7. Bächthold-Stäubli (Hrsg.) Handwörterbuch des deutschen Aberglau-

bens, 10 Bde. 3. Aufl. Berlin – New York: de Gruyter 2000.

8. Grimm J, Grimm W. Deutsches Wörterbuch. München: Deutscher Taschenbuch Verlag 1984.

9. Hanssen D, Lou HC, Olsen J. Serious live events and congenital malformations: a national study with complete follow up. Lancet 2000; 356: 875–80.

10. Spitzer B. Der zweite Rosengarten. Eine Geschichte der Geburt. Hannover: Elwin Staude Verlag 1999.

11. Francis D, Diorio J, Liu D, Meaney MJ. Nongenomic transmission across generations of maternal behavior and stress responses in the rat. Science 1999; 286: 1155-8.

12. Meaney M, Aitken D, van Berkel C, Bhatnagar S, Sapolsky R. Effect of neonatal handling on age-related impairments associated with the hippocampus. Science 1988; 239: 766-8.

13. Liu D, Diorio J, Tannenbaum B, Caldji C, Francis D, Freedman A, Sharma S, Pearson D, Plotsky PM, Meaney MJ. Materna care, hippocampal glucocorticoid receptors, and hypothalamicpituitary-adrenal responses to stress. Science 1997; 277: 1659-62.

14. Wang MH, vom Saal FS. Maternal age and traits in offspring. Nature 2000; 407:469-70.

15. McComb K, Moss C, Durant SM, Baker L, Sayialel S. Matriarchs as repositories of social knowledge in african elephants. Science 2001; 292: 491-4.

16. Marcus GF, Vijayan S, Bandi Rao S, Vishton PM. Rule learning by seven-month-old infants. Science 1999; 283: 77-80.

17. Saffran JR, Aslin RN, Newport EL. Statistical learning by 8-month-old infants. Science 1996; 274: 1926-8.

18. Spitzer M. Geist im Netz. Heidelberg: Spektrum 1996.

IV. Emotionen

1. Cahill L, Prins B, Weber M, McGaugh JL. Beta-adrenergic activation and memory for emotional events. Nature 1994; 371: 702-4.

2. Erk S, Kiefer M, Grothe J, Wunderlich AP, Spitzer M, Walter H. Emotional context modulates subsequent memory effect. NeuroImage (in press).

3. Azari NP, Nickel J, Wunderlich G. Neural correlates of religious experience. European Journal of neuroscience 2001; 13: 1649-52.

4. Bartels A, Zeki S. The neural basis of romantic love. Neuroreport 2000; 11: 3829-34.

5. Belliveau JW, Kwong KK, Kennedy DN. Magnetic resonance imaging mapping of brain function. Human visual cortex. Invest Radiol 1992; 27 (Suppl 2): 59-65.

6. Goel V, Dolan RJ. The functional anatomy of humour: segregating cognitive and affective components. Nature Neuscience 2001; 4: 237-8.

7. Greene JD, Sommerville RB, Nystrom LE, Darley JM, Cohen JD. An fMRI investigation of emotional engagement in Moral Judgment. Science 2001; 293: 2105-8.

8. Spitzer M. Ketchup und das kollektive Unbewusste. Stuttgart – New York: Schattauer 2001.

9. Spitzer M. Schokolade im Gehirn. Stuttgart – New York: Schattauer 2002.

10. Spitzer M. Besser als gedacht: Lernen, Dopamin und Neuroplastizität. Nervenheilkunde 2001; 20: 417-9.

11. Spitzer M. Schokolade im Kopf. Zur Positronenemissionstomographie des Naschens. Nervenheilkunde 2001; 20: 531-3.

12. Spitzer M. Musik im Kopf. Stuttgart – New York: Schattauer 2002.

13. Weisbrod M, Maier S, Harig S, Himmelsbach U, Spitzer M. Lateralized semantic and indirect semantic priming effects in people with schizophrenia. British Journal of Psychiatry 1998; 172: 142-6.

14. Bao S, Chan VT, Merzenich MM. Cortical remodelling induced by activity of ventral tegmental dopamine neurons. Nature 2001; 412: 79-83.

15. Waelti P, Dickinson A, Schultz W. Dopamine responses comply with basic assumptions of formal learning theory. Nature 2001; 412: 43-8.

16. Breiter HC, Gollup RL, Weisskoff RM. Acute effects of cocaine on human brain activity and emotion. Neuron 1997; 19: 591-611.

17. O'Doherty J, Kringelbach ML, Rolls ET, Hornak J, Andrews C. Abstract reward and punishment representations in the human orbitofrontal cortex. Nature Neuroscience 2001; 4: 95-102.

18. Rozin P, Levine E, Stoess C. Chocolate craving and liking. Appetite 1991; 17: 199-212.

19. Small DM, Zatorre RJ, Dagher A, Evans AC, Jones-Gotman M. Change in brain activity related to eating chocolate. From pleasure to aversion. Brain 2001; 124: 1720-33.

20. Wang GJ, Volkow ND, Fowler JS, Cervany B, Hitzemann RJ, Pappas NR. Regional brain metabolic activation during cravings elicited by recall of previous drug experiences. Life Sciences 1999; 64: 775-94.

21. Brewer JB, Zhao Z, Desmond JE, Glover GH, Gabrieli JDE. Making memories: Brain activity that predicts how well visual experience will be remembered. Science 1998; 281: 1185-7.

22. Spitzer M. Lernen, Gedächtnis und die Idee der Universität. Nervenheilkunde 1999; 18: 3-13.

23. Aiken NE. The biological origins of art. Westport, CO, USA: Praeger 1998.

24. Gregory R, Harris J, Heard P, Rose D. The artful eye. Oxford, UK: Oxford University Press 1995.

25. Goguen JA. Art and the brain. Journal of Consciousness Studies 6 (June/July). Thorverton, UK: Imprint Academic 1999.

26. Lester PM. Visual communication. Images with messages. Belmont, USA: Wadsworth Publishing 1995.

27. Rentschler I, Herzberger B, Epstein D, Hrsg. Beauty and the brain. Basel: Birkhäuser 1988.

28. Rozin E. Ketchup and the collective unconscious. J Gastronomy 1998; 4: 45-55.

29. Spitzer M. Descartes, Glutamat und der fünfte Geschmack. Nervenheilkunde 2000; 19: 163-4.

30. Zeki S. Inner Vision. An exploration of art and the brain. Oxford, UK: Oxford University Press 1999.

V. Lesen und Rechnen

1. Locke JL. Movement patterns in spoken language. Science 2000; 288: 449-51.

2. MacNeilage PF, Davis BL. On the origin of internal structure of word forms. Science 2000; 288: 527-31.

3. Ramus F, Hauser MD, Miller C, Morris D, Mehler J. Language discrimination by human newborns and by cotton-top Tamarin monkeys. Science 2000; 288: 349-51.

4. Spitzer M. Die Regeln lernen – aber wie? Nervenheilkunde 1999; 18: 100-1.

5. Basser PJ. NMR Biomed 1995; 8: 333-444.

6. Conturo TE, Lori NF, Cull TS. Proc Natl Acad Sci USA 1999; 96: 10422-7.

7. Galaburda AM, Sherman GF, Rosen GD. Annual Neurology 1985; 18: 222-33.

8. Horwitz B, Rumsey JM, Donohne BC. Proc Natl Acad Sci USA 1998; 95: 8939-44.

9. Klingberg T, Hedehus M, Temple E, Salz T. Neuron 2000; 25: 493-500.

10. Paulescu E. Brain 1996; 119: 143-57.

11. Shaywitz SE, Shaywitz BA, Pugh KR, Fullbright RK. Proc Natl Acad Sci. USA 1998; 95: 2636-41.

12. Tallal P, Miller SL, Bedi G, Byma G, Wang X. Science 1996; 271: 81-4.

13. Butterworth B. A head for figures. Science 1999; 284: 928-9.

14. Dehaene S. Der Zahlensinn oder warum wir rechnen können. Basel: Birkhäuser 1999.

15. Dehaene S, Spelke E, Pinel P, Stanescu R, Tsivkin S. Sources of

Mathematical Thinking: Behavioral and Brain-Imaging Evidence. Science 1999; 284: 970-4.

16. Dehaene S, Dehaene-Lambertz G, Cohen L. Abstract representations of numbers in the animal and human brain. Trends in Neurosciences 1998; 21: 355-61.

17. Kiefer M, Dehaene S. The time course of parietal activation in single-digit multiplication: Evidence from event-related potentials. Mathematical Cognition 1997; 3: 1-30.

18. Anonymus. Opinion Feedback. New Scientist 2001; 170 (2292): 112.

19. Ellison S. R U ReD 4 This? When the Queen's English meets the mobile phone, dad MAB left BhInd. The Wall Street Journal, May 3rd 2001: 1 und 4.

20. Elman JL, Bates EA, Johnson MH, Karmiloff-Smith A, Parisi D, Plunkett K. Re-thinking Innateness. MIT Press, Cambridge MA 1998.

21. Katzner K. The Languages of the World, new Edition. Routledge, London & New York 1995.

22. Mandler G. Wan2tlk? Ltl bk of Txt Msgs. St. Martin's Press 2001.

23. O'Mara M. Wan2tlk? Ltl bk of Txt Msgs. Michael O'Mara Books, USA 2000.

24. Pinker S. The language instinct. How the mind creates language. William Morrow and Company, Inc., New York 1994.

25. Silverman RE. Socially unplugged: Dot-com dating scene isn't what it used to be. The Wall Street Journal Europe May 2nd 2001: 1 und 6.

26. Spitzer M. Geist im Netz. Spektrum Akademischer Verlag. Heidelberg 1996.

VI. Schlafen und Träumen

1. Hoffman KL, Mcnaughton BL. Coordinated reactivation of distributed memory traces in primate neocortex. Science 2002; 297: 2070-3.

2. Maquet P. The role of sleep in learning and memory. Science 2001; 294: 1048-52.

3. Siegel JM. The REM sleep-memory consolidation hypothesis. Science 2001; 294: 1058-63.

4. Spitzer M. Lernen. Gehirnforschung und die Schule des Lebens. Heidelberg: Spektrum Akademischer Verlag 2002.

5. Stickgold R, Hobson JA, Fosse R, Fosse M. Sleep, Learning, and Dreams: Off-line memory reprocessing. Science 2001; 294: 1052-7.

6. Dave AS, Yu AC, Margoliash D. Behavioral state modulation of auditory activity in a vocal motor system. Science 1998; 282: 2250-4.

7. Siapas AG, Wilson MA. Coordinated interactions between hippocampal ripples and cortical spindles during slow wave sleep. Neuron 1998; 21: 1123-8.

8. Spitzer M. Geist im Netz. Heidelberg: Spektrum Akademischer Verlag 1996.

9. Clarenbach P, Ortlieb R, Schopp D, Spitzer M. Does the nocturnal release of antidiuretic hormone correlate to polygraphic sleep events? Sleep 1983: 193-5.

10. Gais S, Plihal W, Wagner U, Born J. Early sleep triggers memory for early visual discrimination skills. Nature Neuroscience 2000; 3: 1335-9.

11. Karni A, Tanne D, Rubenstein BS, Askenasy JJ, Sagi D. Dependence on REM sleep of overnight improvement of a perceptual skill. Science 1994; 265: 679-82.

12. Spitzer M. Nächtliche Vasopressin-Freisetzung bei selektivem REM-Schlaf-Entzug. Dissertation M (1984), Freiburg i. Br.

13. Spitzer M, Mamelak A, Stickgold R, Williams J, Koutstaal W, Rittenhouse C, Maher BA, Hobson JA. Semantic Priming in a Lexical Decision Task on Awakenings from REM-Sleep: Evidence for a Disinhibited Semantic Network. Sleep Research Abstracts 1991: 131.

14. Spitzer M, Walder S, Clarenbach P. Semantische Bahnung im REM-Schlaf. In: Meier-Ewert K, Rüther E (eds). Schlafmedizin. Stuttgart: Gustav Fischer Verlag 1993, S. 168-78.

15. Spitzer M. Nicht im Traum: Lernen im Schlaf. Nervenheilkunde 1999; 18: 221-2.

16. Stickgold R. Sleep: Off-line memory processing. Trends in Cognitive Sciences 1998; 2: 484-92.

17. Stickgold R, Whidbee D, Schirmer B, Patel V, Hobson JA. Journal of Cognitive Neuroscience 2000; 12: 246-54.

18. Stickgold R, James L, Hobson JA. Visual discrimination learning requires sleep after training. Nature Neuroscience 2000b; 3: 1237-8.

19. Louie K, Wilson MA. Temporally structured replay of awake hippocampal ensemble activity during rapid eye movement sleep. Neuron 2001; 29: 145-56.

20. McNamara P, Andresen J, Clark J, Zborowski M, Duffy CA. Impact of attachment styles on dream recall and dream content: a test of the attachment hypothesis of REM sleep. Journal of Sleep Research 2001; 10: 117-27.

21. Mehta MR, Quirk MC, Wilson MA. Experience-dependent asymmetric shape of hippocampal receptive fields. Neuron 2000; 25: 707-15.

22. Smith C. Sleep stages and memory processes. Behavioral Brain Research 1995; 69: 137-45.

23. Spitzer M. Geist im Netz. Heidelberg: Spektrum Akademischer Verlag 1996.

24. Spitzer M. Lernen im Schlaf: Off-line-Reprocessing von Gelerntem. Nervenheilkunde 2001; 59-60

VII. Forschen

1. Kirschfeld K. Mit Flußkrebsaugen ins Weltall blicken. Augen mit Spiegeloptik – ein biologisches Vorbild für Röntgenteleskope. Sterne und Weltraum 1981; 10: 357-8.

2. Koenig R. Political scientist becomes cause célèbre. Science 2000; 289: 846-7.

3. Park RL. Voodoo Science. The Road From Foolishness to Fraud. Oxford University Press 2000.

4. Schimmel P. Industry benefits from the public funding of intellectual curiosity. Nature 2000; 406: 826.

5. Gregory JK, Clary DC, Liu K, Brown MG, Saykally RJ. The water dipole moment in water clusters. Science 1997; 275: 814-7.

6. Jackson RS. Wine science. Principles and applications. San Diego, CA: Academic Press 1997.

7. Schönfeldt C, Herwig U, Spitzer M. Kasuistik zum Thema repetitive transkranielle Magnetstimulation (rTMS) und Behandlung akustischer Halluzinationen. In Vorbereitung.

8. Spitzer M. Was ist Wahn? Ein Beitrag zum Wahnproblem. Heidelberg: Springer 1989.

9. Spitzer M. Halluzinationen. Heidelberg: Springer 1988.

10. Spitzer M. Die Macht innerer Bilder. Heidelberg: Spektrum Akademischer Verlag 2000.

11. Caterina MJ, Schumacher MA, Tominaga M, Rosen TA, Levine JD, Julius D. The capsaicin receptor: a heat-activated ion channel in the pain pathway. Nature 1997; 389: 783-4.

12. Chaudhari N, Landin AM, Roper SD. A metabotropic glutamate receptor variant functions as a taste receptor. Nature Neuroscience 2000; 2: 113-9.

13. Davidoff J, Davies I, Roberson D. Color categories in a stone age tribe. Nature 1999; 398: 203-24.

14. Davies IR; Corbett GG. A cross-cultural study of colour grouping: evidence for weak linguistic relativity. British Journal of Psychology 1997; 88: 493-517.

15. Drösser C. Eskimos haben mehr als 20 Ausdrücke für Schnee. Die Zeit 1999 (www.ZEIT.de/tag/stimmts)

16. Larkin M. Truncated glutamate receptor holds key to the fifth primary taste. Lancet 355 (vom 29.1.2000): 383.

17. Lindemann B. A taste for Umami. Nature Neuroscience 2000; 2: 99-100.

VIII. Gesellschaft

1. Bandura A, Ross D, Ross SA. Imitation of film-mediated aggressive models. Journal of Abnormal and Social Psychology 1963; 66: 11-31.
2. Barry AMS. Visual intelligence. Perception, image, and manipulation in visual communication. Albany, NY: State University of New York Press 1997.
3. Centerwall BS. Television and violence. The scale of the problem and where to go from here. Am Med Assoc 1992; 267 (22): 3059-63.
4. Williams TM. The impact of television. A natural experiment in three communities. Orlando, FL: Academic Press 1986.
5. Anderson CA, Dill KE. Video games and aggressive thoughts, feelings and behavior in the laboratory and in life. Journal of Personality and Social Psychology 2000; 78: 772-90.
6. Anonymus. Today's debate: Kids and electronic violence. Callous video game industry invites would-be regulators. USA Today (25.8.2000), S. 7A.
7. Dietz TL. An examination of violence and gender role portrayals in video games: Implications for gender socialization and aggressive behavior. Sex Roles 1998; 38: 425-42.
8. Emes EC. Is Mr. PuckMan eating our children? A review of the effect of video games on children. Canadian Journal of Psychiatry 1997; 42: 409-14.
9. Stickgold R, Malia A, Maguire D, Roddenberry M, O'Conner M. Replaying the game: Hypnagogic images in normals and amnesics. Science 2000; 290: 350-3.
10. Spitzer M. Gewalt im Fernsehen: Wir dürfen nicht zuschauen! In: Geist, Gehirn & Nervenheilkunde. Stuttgart – New York: Schattauer 2000; 9-11.
11. Bär S. Forschen auf deutsch. Frankfurt: Verlag Harri Deutsch 1993.
12. Bückmann D. Biologische Grundlagen menschlichen Gruppen- und Konfliktverhaltens. Ulmensien 1995; 10: 25-49.
13. Cahill L, Prins B, Weber M, McGaugh J. B-adrenergic activation and memory for emotional events. Nature 1994; 371: 702-4.
14. Cantor JC, Cohen AB, Barker DC, Shuster AL, Reynolds RC. Medical educators' views and medical education reform. JAMA 1991; 265 (8) (27.2): 1002-6.
15. Corbetta M, Miezin FM, Dobmeyer S, Shulman GL, Petersen SE. Selective and divided attention during visual discriminations of shape, color, and speed: Functional anatomy by positron emission tomography. The Journal of Neuroscience 1991; 11: 2383-402.
16. Gatter J, Heimpel H, Fetzer A. Projektorientierter klinischer Unter-

richt in frühen Phasen des Medizinstudiums. Abschlußbericht 1992-1994. Projektgruppe Medizindidaktik, Universität Ulm 1994.

17. Eibl-Eibesfeldt I. Grundriß der vergleichenden Verhaltensforschung. München: Piper 1978.

18. Elbert T, Pantev C, Wienbruch C, Rockstroh B, Taub E. Increased cortical representation of the fingers of the left hand in string players. Science 1995; 270: 305-7.

19. Flexner A. Universities. American, English, German. New York, London, Toronto: Oxford University Press 1930.

20. Goldberger ML, Maher BA, Flattau PE (Hrsg). Research-Doctorate Programs in the United States. Continuity and Change. Washington: National Academy Press 1995.

21. Humboldt Wv (1810). Über die innere und äußere Organisation der höheren wissenschaftlichen Anstalten in Berlin. In: Humboldt Wv. Schriften. München: Goldmann 1964: 300-9.

22. Humboldt Wv (1814). Über die Bedingungen, unter denen Wissenschaft und Kunst in einem Volke gedeihen. In: Humboldt Wv. Schriften. München: Goldmann 1964; 309-16.

23. Jaspers K. Die Idee der Universität. Berlin: Springer 1923.

24. Jaspers K . Die Idee der Universität. Berlin: Springer 1946.

25. Jaspers K, Rossmann K. Die Idee der Universität. Berlin: Springer 1961.

26. Koob GF, Le Moal M. Drug Abuse: Hedonic homeostatic dysregulation. Science 1997; 278: 52-8.

27. Krusen FH, Kottke FJ, Ellwood PM. Handbook of Physical Medicine and Rehabilitation. London, Philadelphia: Saunders 1986.

28. Maher BA, Spitzer M. Thought disorder and language behavior in schizophrenia. In: Blanken G, Dittmann J, Grimm H, Marshal JC, Wallesch CW (eds). Linguistic Disorders and Pathologies. Handbücher der Sprach- und Kommunikationswissenschaft Bd. IX. New York, Berlin: De Gruyter 1993: 522-33.

29. McClelland JL, McNaughton BL, O'Reilly RC. Why there are complementary learning systems in the hippocampus and neocortex: Insights from the successes and failures of connectionist models of learning and memory. Psychological Review 1995; 102 (3): 419-57.

30. Mittelstraß J. Die Universität im System der Forschung. Universitätsrede, gehalten in Heidelberg im Dezember 1997.

31. Müller RA. Geschichte der Universität. München: Callwey 1990.

32. Nesse RM, Berridge KC. Psychoactive drug use in evolutionary perspective. Science 1997; 278: 63-6.

33. Nipperdey T. Deutsche Geschichte 1800-1866. Bürgerwelt und starker Staat. München: Verlag C. H. Beck 1983.

34. Nipperdey T. Deutsche Geschichte 1866-1918. Band I, Arbeitswelt und Bürgergeist. München: Verlag C. H. Beck 1990.

35. O'Craven KM, Rosen BR, Kwong KK, Treisman A, Savoy RL. Voluntary attention modulates fMRI activiy in human MT-MST. Neuron 1997; 18: 591-8.

36. Plihal W, Born J. Effects of early and late nocturnal sleep on declarative and proce-dural memory. Journal of Cognitive Neuroscience 1997; 9: 534-47.

37. Posner MI, Raichle M. Bilder des Geistes. Heidelberg: Spektrum Akademischer Verlag 1996.

38. Rosovsky H. The University. An owner's manual. New York: Norton 1990.

39. Spitzer M. Geist im Netz. Heidelberg: Spektrum Akademischer Verlag 1996.

40. Stevenson HW, Stigler JW. The learning gap. Why our schools are failing and what we can learn from Japanese and Chinese education. New York: Summit Books 1992.

41. Süllwold F. Ranking ist oft ein Synonym für Unsinn. Forschung und Lehre 1997; 578-9.

42. Vargha-Khadem F, Gadian DG, Watkins KE, Connelly A, Van Paesschen W, Mishkin M. Differential Effects of Early Hippocampal Pathology on Episodic and Semantic Memory. Science 1997; 277: 376-9.

43. Wilson MA, McNaughton BL. Reactivation of hippocampal ensemble memories during sleep. Science 1994; 265: 676-9.

44. Cohen P. Lights, camera, action! New Scientist 2000; 166 (20.5.2000): 18-9.

45. Macilwain C. World leaders heap praise on human genome landmark. Nature 2000; 405: 983-4.

46. Marchant J, Day M. Health and happiness ... or doom and gloom? New Scientist 2000; 166 (20.5.2000): 20-1.

47. Marshall E. Gene therapy on trial. Science 2000; 288: 951-7.

48. Rawls J. A theory of justice. Cambridge MA: Harvard University Press 1971.

49. Suomi S. J. Vortrag auf der 114. Wanderversammlung für Neurologen und Psychiater, Baden-Baden 1998.

50. Walker DW, McColl G, Jenkins NL, Harris J, Lithgow GJ. Evolution of lifespan in C. elegans. Nature 2000; 405: 296-7.

51. Singh S. Magnificent obsession (Opinion Interview). New Scientist 2002; 173 (2328): 41-3.

52. Spitzer M. Lernen, Gedächtnis und die Idee der Universität. In: Spitzer M, Geist, Gehirn & Nervenheilkunde. Stuttgart – New York: Schattauer 2000: 63-85.

53. WHO. Ranks on overall performance: uncertainty intervals for countries 1-25. Pharmaceutical and technology programme WHO/EURO, presented at ISPOR conference, Antwerp, Belgium (5.11.2000)

IX. Neurobiologie und Gesellschaft

1. Anonymus. Does the Western world still take human rights seriously? Lancet 2001a; 358:1741.
2. Anonymus. Nor any drop to drink. Lancet 2001b; 358:1025.
3. Lash J. Dealing with the tinder as well as the flint. Science 2001; 294:1789.
4. Lawer A. The unthinkable becomes real for a horrified world. Science 2001; 293: 2182.
5. Nesse RM. Is the market on Prozac? www.edge.org., 2000.
6. Schumacher O. Absturz nach dem Höhenrausch. Die Zeit 45, 31.10.1997, S. 25.
7. Siegel Watkins E. On the Pill. A Social History of Oral Contraception 1950-1970. Baltimore: Johns Hopkins University Press 1998.
8. Spitzer M. Geist, Gehirn und Nervenheilkunde. Stuttgart: Schattauer Verlag 2000.
9. Anonymus. 90 Prozent des Börsengeschehens beruhen auf reiner Psychologie. Die Welt, 4.10.2000: S. U2.
10. Shiller R. Irrational Exuberance. Princeton, NJ: Princeton University Press 2000.
11. Goldberg J, Morris A. Behavioral finance. New York: Wiley 2001.
12. Grön G, Wunderlich AP, Spitzer M, Tomczak R, Riepe MW. Nature Neuroscience 2000; 3: 404-8.
13. Maguire EA, Gadian DG, Johnsrude IS et al. Navigation-related structural change in the hippocampi of taxi drivers. PNAS 2000; 97 (8): 4398-403.
14. Motluk A. Why men and women argue over which route to take. New Scientist 2000; Nr. 2231 (25. March 2000), S. 13.
15. Sharp D. Aids to navigation. The Lancet 2000; 355: 1034.
16. Shaywitz BA, Shaywitz SE, Pugh KR, Constable RT, Skudlarki P, Fulbright RK, Bronen RA, Fletcher JM, Shankweiler DP, Katz L, Gore JC. Sex differences in the functional organization of the brain for language. Nature 1995; 373: 607-9.
17. Graham-Rowe D. Darth evaders. New Scientist 2000; Nr. 2232 (1.4.2000), S. 7.
18. Rind FC, Simmons PJ. Seeing what is coming: building collision-sensitive neurons. Trends Neurosci 1999; 22: 215-20.
19. Anonymus. An alien intelligence. We have little to fear from the nascent global brain – yet. New Scientist 2244 (24.6.2000): 3.
20. Bresch C. Zwischenstufe Leben. München: Piper 1978.
21. Brooks M. Global Brain. New Scientist 2244 (24.6.2000): 22-7.
22. Daviss B. Write here, write now. New Scientist 2001; 172 (2319): 38-40.

23. Frangos A. Here's my advice ... If Amazon has a suggestion for you, be prepared for some good ideas – and some confusion. The Wall Street Journal 18./19. 1.2002: 30.

24. Grossman WM. Watching me, watching you. New Scientist 2002; 173 (2328): 43.

25. Duden. Grammatik der deutschen Gegenwartssprache. Drosdowski G (Hrsg.), 5., überarbeitete Auflage. Mannheim: Dudenverlag 1995.

26. Greene JD, Sommerville RB, Nystrom LE, Darley JM, Cohen JD. An fMRI investigation of emotional engagement in Moral Judgment. Science 2001; 293: 2105-8.

27. Spitzer M. Schokolade im Kopf. Nervenheilkunde 2001; 20: 531-3.

28. Ananthaswamy A. Moral outrage. New Scientist 2002; 173 (2325): 11.

29. Bowles S, Gintis H. Homo reciprocans. Nature 2002; 415: 125-8.

30. Dawkins R. Das egoistische Gen. Berlin, Heidelberg: Springer 1978.

31. Eshel I. On the neighbourhood effect and evolution of altruistic traits. Theoretical Population Biology 1972; 3: 258-77.

32. Fehr E, Gächter S. Altruistic punishment in humans. Nature 2002; 415: 137-40.

33. Hamilton WD. The evolution of altruistic behaviour. Am Nat 1963; 97: 354-6.

34. Nowak MA, Sigmund K. Evolution of indirect reciprocity by image scoring. Nature 1998; 393: 573-7.

35. Trivers R. The evolution of reciprocal altruism. Quarterly Review of Biology 1971; 46: 35-57.

36. Wedekind C, Milinski M. Cooperation through image scoring in humans. Science 2000; 288: 850-2.

37. Wilson DS, Sober E. Reintroducing group selection to the human behavioral sciences. Behavioral and brain. Sciences 1994; 17: 585-654.

38. Milinski M. Semmann D, Krambeck HJ. Reputation helps solve the ›tragedy of the commons‹. Nature 2002; 415: 424-6

X. Nervenheilkunde

1. Kramer PD. Listening to Prozac. New York: Viking Penguin Press 1993.

2. Raleigh MJ, McGuire MT, Brammer GL, Pollack DB, Yuwiler A. Serotonergic mechanisms promote dominance acquisition in adult male vervet monkeys. Brain Research 1991; 559: 181-90.

3. Yeh SR, Fricke RA, Edwards DH. The effects of social experience on serotonergic modulation of the escape circuit of crayfish. Science 1996; 271: 366-9.

4. Gurdon JB, Colman A. The future of cloning. Nature 1999; 402: 743-6.

5. Spitzer M. Zur Macht und Ohnmacht von Geschichten. Nervenheil-kunde 2000; 19: 1-2.
6. American Psychiatric Association. Diagnostic and statistical manual of mental disorders, 23rd Edition, Revised, but with typos (DSM-XXIII-R-WT). Washington DC: American Psychiatric Association 2032.
7. Barritt JA, Brenner CA, Malter HE, Cohen J. Mitochondria in hu-man offspring derived from ooplasmic transplantation. Human Re-production 2001; 16 (3): 513-6.
8. Berrios GE. The Fragile Childhood Syndrome. Historical notes on a new clinical entity. History of Psychiatry 2033a *(in press)*.
9. Berrios GE. The Fragile Childhood Syndrome. Nosology and Classi-fication. British Journal of Psychiatry 2033b *(in press)*.
10. Bush GW. Speech on stem cell research. Science 2001; 293: 1244-5.
11. Cohen P. Clone encounters. When three would-be human cloners came face to face with scientists who regard their plans as irresponsi-ble and dangerous, emotions ran high. New Scientist 2001; 171/2304: 6-7.
12. Cohen P. Born to make you happy. Can stars really be protected against fans intent on cloning them? New Scientist 2001; 171/2305: 12.
13. Cohen P, Concar D. The awful truth. Why would anyone in their right mind want to clone a baby when animal cloning can go dis-astrously wrong? New Scientist 2001; 170/2291: 14-5.
14. Else L. It's me again (first person). New Scientist 2001; 171/2305: 47.
15. Markl H. Freiheit, Verantwortung, Menschenwürde: Warum Lebenswissenschaften mehr sind als Biologie. Festrede des Präsiden-ten der Max-Planck-Gesellschaft anlässlich der Hauptversammlung, 20.-22. Juni 2001, Berlin.
16. Silver LH. What are clones? They're not what you think they are … Nature 2001; 412: 21.
17. Spitzer M. Der letzte Facharzt. Ein Rückblick aus dem Jahr 2020. Nervenheilkunde 2000; 19: 50-2.
18. WHO. Internationale Klassifikation Psychischer Störungen, 17. Auf-lage (ICD-17). Toronto: Huber 2031.

XI. Evolution

1. Caterina MJ, Schumacher MA, Tominaga M, Rosen TA, Levine JD, Julius D. The capsaicin receptor: a heat-activated ion channel in the pain pathway. Nature 1997; 389: 816-824.
2. Heidegger M. Grundbegriffe. Freiburger Vorlesung Sommersemester 1941. Gesamtausgabe Bd. 51. Frankfurt: Klostermann 1981.

3. Heidegger M. Vom Wesen der menschlichen Freiheit. Freiburger Vorlesung Sommersemester 1930. Gesamtausgabe Bd. 31. Frankfurt: Klostermann 1982.

4. Heidegger M. Grundfragen der Philosophie. Freiburger Vorlesung Wintersemester 1937/38. Gesamtausgabe Bd. 45. Frankfurt: Klostermann 1984.

5. Heidegger M. Vom Wesen der Wahrheit. Freiburger Vorlesung Wintersemester 1931/32. Gesamtausgabe Bd. 34. Frankfurt: Klostermann 1988.

6. Spitzer M. Descartes, Glutamat und der fünfte Geschmack. In: Ketchup und das kollektive Unbewusste, S. 45-8. Stuttgart – New York: Schattauer 2001.

7. Tewksbury JJ, Nabhan GP. Directed deterrence by capsaicin in chillies. Nature 2001; 412: 403-4.

8. Anonymus. Comfort feeding. Babies would be in trouble if mother's breasts were a different shape. New Scientist 2001; 18.

9. Morris D. Der Mensch mit dem wir leben. München: Knauer 1978.

10. Spitzer M. Geist im Netz. Heidelberg: Spektrum Akademischer Verlag 1996.

11. Alexander RD. The evolution of the human psyche. In: Mellars P, Stringer C (Hrsg) The human revolution. Edinburgh University Press 1989; 455-513.

12. Buss DM. The evolution of desire. New York: Basic Books 1994.

13. Cosmides L, Tooby J. Cognitive adaptations for social exchange. In: Barkow JH (Hrsg) The adapted mind. Oxford University Press 1992; 163-228.

14. Dawkins R. The selfish gene. Oxford University Press 1976.

15. Dawkins R. Kommentar in Miller (s.u.), Schutzumschlag 2000.

16. Hurford J, Studdert-Kennedy M, Knight C (Hrsg). Approaches to the evolution of language. Cambridge University Press 1998.

17. Miller GF. The mating mind. New York: Doubleday 2000.

18. Pinker S. The language instinct. Allen Lane, London 1994.

19. Ridley M. The red queen: Sex and the evolution of human nature. New York: Viking 1993.

20. Trivers R. Social Evolution, Kapitel 16: Deceit and self-deception. Menlo Park: Benjamin Cummings 1985.

21. Amrhein V. Sexuelle Selektion und die Evolution von Kopulationen außerhalb des Paarbundes: Spielregeln der Weibchen. Journal für Ornithologie 1999; 140: 431-41.

22. Blaffer Hrdy S. Mother Nature. A History of Mothers, Infants, and Natural Selection. New York: Pantheon Books 1999.

23. Green E, Lyon BE, Muether VR, Ratcliffe L, Oliver SJ, Boag PT. Disruptive sexual selection for plumage coloration in a passerine bird.

Nature 2000; 407: 1000-3.

24. Baron-Cohen S. The Maladapted Mind: Classic Readings in Evolutionary Psychopathology. Hove: Psychology Press 1997.

25. Brüne M, Ribbert H (Hrsg). Evolutionsbiologische Konzepte in der Psychiatrie. Frankfurt am Main: Lang 2001.

26. Enattah NS, Sahi T, Savilahti E, Terwilliger JD, Peltonen L, Järvelä I. Identification of a variant associated with adulttype hypolactasia. Nature Genetics 2002; 30: 233-7.

27. Hamilton M. Sind Geisteskrankheiten notwendig? (Übersetzung aus dem Englischen). In: Klein DF, Rabkin J (eds). Anxiety: Research and Changing Concepts. New York: Raven Press 1981: 95-101.

28. Gabriel SE, Brigman KN, Koller BH. Cystic fibrosis heterozygote resistance to cholera toxin in the cystic fibrosis mouse. Science 1994; 266: 107-9.

29. Goodwin FK, Jamison KR. Manic-depressive Illness. Oxford: Oxford University Press 1990.

30. Lorenz K. Zur Ethologie psychischer Störungen. In: Evolutionsbiologische Konzepte in der Psychiatrie. Brüne M, Ribbert H (Hrsg.). Frankfurt: Peter Lang 2001; 11987: 11-4.

31. Nesse RM, Williams GC. Warum wir krank werden: Die Antworten der Evolutionsmedizin. München: Goldmann 2000.

32. Pfeiffer W. Transkulturelle Psychiatrie. Stuttgart: Thieme 1971.

33. Price J, Stevens A. The human male sozialization strategy set: cooperation, defection, individualism and schizotypy. Evolution and Human Behavior 1998; 19: 57-70.

34. Randerson J. Too old to take it. Now we know why it's usually only babies who can stomach milk. New Scientist 2002; 173 (2326): 13.

35. Stevens A, Price J. Evolutionary Psychiatry: A New Beginning. London: Routledge 2000.

suhrkamp taschenbücher
Eine Auswahl

Isabel Allende
- Das Geisterhaus. Übersetzt von Anneliese Botond.
  st 1676. 500 Seiten
- Porträt in Sepia. Übersetzt von Lieselotte Kolanoske.
  st 3487. 512 Seiten

Ingeborg Bachmann. Malina. Roman. st 641. 368 Seiten

Jurek Becker
- Jakob der Lügner. Roman. st 774. 283 Seiten
- Amanda herzlos. Roman. st 2295. 384 Seiten

Louis Begley
- Lügen in Zeiten des Krieges. Roman. Übersetzt von Christa
  Krüger. st 2546. 223 Seiten
- Schmidt. Roman. Übersetzt von Christa Krüger
  st 3000. 320 Seiten
- Schmidts Bewährung. Roman. Übersetzt von Christa
  Krüger. st 3436. 314 Seiten

Thomas Bernhard. Ein Lesebuch. Herausgegeben von
Raimund Fellinger. st 3165. 112 Seiten

Peter Bichsel
- Kindergeschichten. st 2642. 84 Seiten
- Cherubin Hammer und Cherubin Hammer.
  st 3165. 112 Seiten

Truman Capote. Die Grasharfe. Roman. Übersetzt von
Annemarie Seidel und Friedrich Podszus. st 3135. 208 Seiten

Paul Celan. Gesammelte Werke in sieben Bänden. Sieben Bände in Kassette. st 3202-st 3208. 3380 Seiten

Marguerite Duras. Der Liebhaber. Übersetzt von Ilma Rakusa. st 1629. 194 Seiten

Hans Magnus Enzensberger. Der Fliegende Robert. Gedichte, Szenen, Essays. st 1962. 350 Seiten

Max Frisch
- Homo faber. Ein Bericht. st 354. 203 Seiten
- Stiller. Roman. st 105. 438 Seiten

Norbert Gstrein. Der Kommerzialrat. Bericht. st 2718. 148 Seiten

Marie Hermanson. Muschelstrand. Roman. Übersetzt von Regine Elsässer. st 3390. 304 Seiten

Peter Handke. Mein Jahr in der Niemandsbucht. Ein Märchen aus den neuen Zeiten. st 3084. 632 Seiten

Hermann Hesse.
- Das Glasperlenspiel. Versuch einer Lebensbeschreibung des Magister Ludi Josef Knecht samt Knechts hinterlassenen Schriften. st 2572. 616 Seiten
- Siddhartha. Eine indische Dichtung. st 182. 136 Seiten

Ludwig Hohl. Die Notizen oder Von der unvoreiligen Versöhnung. st 1000. 832 Seiten

Yasushi Inoue. Das Jagdgewehr. Übersetzt von Oskar Benl. st 2909. 98 Seiten

Uwe Johnson. Jahrestage. Aus dem Leben der Gesine Cresspahl. Einbändige Ausgabe. st 3220. 1728 Seiten

James Joyce. Ulysses. Roman. Übersetzt von Hans Wollschläger. st 2551. 988 Seiten

Franz Kafka. Der Prozeß. Roman. st 2837. 282 Seiten

Bodo Kirchhoff. Infanta. Roman. st 1872. 502 Seiten

Andreas Maier. Wäldchestag. Roman. st 3381. 315 Seiten

Magnus Mills. Die Herren der Zäune. Roman. Übersetzt von Katharina Böhmer. st 3383. 216 Seiten

Cees Nooteboom. Allerseelen. Roman. Übersetzt von Helga van Beuningen. st 3163. 440 Seiten

Juan Carlos Onetti. Das kurze Leben. Roman. Übersetzt von Curt Meyer-Clason. Mit einem Nachwort von Durs Grünbein. st 3017. 380 Seiten

Marcel Proust. In Swanns Welt. Auf der Suche nach der verlorenen Zeit. Übersetzt von Eva Rechel-Mertens. st 2671. 564 Seiten

Hans-Ulrich Treichel. Der Verlorene. Erzählung. st 3061. 175 Seiten

Mario Vargas Llosa. Tante Julia und der Kunstschreiber. Roman. Übersetzt von Heidrun Adler. st 1520. 392 Seiten

Martin Walser. Ein fliehendes Pferd. Novelle. st 600. 151 Seiten

Ernst Weiß. Der arme Verschwender. st 3004. 450 Seiten

Bernard Lown

Die verlorene Kunst des Heilens

Anleitung zum Umdenken
Aus dem Amerikanischen von Helga Drews
suhrkamp taschenbuch 3574
400 Seiten

Nie zuvor konnte die Medizin so viel Gutes tun wie heute
– und nie zuvor hinterfragten so viele Patienten die schul-
medizinische Therapie ihrer Ärzte. Liegt das daran, daß
vielen Ärzten die Kunst des Heilens abhanden gekommen ist, die sehr viel mehr beinhaltet als diagnostische
Fähigkeiten und technisches Know-how?
Bernard Lown, einer der renommiertesten Ärzte unserer
Zeit und Kardiologe von Weltrang, hält mit diesem Buch
ein Plädoyer für eine Medizin mit menschlichem Gesicht.
Anschaulich und mit viel Humor erzählt er von seinen eigenen Erfahrungen in der Begegnung mit den Patienten,
von Erfolgen und Fehlern, von der Kunst, dem Patienten
zuzuhören, ebenso wie von der Kunst, den Arzt zum
Zuhören zu bringen.

»Das Buch gehört zum Besten, was im Rahmen der aktu-
ellen gesundheitspolitischen Debatte zum Thema Krankheit und Medizin zu lesen ist, ein Klassiker von Geburt.«
Frankfurter Allgemeine Zeitung